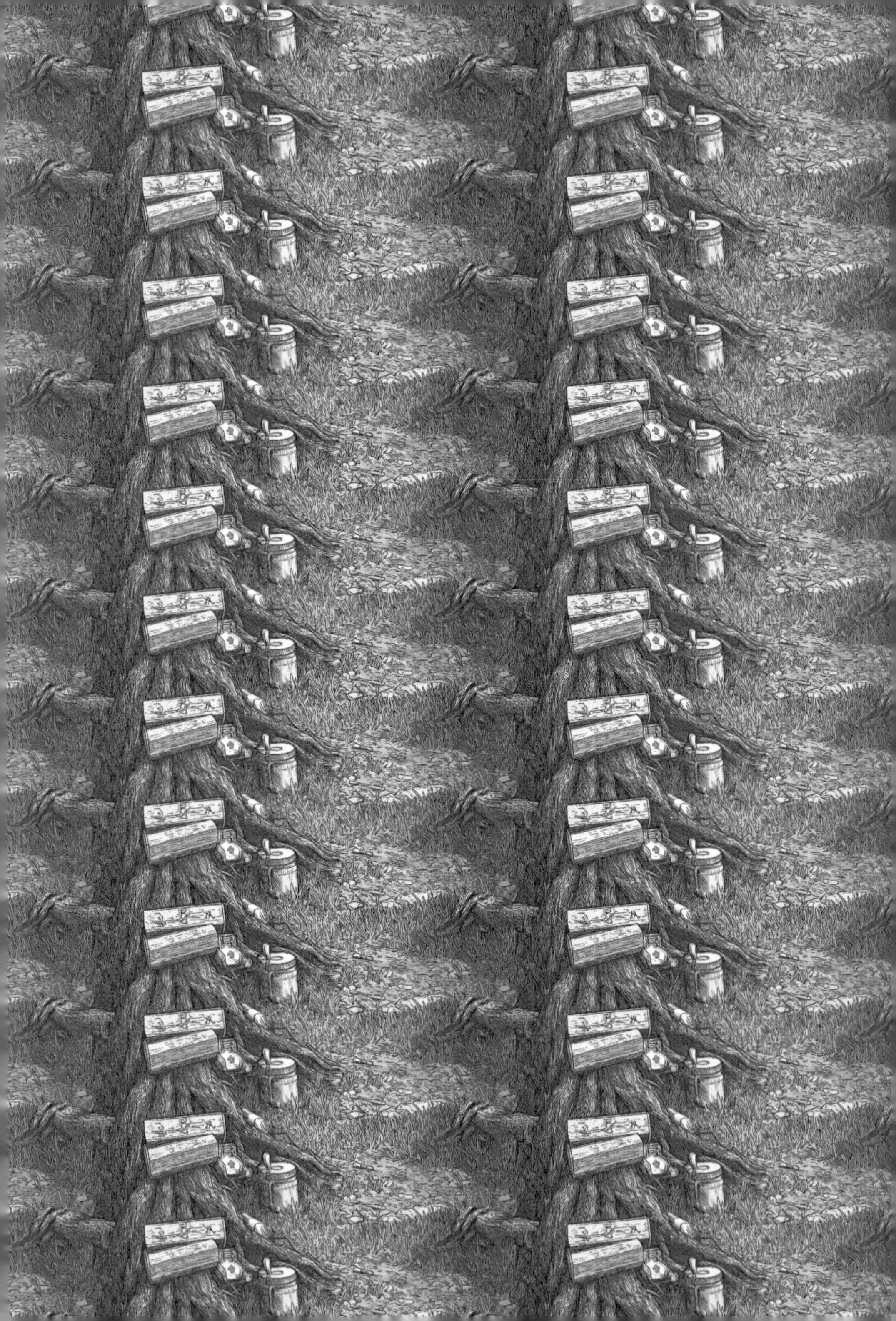

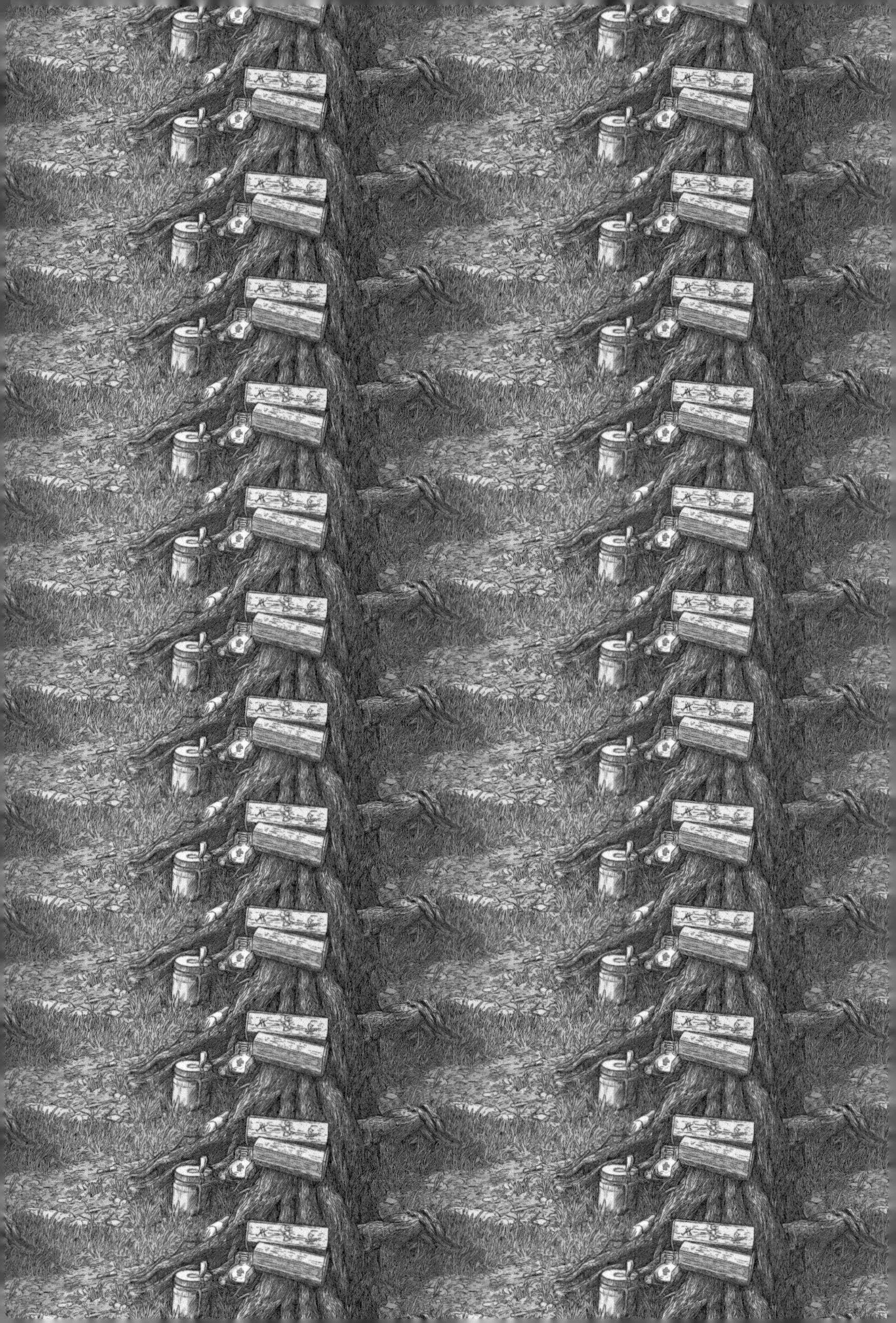

Aviso legal

Saage Media GmbH
c/o SpinLab – The HHL Accelerator
Spinnereistraße 7
04179 Leipzig, Germany
E-Mail: contact@SaageMedia.com
Web: www.SaageMedia.com
Commercial Register: Local Court Leipzig, HRB 42755 (Handelsregister: Amtsgericht Leipzig, HRB 42755)
Managing Director: Rico Saage (Geschäftsführer)
VAT ID Number: DE369527893 (USt-IdNr.)

Editorial: Saage Media GmbH
Publicación: 02.2025
Diseño de portada: Saage Media GmbH
ISBN Tapa blanda (es): 978-3-384-53030-1
ISBN Ebook (es): 978-3-384-53031-8

Legal / Avisos

Las referencias y citas contenidas en este libro han sido cuidadosamente investigadas y reproducidas en su significado. La interpretación y presentación del contenido citado refleja la comprensión del autor y no necesariamente corresponde con la intención u opinión de los autores originales. Para las citas parafraseadas, las declaraciones principales de las fuentes originales se han incorporado al contexto de esta obra según el mejor saber y entender, pero pueden desviarse de las formulaciones originales y matices de significado debido a la transferencia y simplificación. Todas las fuentes utilizadas están completamente listadas en la bibliografía y pueden leerse allí en el original. La responsabilidad de la interpretación y la incorporación contextual del contenido citado recae en el autor de este libro. Para preguntas científicas e información detallada, se recomienda consultar las fuentes originales. El autor se ha esforzado por presentar temas científicos complejos de manera generalmente comprensible. No se pueden excluir simplificaciones y generalizaciones. No se puede garantizar la exactitud técnica y la integridad de las presentaciones simplificadas. La reproducción parafraseada de citas y hallazgos científicos se realiza conscientemente cumpliendo con la ley de citas según § 51 UrhG y todas las disposiciones relevantes de derechos de autor de otros países. Al simplificar, transferir y posiblemente traducir contenido científico a un lenguaje generalmente comprensible, se pueden perder matices de significado y detalles técnicos. El autor no reclama derechos sobre las obras citadas y respeta todos los derechos de autor de los autores originales. Si se detecta un uso no autorizado, el autor solicita ser notificado para tomar las medidas apropiadas. Para fines académicos y cuando se utiliza como referencia científica, se recomienda expresamente consultar las fuentes originales. La presentación simplificada sirve exclusivamente para información científica popular.

Las informaciones médicas, los métodos de tratamiento y las instrucciones de primeros auxilios contenidas en este libro han sido investigadas cuidadosamente y compiladas con el mejor conocimiento posible. Sin embargo, no sustituyen en ningún caso el tratamiento por parte de personal médico capacitado. En situaciones de emergencia, siempre que sea posible, se debe buscar ayuda médica profesional. Las técnicas de supervivencia, los métodos de curación y las medidas médicas descritas pueden diferir en la práctica de las representaciones y conllevan riesgos inherentes. La aplicación se realiza bajo su propio riesgo. Se excluye cualquier responsabilidad por daños personales, materiales y patrimoniales que resulten de la aplicación de los métodos descritos. Las plantas medicinales presentadas y sus aplicaciones han sido investigadas de manera diligente, sin embargo, no se puede garantizar la correcta identificación y el uso seguro. Es posible confundirlas con plantas tóxicas, lo que puede ser mortal. Esta obra se entiende como una guía para situaciones extremas de emergencia en las que no hay atención médica profesional disponible. No es, en absoluto, un sustituto de una formación médica sólida o tratamiento médico. Todos los medicamentos, remedios y dispositivos médicos mencionados pueden estar sujetos a restricciones legales. La obtención y aplicación deben realizarse de acuerdo con las disposiciones legales vigentes.

Bendis Saage

Medicina de Supervivencia: Guía Esencial de Primeros Auxilios al Aire Libre

Manual práctico de medicina de emergencia y supervivencia sin médico para situaciones extremas y catástrofes en la naturaleza

104 Fuentes
44 Diagramas
99 Imágenes
7 Ilustraciones

Queridos lectores,

les agradecemos de corazón que hayan elegido este libro. Con su elección, no solo nos han brindado su confianza, sino también parte de su valioso tiempo. Lo apreciamos mucho.

En un mundo lleno de eventos impredecibles, el conocimiento médico puede decidir sobre la vida y la muerte. ¿Qué hacer cuando la ayuda profesional no está disponible? Este libro especializado proporciona conocimientos sólidos sobre medicina de emergencia y medicina de supervivencia, desde medidas inmediatas que salvan vidas hasta el uso de remedios naturales. Las instrucciones prácticas le capacitan para proporcionar atención médica básica en situaciones de crisis, durante actividades al aire libre o en la naturaleza. Aprenda técnicas probadas para el tratamiento de heridas, el manejo del dolor natural y cómo tratar lesiones típicas de actividades al aire libre. Esta obra de referencia estructurada combina la medicina de emergencia moderna con la medicina tradicional y transmite conocimientos vitales para situaciones extremas. Prepárese ahora para los desafíos médicos fuera de la civilización, porque en una emergencia, cada minuto cuenta.

Esta guía le proporciona información comprensible y práctica sobre un tema complejo. Gracias a herramientas digitales desarrolladas internamente que también utilizan redes neuronales, pudimos realizar investigaciones exhaustivas. El contenido se ha estructurado de manera óptima y desarrollado hasta la versión final para proporcionarle una visión general bien fundamentada y de fácil acceso. El resultado: obtiene una visión integral y se beneficia de explicaciones claras y ejemplos ilustrativos. El diseño visual también se ha optimizado mediante este método avanzado para que pueda captar y utilizar la información rápidamente.

Nos esforzamos por la máxima precisión, pero agradecemos cualquier indicación de posibles errores. Visite nuestro sitio web para encontrar las últimas correcciones y adiciones a este libro. Estas también se incorporarán en futuras ediciones.

¡Esperamos que disfrute leyendo y descubriendo cosas nuevas! Si tiene sugerencias, críticas o preguntas, esperamos sus comentarios. Solo mediante el intercambio activo con ustedes, los lectores, las futuras ediciones y obras podrán ser aún mejores. ¡Manténgase curioso!

Bendis Saage

Saage Media GmbH - Equipo

- www.SaageBooks.com/es
- support@saagemedia.com
- Spinnereistraße 7 - c/o SpinLab – The HHL Accelerator, 04179 Leipzig, Germany

Acceso rápido al conocimiento

Para garantizar una experiencia de lectura óptima, nos gustaría familiarizarle con las características principales de este libro:

- **Estructura Modular:** Cada capítulo es independiente y puede leerse sin depender de los demás.
- **Investigación Exhaustiva:** Todos los capítulos se basan en una investigación exhaustiva y están respaldados por referencias científicas. Los datos mostrados en los diagramas sirven para una mejor visualización y se basan en suposiciones, no en los datos proporcionados en las fuentes. Una lista completa de fuentes y créditos de imágenes se encuentra en el apéndice.
- **Terminología Clara:** Los términos técnicos subrayados se explican en el glosario.
- **Resúmenes de Capítulos:** Al final de cada capítulo, encontrará resúmenes concisos que le dan una visión general de los puntos clave.
- **Recomendaciones Concretas:** Cada subcapítulo concluye con una lista de consejos específicos para ayudarle a poner en práctica lo aprendido.

Materiales adicionales de bonificación en nuestro sitio web

En nuestro sitio web, planeamos poner a su disposición los siguientes materiales exclusivos:

- Contenido adicional y capítulos extra
- Un resumen general compacto
- Una versión de radioteatro. (En planificación)

El sitio web está actualmente en construcción.

www.SaageBooks.com/es/
medicina_de_supervivencia-bonus-29W4IF

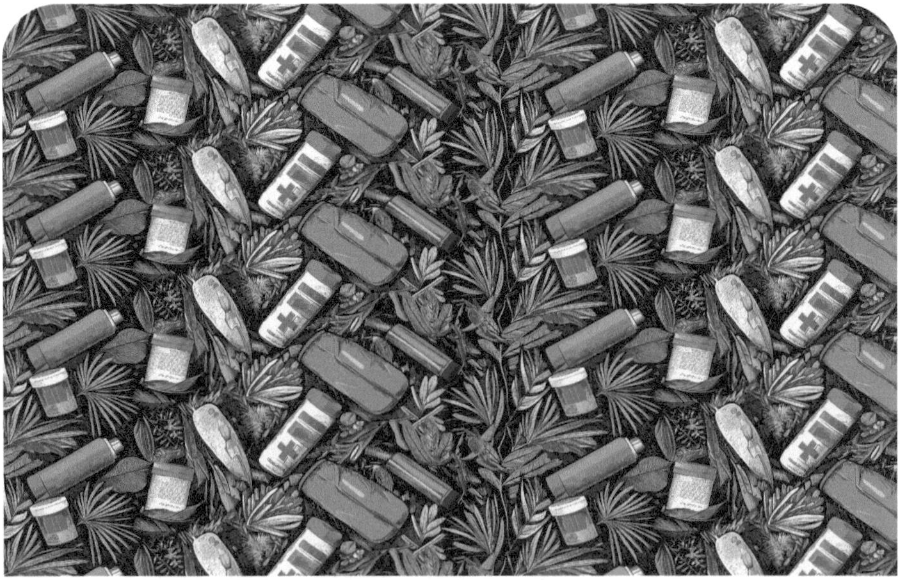

Índice

- 4. Atención Médica en Catástrofes
    - 4. 1 Manejo de Lesiones
        - Tratamiento de fracturas óseas
        - Tratamiento de quemaduras
        - Tratamiento de heridas punzantes
    - 4. 2 Control de Infecciones
        - Medidas de higiene
        - Prevenir infecciones de heridas
        - Esterilización de instrumentos
    - 4. 3 Suministros y Equipo
        - Equipo médico básico
        - Medicamentos no perecederos
        - Herramientas improvisadas

1. Atención Médica de Emergencia Básica

¿Qué hacer cuando la ayuda médica no está disponible en pocos minutos? En situaciones de crisis y en áreas remotas, incluso los conocimientos básicos de atención de emergencia pueden salvar vidas. Las técnicas y maniobras adecuadas permiten proporcionar primeros auxilios de manera efectiva, incluso con recursos limitados. Este capítulo transmite habilidades esenciales para la atención médica inicial en condiciones difíciles. Quien domine estos fundamentos puede actuar con calma en momentos críticos, cuando cada minuto cuenta.

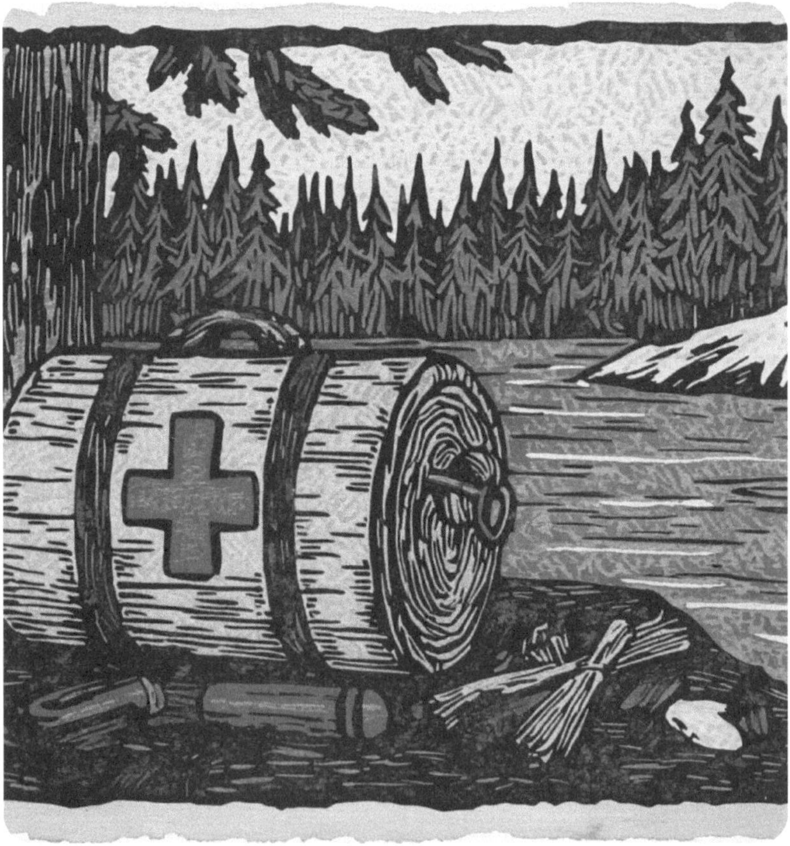

1. 1 Medidas Inmediatas para Salvar Vidas

Las emergencias que amenazan la vida requieren una acción rápida y reflexiva. Este capítulo aborda las principales medidas de primeros auxilios que salvan vidas en casos de inconsciencia, paro cardiorrespiratorio y hemorragias severas. Las técnicas aquí descritas son esenciales para poder brindar ayuda de manera efectiva en situaciones de crisis, hasta que lleguen los profesionales de rescate. La ignorancia puede tener consecuencias fatales: aprenda ahora a salvar vidas.

La práctica continua y la actualización regular de los conocimientos de primeros auxilios, especialmente la posición lateral de seguridad, la RCP y el control de hemorragias, son fundamentales para actuar de manera efectiva en una emergencia.

Inconsciencia y posición lateral estable

La inconsciencia ocurre cuando una persona no responde a estímulos externos [s1]. Se clasifica como una emergencia médica y puede tener diversas causas, como enfermedades, lesiones, consumo de drogas o asfixia [s1]. En caso de inconsciencia, es crucial verificar regularmente la respiración y el pulso [s1]. Si se trata de una persona inconsciente que respira, se debe adoptar la posición lateral estable (también posición de recuperación) para mantener las vías respiratorias despejadas y minimizar el riesgo de asfixia [s2] [s3]. Esto es especialmente importante para personas con un nivel de conciencia reducido, para prevenir obstrucciones de las vías respiratorias y aspiración [s2]. Si la inconsciencia fue causada por una convulsión, la posición lateral estable también protege contra la aspiración [s4]. Sin embargo, si se sospecha una lesión de la columna vertebral, se debe evitar cambiar la posición mientras haya respiración [s1]. En caso de paro cardíaco, no se debe aplicar la posición lateral estable, ya que dificulta la detección del paro [s2]. La correcta ejecución de la posición lateral estable puede mejorarse significativamente mediante entrenamiento específico, como un curso de primeros auxilios de tres días [s5]. Los estudios muestran que después de tal entrenamiento, la tasa de éxito aumenta del 1% al 74%, y este valor se mantiene casi constante incluso después de cuatro meses [s5]. Los niños a partir de siete años son capaces de aprender y aplicar la posición lateral estable, lo que fomenta su conciencia social y empatía [s5] [s6]. Aunque pueden dudar en situaciones de prueba, los niños a menudo aplican correctamente las medidas de primeros auxilios aprendidas, incluida la posición lateral estable, en situaciones de emergencia reales [s6]. La colocación del paciente debe realizarse siempre teniendo en cuenta la situación individual y la necesidad de un monitoreo continuo de la respiración y la conciencia [s2]. Es importante tener en cuenta que la evidencia científica sobre la posición lateral estable es limitada y las recomendaciones actuales se basan en una débil base de evidencia [s2].

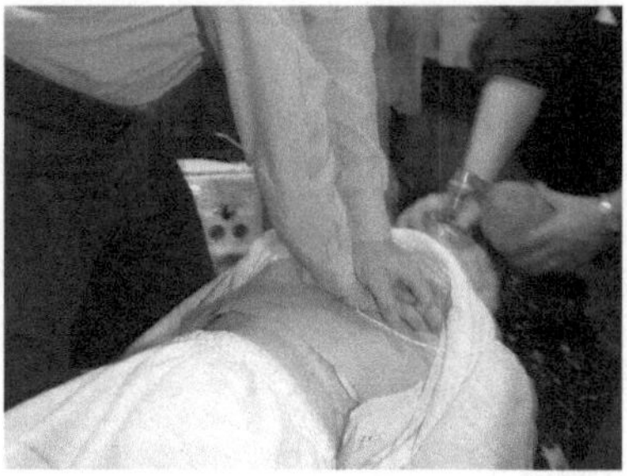

Paro cardíaco [i1]

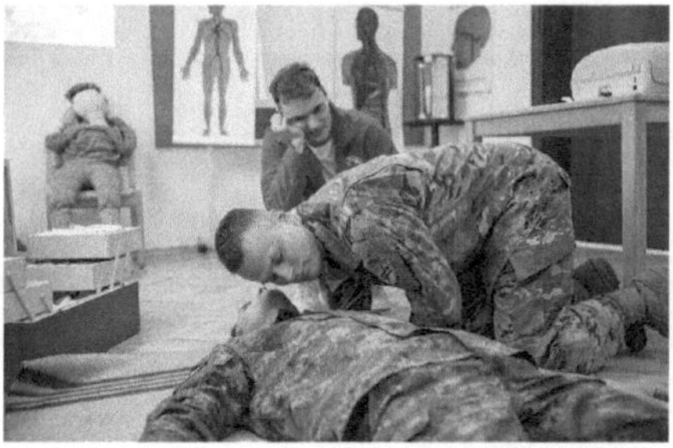

Obstrucción de las vías respiratorias [i2]

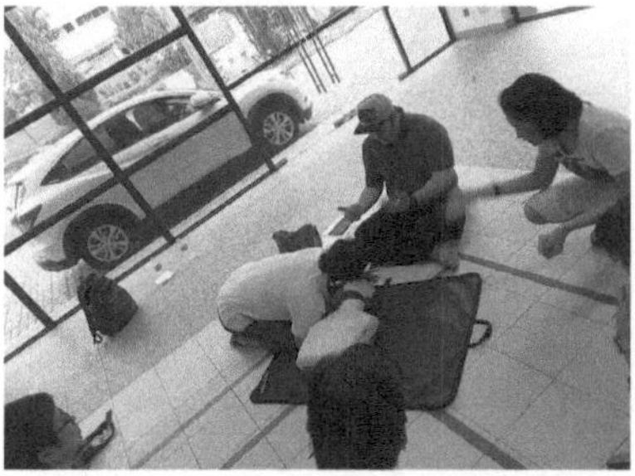

Formación en primeros auxilios [i3]

Bueno saber

Inconsciencia

En una situación de supervivencia, la inconsciencia puede ser causada por diversos factores como hipotermia, deshidratación, lesiones en la cabeza o intoxicaciones. La rápida evaluación de la situación y la implementación de medidas adecuadas son vitales para la supervivencia.

Lesión de la columna vertebral

En caso de sospecha de una lesión de la columna vertebral en una situación de supervivencia, la persona no debe ser movida para evitar más daños. La estabilización y la ayuda profesional son esenciales.

Obstrucciones de las vías respiratorias

Las obstrucciones de las vías respiratorias pueden ser mortales en situaciones de supervivencia. Pueden ser causadas por cuerpos extraños, hinchazón o líquidos y requieren acción rápida para restaurar la respiración.

Posición de recuperación

La posición de recuperación (posición lateral estable) es esencial en situaciones de supervivencia para asegurar la respiración de los inconscientes y minimizar el riesgo de asfixia, especialmente en áreas remotas sin atención médica rápida.

Causas comunes de inconsciencia

Distribución de las causas de inconsciencia en situaciones de supervivencia.

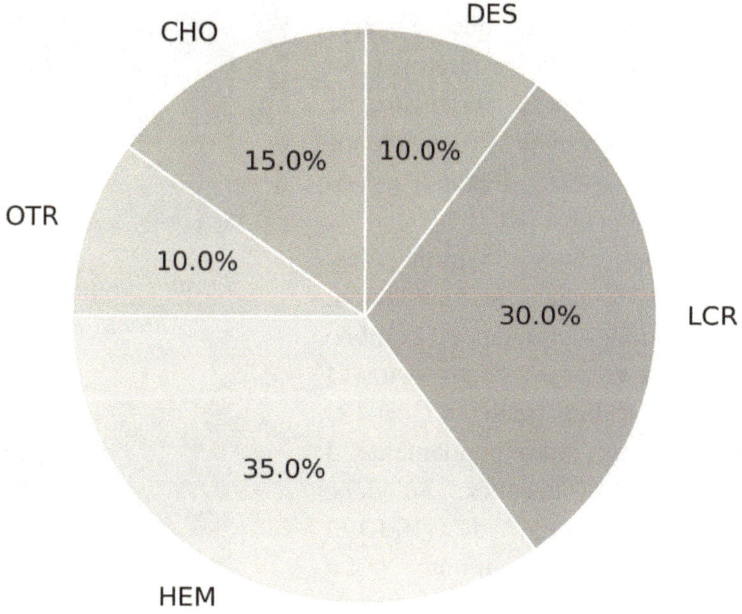

CHO: Choque

DES: Deshidratación

HEM: Hemorragia grave

LCR: Lesión craneal

OTR: Otro

El gráfico destaca que las hemorragias graves y las lesiones en la cabeza son las causas más frecuentes de inconsciencia en escenarios de supervivencia, lo que enfatiza la importancia de priorizar habilidades como el control de hemorragias y la evaluación de traumatismos craneales. Si bien otros factores contribuyen, la comprensión de la prevalencia de estas causas principales permite una mejor preparación y asignación de recursos en una crisis.

Reanimación cardiopulmonar

Reanimación cardiopulmonar (RCP) es una medida que salva vidas, que se aplica en caso de paro cardiorrespiratorio. Su objetivo es mantener el suministro de oxígeno al cerebro y otros órganos vitales hasta que llegue ayuda profesional. [s7] La RCP consta de dos componentes principales: compresiones torácicas y ventilación. Las compresiones simulan el bombeo del corazón y empujan sangre a través del cuerpo. Deben realizarse en el centro del tórax, aproximadamente a la altura de los pezones. Se debe aspirar a un ritmo de 100-120 compresiones por minuto. La ventilación apoya el suministro de oxígeno a la sangre. Después de 30 compresiones, se deben realizar dos ventilaciones. [s8] Si no está seguro de cómo realizar la ventilación, concéntrese únicamente en la compresión torácica, ya que incluso sin ventilación, las compresiones continuas y efectivas aumentan las posibilidades de supervivencia. [s8] Una intervención rápida es crucial. Cada minuto sin RCP reduce la probabilidad de supervivencia en un 7-10%. [s7] El uso temprano de un desfibrilador externo automático (DEA) puede aumentar la tasa de supervivencia hasta un 75%. [s7] Un DEA analiza el ritmo cardíaco y, si es necesario, administra una

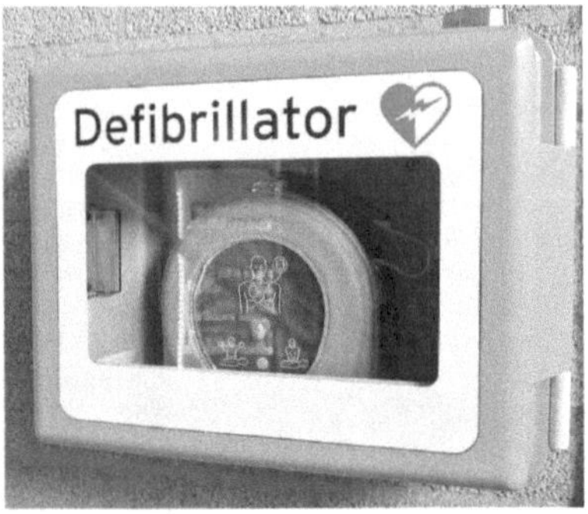

Desfibrilador Externo Automático [i4]

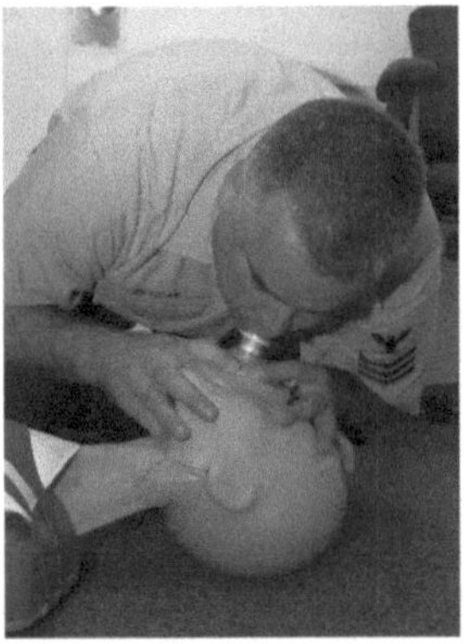

Ventilación [i5]

descarga eléctrica. Los dispositivos son fáciles de usar y están disponibles en muchas áreas públicas. En caso de paro cardíaco en un niño menor de un año, la RCP debe realizarse con una mano, mientras que en niños mayores y adultos se debe hacer con ambas manos. Siempre asegúrese de alertar a los servicios de emergencia (112) lo antes posible, idealmente inmediatamente después de reconocer el paro cardíaco. [s9] Solo a través de una combinación de reacción rápida, RCP efectiva y desfibrilación temprana se pueden maximizar las posibilidades de supervivencia. [s9]

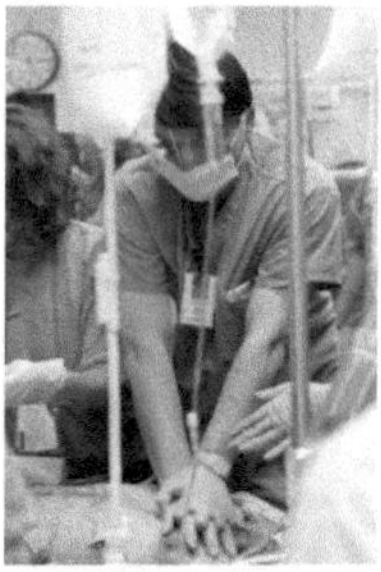

Compresiones torácicas [i6]

Tasa de Supervivencia de la RCP vs. Tiempo de Respuesta

La tasa de supervivencia disminuye rápidamente con el retraso de la RCP.

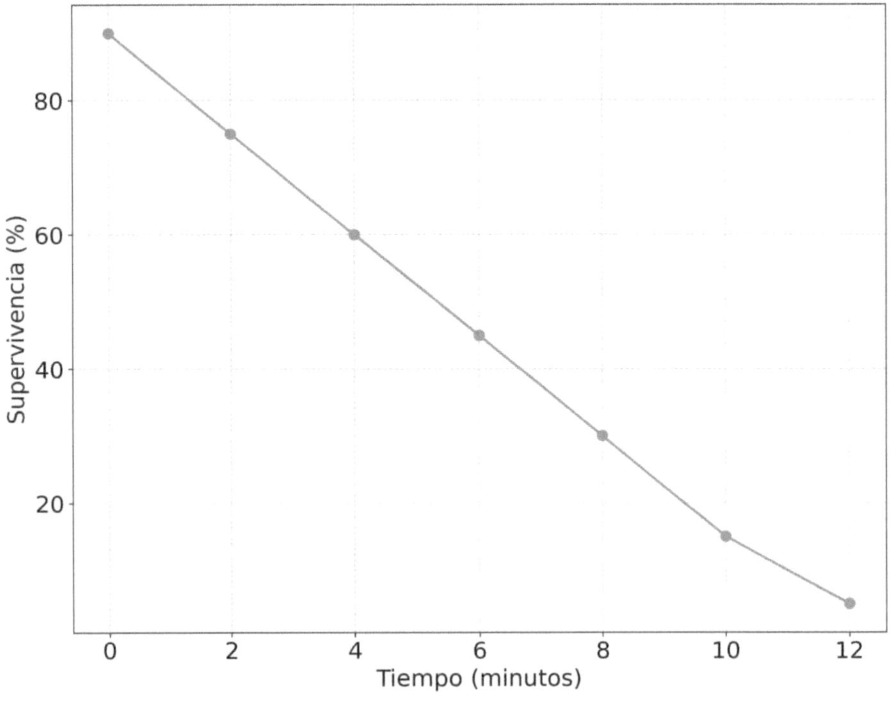

Este gráfico demuestra claramente la importancia crítica del inicio inmediato de la RCP. Cada minuto sin RCP reduce significativamente la probabilidad de supervivencia. La respuesta e intervención rápidas son cruciales para maximizar los resultados positivos en escenarios de paro cardíaco.

Detener hemorragias fuertes

Las hemorragias fuertes representan un peligro inmediato para la vida en situaciones de emergencia y requieren una acción rápida y específica. El primer paso para detener una hemorragia siempre consiste en aplicar presión directa sobre la herida [s10]. Aplique presión con la palma de su mano o, si está disponible, con un paño estéril, ejerciendo presión firme directamente sobre la fuente de sangrado. Esta presión debe mantenerse hasta que el flujo de sangre se detenga o llegue el personal médico. Un vendaje de presión puede ayudar a mantener la presión constante y debe aplicarse de manera que cubra completamente la herida y distribuya la presión de manera uniforme [s11]. Es importante no retirar el vendaje, incluso si se empapa de sangre, sino colocar más capas encima. En caso de hemorragias fuertes en las extremidades que no se pueden controlar con presión directa, el uso de un torniquete es esencial [s10]. El torniquete debe colocarse lo más cerca posible de la herida, pero no directamente sobre la articulación [s10]. Apriete el torniquete hasta que la hemorragia se detenga. Anote la hora de colocación e informe a los servicios de emergencia. En algunos casos, como en hemorragias muy fuertes o difíciles de controlar, puede ser necesario un segundo torniquete, que se colocará junto al primero [s10]. Para hemorragias en áreas del cuerpo que no se pueden torniquetear (por ejemplo, torso, ingle), se han desarrollado dispositivos de torniquete especiales [s10]. Estos permiten ejercer presión en estas áreas y controlar la hemorragia. Además de estas medidas, se pueden utilizar medios hemostáticos [s10]. Estas sustancias promueven la coagulación de la sangre y pueden usarse en combinación con presión directa o tamponamiento de heridas [s12]. Son especialmente útiles en heridas no compresibles, donde ni la presión directa ni un torniquete son efectivos. Sin embargo, la aplicación de medios hemostáticos debe ser realizada solo por personal capacitado. Medicamentos como ácido tranexámico también pueden apoyar la coagulación de la sangre y reducir la mortalidad en pacientes traumatizados [s10]. Estos medicamentos generalmente se administran en el hospital. El equipamiento de kits de control de hemorragias, que se colocan en lugares con alta afluencia de personas, puede ser vital en situaciones de emergencia [s13]. Estos kits deben contener contenidos estandarizados como vendajes hemostáticos, vendajes de presión y torniquetes [s13]. La capacitación regular y los ejercicios prácticos sobre el control de hemorragias para diferentes grupos son esenciales para poder actuar rápida y eficazmente en caso de emergencia [s13].

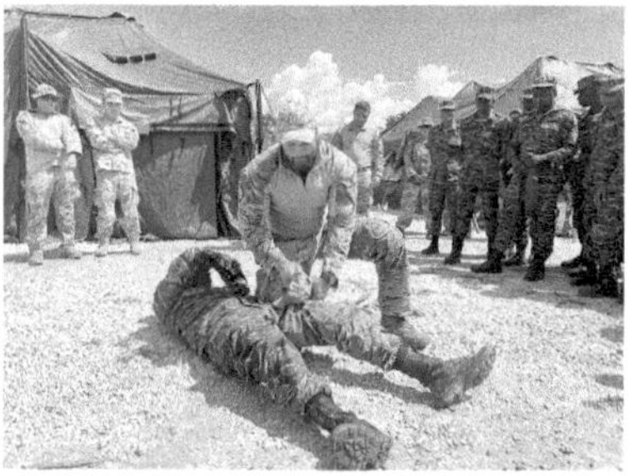

Torniquete [i7]

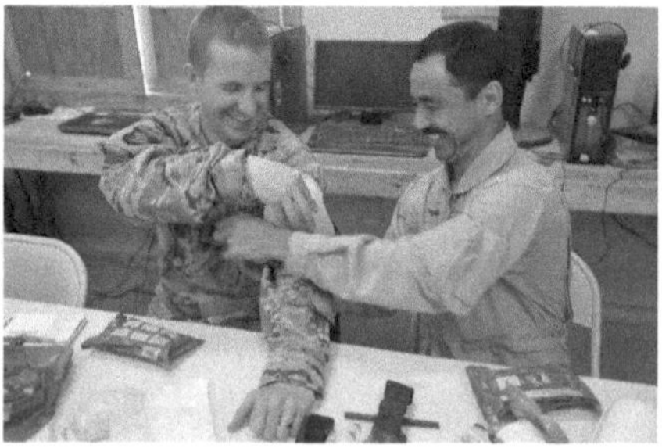

Vendaje compresivo [i8]

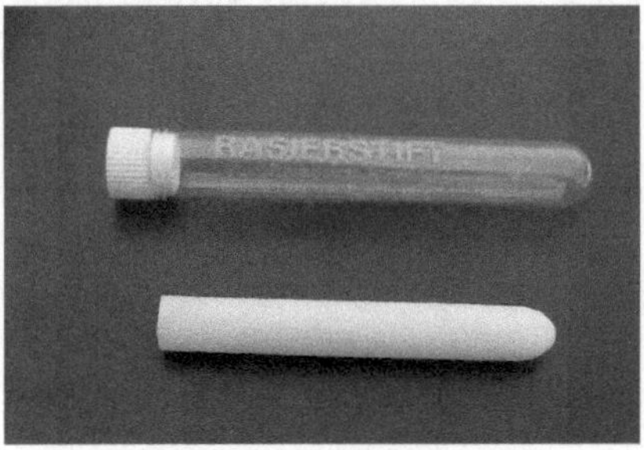

Agente hemostático [i9]

Bueno saber

Ácido tranexámico
Un medicamento que inhibe la disolución de coágulos sanguíneos y, por lo tanto, contribuye al control de hemorragias. Se utiliza comúnmente en lesiones graves o cirugías para reducir la pérdida de sangre.

Kits de control de hemorragias
Kits especializados que contienen materiales importantes para el control de hemorragias, como torniquetes, vendajes de presión, vendajes hemostáticos y guantes. Se colocan estratégicamente en lugares con alto riesgo de hemorragias severas.

Hemostático
Se refiere a la capacidad de detener hemorragias o promover la coagulación de la sangre. Los medios hemostáticos pueden utilizarse en forma de vendajes, gránulos u otros materiales para detener el sangrado.

Efectividad de los métodos de control de hemorragias

Comparación de la efectividad del control de sangrado

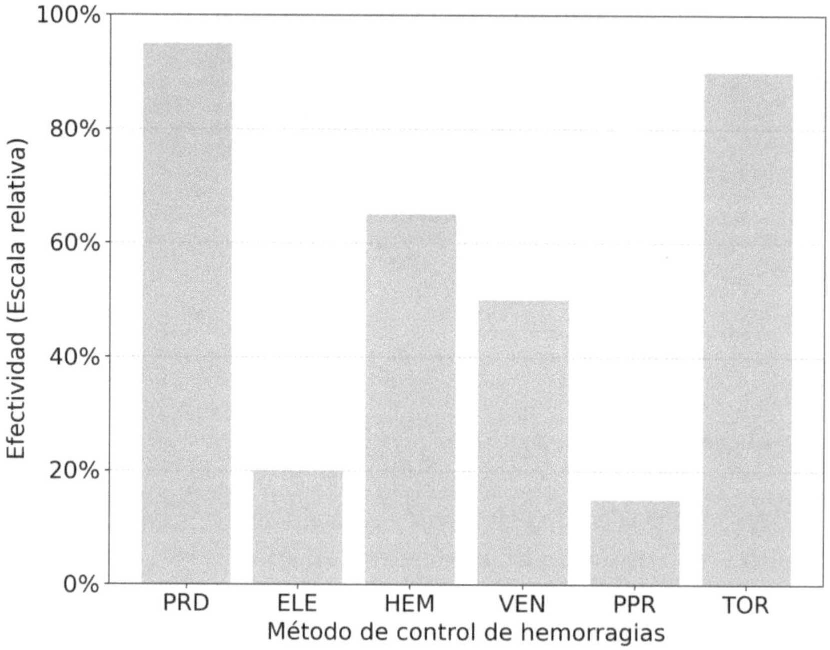

ELE: Elevación

HEM: Agente Hemostático

PPR: Puntos de presión

PRD: Presión Directa/Taponamiento de la Herida

TOR: Torniquete

VEN: Vendaje de Presión

La presión directa combinada con el taponamiento de la herida demuestra la mayor efectividad, seguida de cerca por los torniquetes, especialmente para las heridas en las extremidades. Los agentes hemostáticos ofrecen una efectividad moderada, pero son menos efectivos que la presión/taponamiento directo o los torniquetes. Aunque los vendajes de presión por sí solos pueden ser útiles, generalmente son menos efectivos para el sangrado grave. Los métodos improvisados como la elevación o la aplicación de puntos de presión muestran la menor efectividad y deben utilizarse como último recurso o en conjunto con otros métodos.

Consejos concretos

- Utilice su peso corporal para aplicar presión en la hemorragia, arrodillándose sobre sus manos.
- Grite en voz alta pidiendo ayuda para atraer a más primeros auxilios y llamar la atención sobre la situación de emergencia.
- Improvise un vendaje de presión con prendas de vestir si no hay material de vendaje disponible.
- Utilice el cinturón de la víctima como torniquete si no hay uno médico disponible.
- Cubra al paciente con una manta de emergencia o una chaqueta para protegerlo de la hipotermia.
- Hable de manera tranquilizadora al inconsciente, incluso si aparentemente no responde.
- Verifique regularmente la respiración y el pulso del paciente mientras espera a los servicios de emergencia.
- Documente todas las medidas realizadas para proporcionar información importante a los equipos de rescate.
- Respire de manera tranquila y profunda para mantener la claridad mental en la situación de estrés.
- Delegue tareas a las personas que lo rodean, como hacer la llamada de emergencia o traer material.
- Recuerde puntos destacados en el lugar del accidente para poder dar una ubicación precisa a los equipos de rescate.
- No dude en volver a contactar con el servicio de emergencia si el estado del paciente empeora.
- Confíe en su instinto: en una emergencia, actuar rápidamente a menudo es más importante que pensar demasiado.

1. 2 Cuidado de Heridas en Terreno

La atención de heridas en el campo representa un desafío particular. Los recursos limitados y un mayor riesgo de infección requieren técnicas adaptadas para la limpieza, desinfección, vendaje y estabilización. La improvisación con materiales disponibles es a menudo crucial para evitar complicaciones y promover la curación. Desde la limpieza efectiva de heridas con medios improvisados hasta la construcción de férulas a partir de materiales naturales, esta sección proporciona conocimientos esenciales para el tratamiento de lesiones en condiciones adversas. Aprenda cómo tratar eficazmente lesiones en el campo con métodos simples y así superar el tiempo hasta la atención profesional.

En el campo, el tratamiento de heridas es una combinación de limpieza, desinfección y cambio de vendajes. La limpieza es el principio fundamental para evitar infecciones, incluso cuando solo se dispone de medios improvisados.

Limpieza y desinfección

Las heridas limpias sanan mejor y el riesgo de infección disminuye. En el terreno, la limpieza de heridas es especialmente importante, ya que las infecciones pueden volverse rápidamente peligrosas debido a recursos limitados. Primero, se debe enjuagar la herida a fondo con agua limpia. Idealmente, se utiliza solución salina estéril, pero el agua clara de una fuente no contaminada es aceptable. [s14] Es importante contar con una presión de agua adecuada para eliminar suciedad y cuerpos extraños. Una jeringa sin aguja puede ser útil aquí. El jabón aumenta el efecto de limpieza, pero debe enjuagarse completamente. Después de la limpieza, se desinfecta la herida. El etanol al 70% es un desinfectante eficaz contra muchos patógenos, como el virus de la rabia. [s14] Alternativamente, se puede usar fenol o luz UV, si está disponible. [s14] Al usar desinfectantes, se debe tener cuidado, ya que pueden dañar el tejido circundante. La desinfección de la herida no reemplaza la limpieza a fondo, sino que la complementa. El equipo de protección personal, como guantes, minimiza el riesgo de infección para los ayudantes. [s14] Después de la atención de la herida, los materiales utilizados y la PSA deben desinfectarse o eliminarse adecuadamente

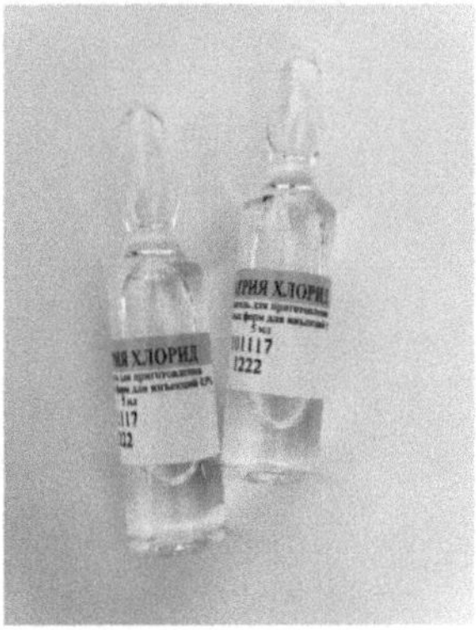

Solución salina [i10]

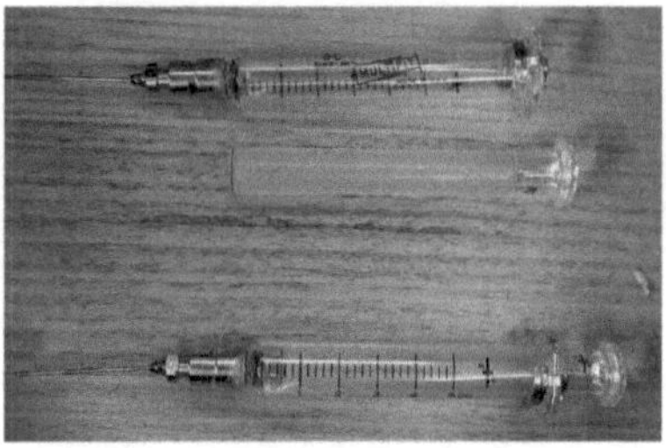

jeringa [i11]

para prevenir la propagación de patógenos. [s14] Así se protege a uno mismo y al medio ambiente. Un vendaje sucio puede contaminar nuevamente la herida. Por lo tanto, el vendaje debe cambiarse regularmente y la herida debe limpiarse y desinfectarse nuevamente.

Bueno saber

Luz UV

La luz UV, especialmente la radiación UV-C, tiene propiedades desinfectantes y se puede utilizar para matar bacterias y virus en heridas. En el terreno, la luz solar directa se puede utilizar como fuente de UV para apoyar la curación de heridas y prevenir infecciones. Sin embargo, el tiempo de exposición debe ser limitado para evitar daños en la piel.

Solución salina estéril

Una solución salina estéril es una solución estéril e isotónica de cloruro de sodio en agua, que se puede utilizar para el enjuague de heridas en el terreno cuando no hay fuentes de agua limpia disponibles. Ayuda a mantener la herida limpia y a minimizar el riesgo de infección.

Virus de la rabia

El virus de la rabia, también conocido como virus de la rabia, es un virus peligroso que se transmite a través de la mordedura de animales infectados. Una desinfección cuidadosa de la herida con etanol después de una mordedura o rasguño de un animal potencialmente rabioso puede ayudar a prevenir una infección.

Eficacia de los métodos de desinfección

Comparación de la eficacia de la desinfección en un entorno de campo.

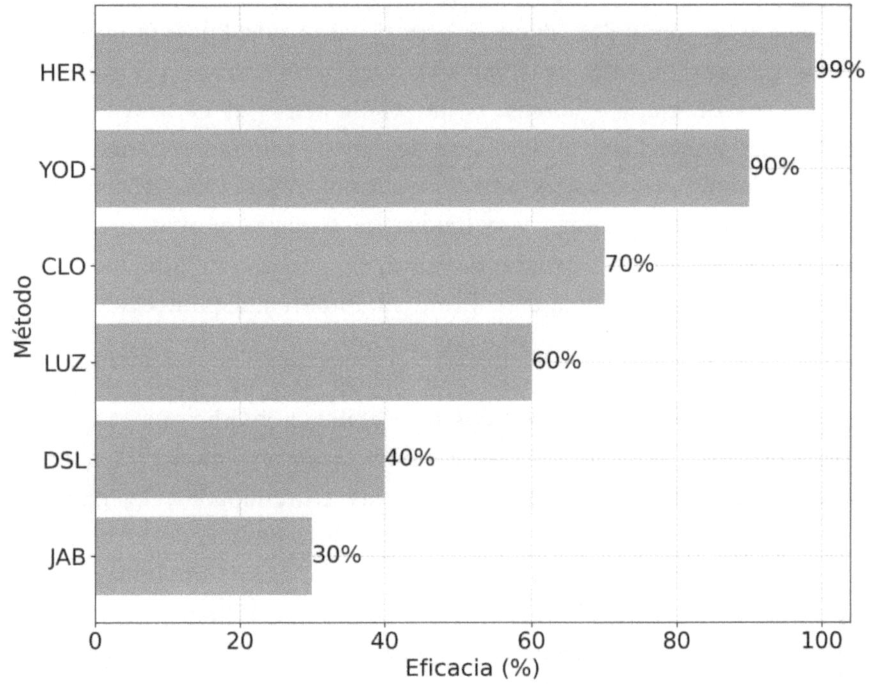

CLO: Cloración

HER: Hervir

LUZ: Luz UV

DSL: Desinfectante de manos

JAB: Jabón y agua

YOD: Yodo

La ebullición y el yodo logran una alta eficacia, lo que los hace adecuados para situaciones críticas. La cloración y los rayos UV ofrecen una eficacia moderada, suficiente para escenarios menos críticos. El desinfectante de manos y el jabón, aunque convenientes, son menos efectivos y deben usarse como último recurso o junto con otros métodos.

Técnicas de vendaje con materiales naturales

Después de la limpieza y desinfección de la herida, se procede a la aplicación de un vendaje. Este protege contra una nueva contaminación, absorbe el exudado de la herida y promueve la curación. En el campo, los materiales naturales pueden servir como vendajes improvisados. Trozos limpios de tela de ropa son adecuados como apósitos. Hojas más anchas de ciertas plantas, como el llantén o el coltsfoot, también pueden ser utilizadas, siempre que se hayan limpiado a fondo. Estas poseen además propiedades antiinflamatorias. Para fijar el vendaje, se pueden utilizar tiras largas y delgadas de corteza, hierbas o trozos de tela. Al igual que una venda de gasa, se envuelven alrededor de la herida y se anudan. Un ajuste firme es importante para evitar que se deslice, pero el vendaje no debe ser demasiado apretado para no afectar la circulación. Una manta de emergencia puede, debido a su alta resistencia a la tracción, servir como estabilización adicional o como un cabestrillo. Por ejemplo, se puede inmovilizar una muñeca fracturada. También en heridas más grandes en las extremidades, la manta de emergencia puede ser útil, aplicándola como un

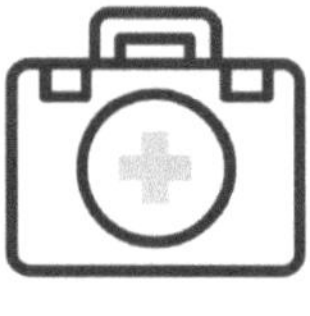

vendaje en figura de 8. Es importante revisar regularmente el vendaje improvisado y cambiarlo si es necesario, especialmente si está empapado o sucio. Un vendaje limpio es crucial para una curación sin interrupciones y minimiza el riesgo de infección. Bundeswehr. (2014). *Guía para soldados: Supervivencia en emergencias*. Departamento de Bomberos del Condado de Los Ángeles. *Servicios Médicos de Emergencia*

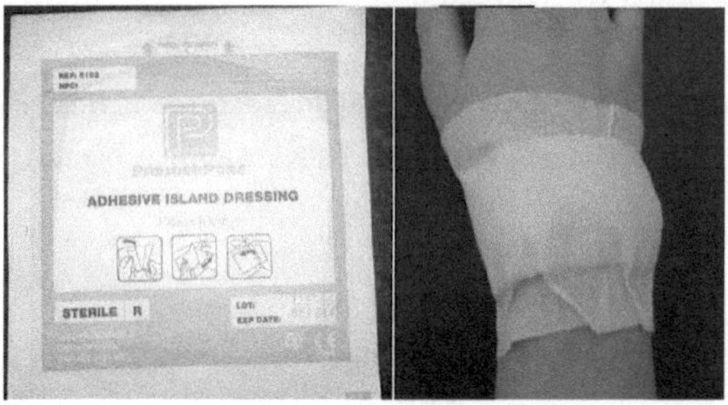

Apósito para heridas [i12]

Bueno saber

Contaminación

La entrada de gérmenes, suciedad u otras sustancias no deseadas en una herida, lo que puede llevar a infecciones. En el campo, el riesgo de contaminación por tierra, restos de plantas o insectos es especialmente alto.

Cuidado de Heridas con Materiales Naturales

Eficacia de los materiales naturales para el cuidado de heridas en función de la absorbencia y las propiedades antimicrobianas.

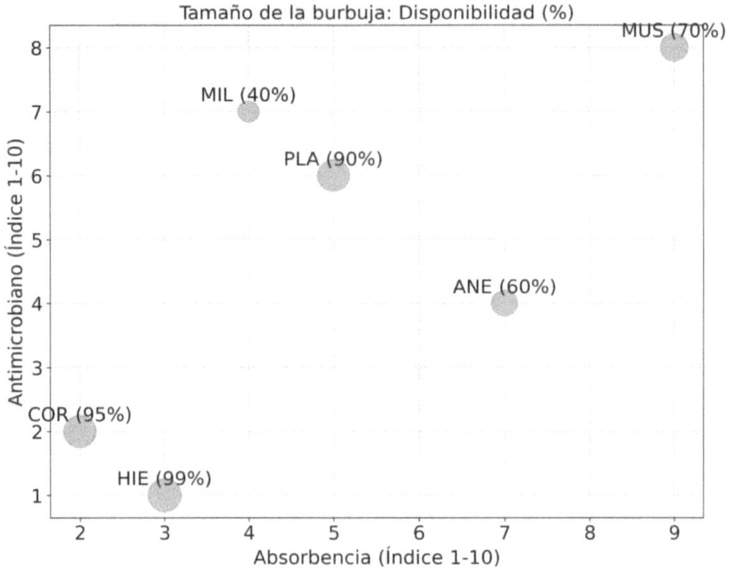

Blasengröße: Disponibilidad (%)

ANE: Anea	COR: Corteza
HIE: Hierba	MIL: Milenrama
MUS: Musgo Esfagno	PLA: Plátano

Materiales como el musgo esfagno exhiben una alta absorbencia y acción antimicrobiana, lo que los hace ideales para el empaquetamiento de heridas. Si bien el plátano tiene propiedades antimicrobianas moderadas, su menor absorbencia puede limitar su uso para heridas con sangrado abundante. Materiales como la corteza o la hierba, con baja absorbencia y mínima acción antimicrobiana, son menos adecuados para el cuidado directo de heridas, pero pueden ser útiles para acolchar o entablillar.

Férulas e inmovilización

Las férulas e inmovilización sirven para estabilizar partes del cuerpo lesionadas, especialmente en caso de fracturas, esguinces o luxaciones. La restricción del movimiento alivia el dolor, previene daños adicionales en los tejidos y facilita el transporte. En el campo, a menudo no hay férulas profesionales disponibles. Sin embargo, se pueden improvisar férulas a partir de ramas, palos, trozos de corteza o ropa enrollada. Es importante que la férula sea lo suficientemente larga para fijar las articulaciones por encima y por debajo de la lesión. Por ejemplo, en el caso de una fractura de pierna, la férula debe extenderse desde la rodilla hasta más allá del pie. El acolchado de la férula con material suave, como musgo, hojas o prendas de vestir, previene puntos de presión y aumenta la comodidad al llevarla. La fijación se realiza con pañuelos triangulares, cinturones, cordones o fibras vegetales resistentes. El vendaje debe estar ajustado sin obstruir la circulación sanguínea. Es esencial controlar regularmente la circulación en los dedos de las manos o los pies por debajo de la lesión. La palidez, la sensación de frío o el entumecimiento indican una constricción excesiva. En tales casos, el vendaje debe aflojarse. En el caso de fracturas abiertas, donde el hueso atraviesa la piel, la herida debe limpiarse y desinfectarse

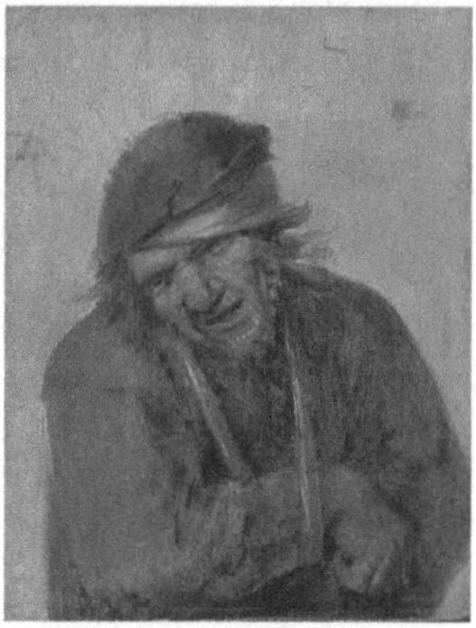

cabestrillo [i13]

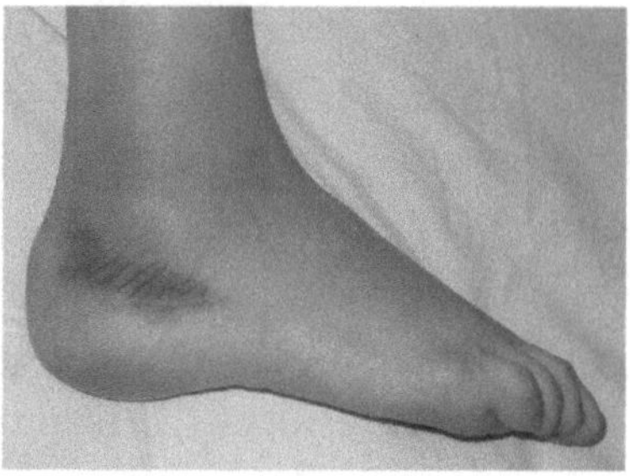

esguince [i14]

cuidadosamente antes de aplicar la férula para evitar infecciones. Un vendaje provisional hecho de material estéril o paños limpios protege contra la contaminación adicional. También es importante asegurarse de que el vendaje no esté demasiado apretado. Se puede improvisar un cabestrillo doblando un pañuelo triangular o una tira de tela grande de tal manera que el brazo lesionado repose en él y el peso se distribuya uniformemente. El codo debe estar doblado aproximadamente en un

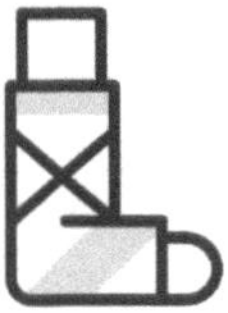

ángulo recto. El extremo libre del paño se pasa por el cuello y se ata en el otro extremo. Además, el brazo puede fijarse al cuerpo para minimizar más movimientos. La inmovilización de lesiones en la cabeza y lesiones de la columna vertebral es especialmente difícil en el campo y requiere extrema precaución. Cualquier movimiento puede causar daños irreversibles. Si se sospecha de tal lesión, la persona lesionada debe moverse lo menos posible. La estabilización de la cabeza y el cuello debe realizarse idealmente por una segunda persona hasta que llegue ayuda profesional. Una posición lateral estable puede ser necesaria en caso de inconsciencia para mantener las vías respiratorias despejadas. También aquí es importante mover la cabeza y la columna vertebral lo menos posible. En general, las férulas e inmovilizaciones improvisadas en el campo sirven para la atención inicial y no reemplazan el tratamiento médico profesional. Tan pronto como sea posible, se debe buscar atención médica para tratar adecuadamente la lesión.

Bueno saber

Esguinces

Lesiones de los ligamentos que ocurren por distensión o esguince. En el campo, pueden tratarse con férulas e inmovilización para aliviar el dolor y promover la curación.

Fracturas abiertas

Fracturas en las que el hueso atraviesa la piel, lo que conlleva un alto riesgo de infección. En el campo, es esencial una limpieza y desinfección cuidadosa de la herida.

Lesiones de la columna vertebral

Lesiones graves de la columna vertebral que pueden llevar a parálisis. En el campo, se requiere extrema precaución para evitar más daños. La estabilización de la cabeza y el cuello es esencial.

Pañuelo triangular

Paño versátil en forma de triángulo que se puede utilizar para el tratamiento de heridas, fijación de férulas o como cabestrillo. En el campo, es una herramienta indispensable.

Comparación de estabilidad de férulas

Estabilidad relativa de las técnicas comunes de entablillado

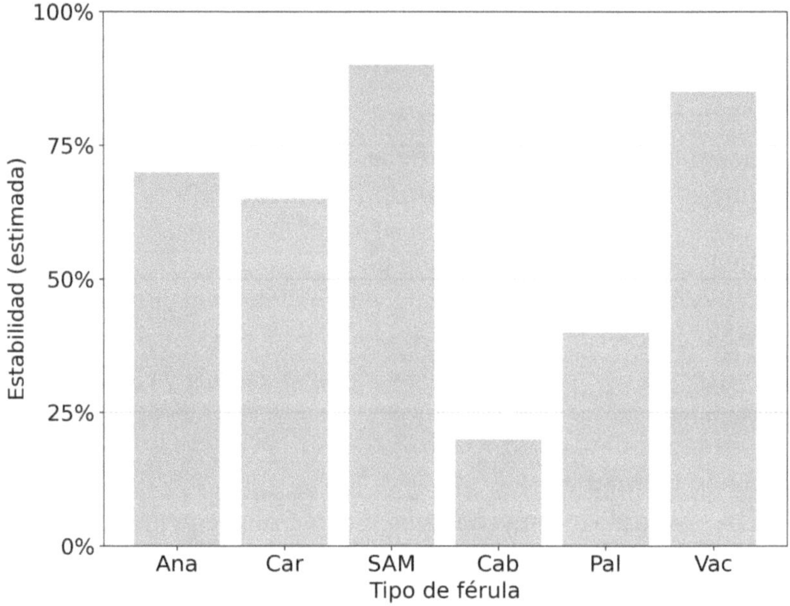

Ana: Férula anatómica

Car: Férula de cartón

SAM: Férula SAM

Cab: Cabestrillo

Pal: Palos y tela

Vac: Férula de vacío

Las férulas improvisadas con materiales naturales generalmente ofrecen menos estabilidad que las férulas comerciales. Las férulas SAM proporcionan una alta estabilidad en varios tipos de lesiones debido a su moldeabilidad y rigidez. Si bien las férulas anatómicas están disponibles, su estabilidad depende en gran medida de la aplicación adecuada y la lesión específica. Los cabestrillos, aunque son útiles para la inmovilización del brazo, ofrecen la menor estabilidad para las fracturas. La elección de la férula debe considerar los recursos disponibles, la gravedad de la lesión y el entorno.

Consejos concretos

- Utilice el jugo de hojas de llantén masticadas directamente sobre heridas pequeñas y sangrantes para ayudar a la coagulación.
- Caliente agua con un encendedor y una taza de metal para improvisar una solución estéril para lavar heridas.
- Fije pequeñas ramas con tiras de tela al lado de una herida como separadores, para aplicar un vendaje de compresión que no se adhiera a la herida.
- Haga un drenaje provisional para heridas más profundas con corteza y musgo, para drenar el exudado de la herida.
- Busque hormigueros: el ácido fórmico puede utilizarse para desinfectar heridas; aplíquelo con cuidado con una hoja.
- Acolche las férulas con musgo húmedo para lograr un efecto refrescante adicional en caso de hinchazón.
- Rasgue tiras de tela en la dirección de las fibras para hacer vendajes improvisados y estables.
- Utilice resina de coníferas para sellar los bordes de la herida y crear un cierre natural.
- En heridas más grandes, aplique una capa de miel sobre el apósito antes de cubrirlo; la miel tiene propiedades antibacterianas.
- Observe el exudado de la herida por cambios (color, olor); esto puede indicar infecciones.
- Marque el camino hacia el herido si el lugar del accidente es de difícil acceso.
- Tenga en cuenta la temperatura ambiente al tratar la herida y protéjala del calor o el frío.
- Improvise una camilla con ramas y chaquetas para transportar al herido de manera segura.

1. 3 Tratamiento del Dolor sin Medicamentos

Tratar el dolor de manera efectiva sin tener que recurrir a medicamentos es a menudo vital en situaciones de supervivencia y tiempos de crisis. Este apartado aborda métodos no farmacológicos para el alivio del dolor, desde aplicaciones de frío y calor hasta técnicas de puntos de presión y métodos de curación tradicionales. Conocer estos procedimientos puede ser crucial cuando el acceso a atención médica es limitado. Descubra aquí estrategias efectivas para el manejo del dolor en situaciones de emergencia.

La combinación de diferentes tratamientos no farmacológicos para el dolor, como frío/calor, acupresión y técnicas de relajación, puede aumentar su efectividad y reducir la necesidad de medicamentos, especialmente en situaciones de supervivencia.

Métodos naturopáticos

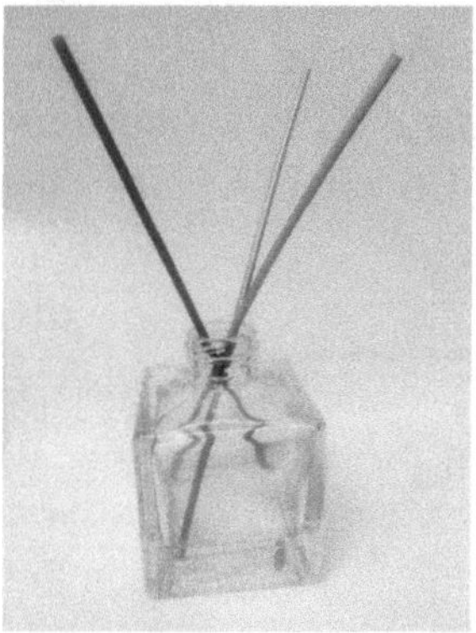

Aromaterapia [i15]

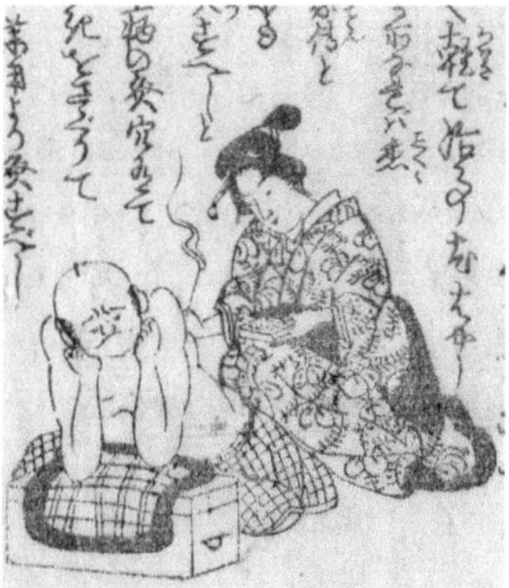

Moxibustión [i16]

Los métodos naturopáticos ofrecen diversas posibilidades en el tratamiento del dolor sin medicamentos. Especialmente en la atención paliativa, donde la calidad de vida es primordial, pueden proporcionar un apoyo valioso. Aunque la investigación sobre tratamientos del dolor no farmacológicos al final de la vida aún está en desarrollo, se observan efectos positivos a través de varios enfoques [s15]. El masaje puede aliviar tensiones musculares y, por ende, reducir el dolor. La aromaterapia con fragancias calmantes como la lavanda puede ayudar a reducir la ansiedad y el estrés, que a menudo agravan los estados de dolor. La musicoterapia ofrece la posibilidad de encontrar relajación a través de sonidos y ritmos, influyendo en la percepción del dolor. La creación de un ambiente agradable también juega un papel importante: un espacio tranquilo y privado puede ayudar a los pacientes en la sala de emergencias a relajarse y manejar mejor el dolor [s15]. Más allá de los enfoques occidentales, existen otros métodos de curación tradicionales que pueden ser utilizados en combinación o como complemento a los procedimientos de la medicina convencional. La acupuntura, que implica la inserción de agujas finas en puntos específicos del cuerpo, busca armonizar el flujo de energía y aliviar el dolor [s16]. La fitoterapia utiliza los principios activos de las plantas para tratar diversas dolencias, incluido el dolor. La terapia de ventosas, una forma de terapia tradicional que implica colocar copas sobre la piel para crear un vacío, busca promover la circulación y aliviar el dolor. El coining y la moxibustión son otros métodos tradicionales asiáticos que pueden ser utilizados para aliviar el dolor. El coining implica frotar la piel con un objeto redondeado, mientras que en la moxibustión se calientan puntos específicos del cuerpo con artemisa [s16]. Es importante considerar las necesidades individuales y los antecedentes culturales de los pacientes. Las diferencias culturales pueden influir en la percepción y evaluación del dolor [s16]. Un paciente con migraña que cree en métodos de curación tradicionales como la acupuntura podría preferir estos en lugar de analgésicos. Por lo tanto, la inclusión de pacientes y familiares en las decisiones terapéuticas es esencial. Una comunicación abierta entre el paciente, los familiares y el personal médico permite desarrollar conjuntamente un plan de tratamiento que satisfaga las necesidades individuales y las preferencias culturales [s16]. La capacitación del personal médico en el manejo del dolor y la sensibilidad cultural mejora la atención al paciente. Los remedios tradicionales deben ser permitidos e integrados, siempre que no perjudiquen al paciente [s16].

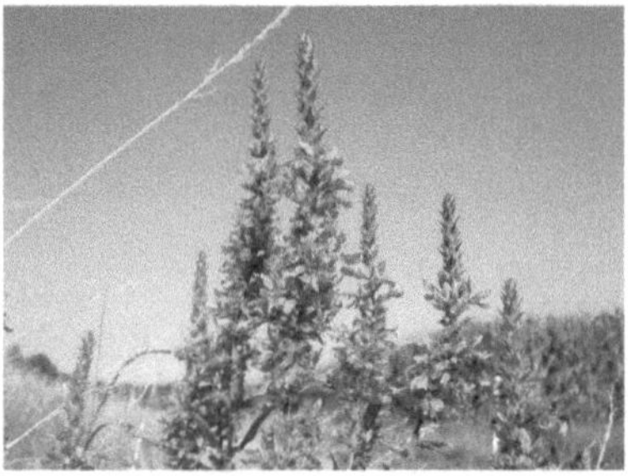

Herboristería [i17]

Bueno saber

Aromaterapia

El uso de aceites esenciales de plantas puede contribuir a la reducción del dolor y la relajación en situaciones de supervivencia, pero requiere precaución en su aplicación y en la identificación de plantas adecuadas.

Atención paliativa

En el contexto de la medicina de supervivencia, la atención paliativa se centra en aliviar el dolor y mejorar la calidad de vida cuando la curación ya no es posible, por ejemplo, en lesiones graves o enfermedades en un entorno aislado.

Fitoterapia

El uso de plantas para tratar enfermedades y lesiones. En escenarios de supervivencia, un conocimiento preciso de las plantas es esencial para evitar intoxicaciones.

Musicoterapia

Puede ser utilizada en situaciones de supervivencia para el manejo del dolor, promoviendo la distracción y la relajación a través del canto, el tarareo o la interpretación de instrumentos improvisados.

Tratamiento del dolor no farmacológico

Se refiere a tratamientos del dolor que no utilizan medicamentos, lo cual es especialmente relevante en situaciones de supervivencia, donde el acceso a medicamentos puede ser limitado.

Uso de métodos naturales para el alivio del dolor

Frecuencia de uso de métodos naturales para el alivio del dolor en situaciones de supervivencia.

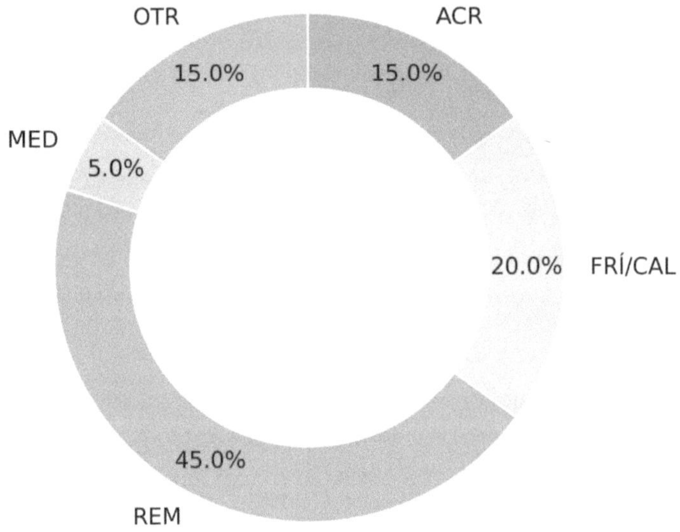

ACR: Acupresión

FRÍ/CAL: Terapia de Frío/Calor

MED: Meditación/Atención Plena

OTR: Otros Métodos (p. ej., Reposo, Inmovilización)

REM: Remedios Herbales

Este gráfico revela que los remedios herbales son el método natural de alivio del dolor más utilizado en escenarios de supervivencia, probablemente debido a su relativa disponibilidad y facilidad de aplicación. Si bien técnicas como la acupresión y la terapia de frío/calor ofrecen beneficios potenciales, su menor uso podría sugerir desafíos en la aplicación debido a las limitaciones de recursos o la experiencia requerida. La utilización relativamente baja de la meditación/atención plena subraya la dificultad de emplear tales técnicas durante situaciones de supervivencia estresantes. Estos hallazgos destacan las consideraciones prácticas que influyen en las elecciones de manejo del dolor en entornos austeros.

Aplicaciones de frío y calor

Las aplicaciones de frío y calor ofrecen formas efectivas de tratamiento del dolor no farmacológico en la medicina de emergencia. Compresas frías o hielo reducen la hinchazón, alivian los calambres musculares y disminuyen el dolor en lesiones agudas como esguinces o contusiones [s17]. El calor, en forma de compresas calientes o baños tibios, puede ser beneficioso en dolores crónicos, como el dolor de espalda o la tensión muscular, y promover la circulación sanguínea [s18]. La elección entre frío y calor depende del tipo de dolor individual y su duración. Por ejemplo, en un esguince de tobillo, el frío puede ayudar a minimizar la hinchazón inmediatamente después del trauma, mientras que después de unos días, el calor apoya la curación. La correcta posición de las extremidades lesionadas, como la inmovilización con una férula, también puede reducir el dolor y prevenir más daños [s17]. Las aplicaciones de frío y calor deben considerarse en la medicina de emergencia como medidas de alivio del dolor de rápida disponibilidad, idealmente antes de que se utilicen medicamentos [s17]. La integración de estos métodos no farmacológicos en la terapia del dolor puede influir positivamente en el éxito del tratamiento y reducir la necesidad de medicamentos [s18].

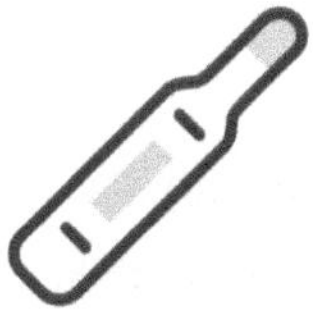

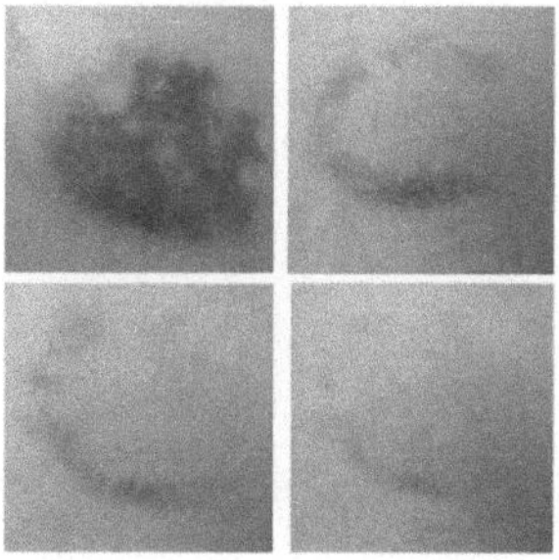

contusión [i18]

Bueno saber

Compresas calientes

Las compresas calientes improvisadas se pueden hacer con piedras o arena calentadas, que se envuelven en un paño. Pueden proporcionar alivio en casos de tensión muscular o hipotermia.

Compresas frías

En situaciones de supervivencia, se pueden improvisar compresas frías, por ejemplo, congelando agua limpia en una bolsa o botella, o envolviendo piedras/frío en un paño. Sirven para aliviar el dolor y reducir la hinchazón en contusiones, esguinces o picaduras de insectos.

Férula

Una férula se puede improvisar en una situación de supervivencia con ramas, palos y tiras de tela para inmovilizar una extremidad lesionada y aliviar el dolor. Esto previene más lesiones y promueve la curación.

Reducción del Dolor vs. Temperatura

Efecto de la temperatura en los niveles de dolor percibidos.

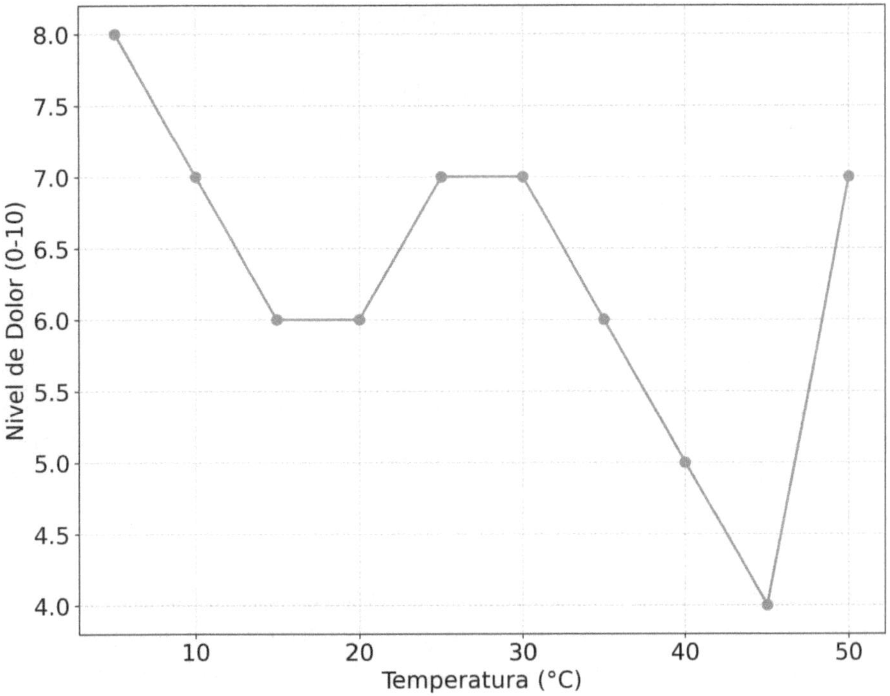

Este gráfico ilustra la relación general entre la aplicación de temperatura y el alivio del dolor. La aplicación de frío es más efectiva para las lesiones agudas, reduciendo la inflamación y adormeciendo el área. La aplicación de calor es generalmente mejor para el dolor y la rigidez muscular, promoviendo el flujo sanguíneo y la relajación. La temperatura óptima y la duración de la aplicación variarán según la lesión específica y el individuo.

Técnicas de puntos de presión

Las técnicas de puntos de presión, también conocidas como acupresión, ofrecen una forma adicional de influir en el dolor sin medicamentos. Se basan en el principio de modular la percepción del dolor y activar los mecanismos de dolor del cuerpo mediante la presión en puntos específicos del cuerpo, llamados puntos de acupresión. Estos puntos a menudo se encuentran a lo largo de los meridianos, las vías de energía de la medicina tradicional china. A través de la estimulación de estos puntos, se busca armonizar el flujo de energía y liberar bloqueos, lo que puede llevar a una reducción del dolor. La acupresión puede aplicarse a una variedad de tipos de dolor, incluidos dolores de cabeza, molestias menstruales y náuseas. Un punto comúnmente utilizado para los dolores de cabeza se encuentra en el tejido blando entre el pulgar y el índice. Una presión suave pero firme en este punto durante unos minutos puede proporcionar alivio. A diferencia de la akupunktur, que utiliza agujas, la acupresión no requiere instrumentos invasivos y, por lo tanto, puede aplicarse fácilmente por uno mismo. Existen diferentes técnicas de acupresión que varían desde un ligero sostén hasta una presión profunda y circular. La duración de la aplicación varía según el cuadro de quejas y la reacción individual. Aunque la acupresión se considera generalmente segura, se debe tener precaución en ciertas condiciones, como el embarazo o lesiones cutáneas en el área de los puntos de acupresión. En tales casos, es recomendable consultar a un médico o terapeuta capacitado en acupresión antes de la aplicación. La correcta localización y estimulación de los puntos de acupresión es crucial para la efectividad del método. Por lo tanto, se recomienda recibir instrucción de un terapeuta experimentado en la técnica o utilizar guías detalladas en libros especializados o de recursos en línea calificados. La acupresión puede ser un complemento valioso a otros tratamientos no farmacológicos para el dolor y ofrece una forma de contribuir activamente a la propia reducción del dolor. Una presión firme, que oscila entre pulsar y mantener, en las sienes puede aliviar los dolores de cabeza tensionales. La integración de la acupresión en la rutina diaria, por ejemplo, mediante la presión regular de

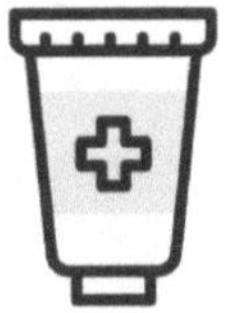

ciertos puntos, puede ayudar a tratar el dolor de manera preventiva y mejorar el bienestar general. La combinación de acupresión con otros métodos, como técnicas de respiración o ejercicios de relajación, puede potenciar el efecto analgésico. Un paciente que respira tranquilamente y se concentra en los puntos de presión puede influir adicionalmente en la percepción del dolor. Al igual que con otras terapias complementarias, es importante no considerar la acupresión como el único método de tratamiento en enfermedades graves. Sin embargo, puede ser un complemento efectivo a la atención médica convencional y contribuir a mejorar la calidad de vida de los pacientes con dolor crónico o agudo. Se recomienda discutir la aplicación de la acupresión con un médico o terapeuta para excluir posibles contraindicaciones y desarrollar la mejor estrategia de tratamiento posible. El auto-tratamiento con acupresión puede ser un buen complemento a otros métodos, pero no reemplaza la consulta con un médico, especialmente en casos de dolor persistente o intenso.

Eficacia de los Puntos de Presión

Eficacia y reducción del dolor de varios puntos de presión.

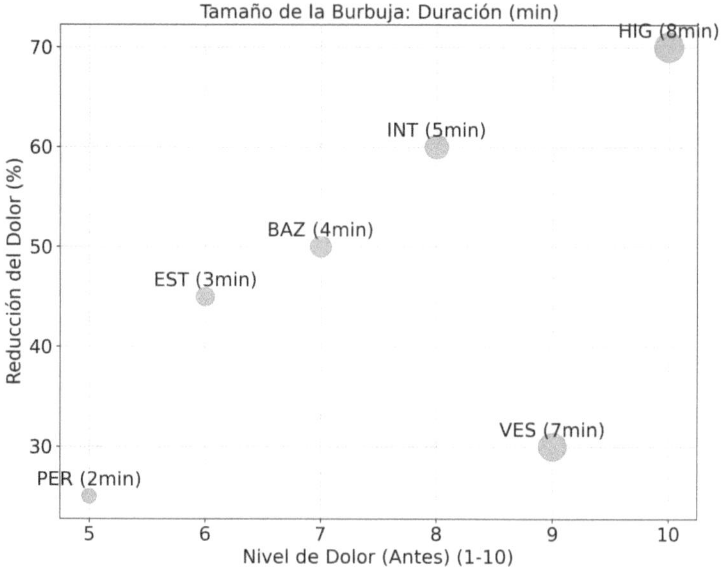

Blasengröße: Duración (min)

BAZ: Bazo 6	EST: Estómago 36
HIG: Hígado 3	INT: Intestino Grueso 4
PER: Pericardio 6	VES: Vesícula Biliar 20

El gráfico revela una posible correlación entre la ubicación del punto de presión y la eficacia de la reducción del dolor. Puntos como INT y EST muestran una alta eficacia y una reducción significativa del dolor, lo que sugiere su utilidad en el manejo del dolor agudo. Por el contrario, puntos como VES y BAZ, aunque ofrecen una reducción moderada del dolor, podrían ser menos efectivos para el dolor intenso. El tamaño de las burbujas indica la duración de la aplicación de presión necesaria para un efecto óptimo, y las burbujas más grandes requieren una aplicación más prolongada.

Consejos concretos

- Dirija la atención del paciente hacia otra parte del cuerpo para reducir el estímulo del dolor.
- Pida al paciente que participe activamente en la reducción del dolor, por ejemplo, frotando suavemente la zona afectada.
- Respire profundamente y de manera uniforme junto al paciente para calmarlo e influir en la percepción del dolor.
- Utilice toques específicos, como acariciar suavemente el brazo, para transmitir seguridad y distraerlo del dolor.
- Cuente al paciente una historia o hable sobre un tema que le interese para desconectarlo mentalmente del dolor.
- Mueva lentamente y con cuidado la parte afectada del cuerpo del paciente dentro del límite del dolor para promover la circulación.
- Permita que el paciente cambie su posición de manera independiente para encontrar una postura cómoda y que alivie el dolor.
- Aplique frío de manera puntual con agua fría de una botella de bebida, si no hay compresas frías disponibles.
- Caliente sus manos y colóquelas suavemente sobre el área dolorida para transferir calor y calmar al paciente.
- Visualice junto al paciente un lugar o situación que le transmita sentimientos positivos para distraerlo del dolor.
- Anime al paciente a concentrarse en su respiración y a soltar simbólicamente el dolor al exhalar.
- Utilice recursos disponibles, como una toalla húmeda para enfriar o una bufanda para apoyar, para aliviar al paciente.
- Elogie al paciente por su colaboración y refuércele su capacidad para manejar el dolor.

Revisión - 1. Atención Médica de Emergencia Básica

La atención médica de emergencia básica en situaciones de supervivencia requiere acción rápida, reflexiva y un conocimiento sólido. Ya sea en la naturaleza o en una situación de crisis, su capacidad para llevar a cabo medidas que salvan vidas puede marcar la diferencia entre la vida y la muerte. Comencemos con la inconsciencia: verifique la respiración y el pulso. Si la persona respira, colóquela en posición lateral de seguridad, teniendo en cuenta la correcta posición para mantener las vías respiratorias despejadas. Sin embargo, evite esto si hay sospecha de lesiones en la columna vertebral o paro cardíaco. Aquí, la RCP es crucial. Practique regularmente la compresión torácica y, si se siente seguro, también la ventilación. Recuerde: cada minuto cuenta. Actuar con prontitud y utilizar un desfibrilador externo automático (DEA), si está disponible, maximiza las posibilidades de supervivencia.

Las hemorragias severas requieren presión inmediata sobre la herida. Un vendaje compresivo ayuda a mantener esta presión de manera constante. En caso de hemorragias en las extremidades, un torniquete puede ser salvador: colóquelo por encima de la herida y anote la hora de colocación. Los agentes hemostáticos pueden ser utilizados adicionalmente, pero requieren conocimientos específicos. La improvisación es a menudo clave en escenarios de supervivencia. Piense en el contenido de un kit individual de control de hemorragias, adaptado a sus necesidades y entorno, y practique su uso.

El cuidado de heridas en el campo presenta desafíos especiales. Limpie las heridas a fondo, idealmente con solución salina estéril, o en su defecto, con agua limpia y, si es necesario, jabón. Luego desinfecte con medios adecuados como etanol o, si está disponible, luz UV. Cubra la herida con material estéril o improvise con trozos de tela limpia y materiales vegetales como el llantén. Asegúrese de que el vendaje esté firme, pero no demasiado apretado, y cámbielo regularmente. En caso de fracturas, esguinces o luxaciones, la inmovilización con férulas improvisadas es esencial. Acolche bien estas férulas y fije de manera segura, sin comprometer la circulación. Controle regularmente la circulación distal a la lesión.

La terapia del dolor sin medicamentos amplía sus posibilidades en situaciones de supervivencia. Las aplicaciones de frío alivian la hinchazón y el dolor en lesiones agudas, mientras que el calor es beneficioso para el dolor crónico. Las técnicas de puntos de presión, como la acupresión, también pueden contribuir al alivio del dolor. Aprenda los puntos más importantes y practique su estimulación. No olvide las posibilidades de la medicina natural. Las plantas con propiedades antiinflamatorias pueden ser utilizadas para el cuidado de heridas y el alivio del dolor. Sin embargo, infórmese a fondo sobre su uso y posibles riesgos.

La atención médica de emergencia básica en situaciones de supervivencia requiere preparación, práctica y la disposición a asumir responsabilidades en caso de emergencia. Invierta en su formación, amplíe su conocimiento y practique regularmente las técnicas más importantes. Así aumentará su competencia para actuar y sus posibilidades de ayudar de manera efectiva y salvar vidas en una situación de crisis. ¡Su preparación puede marcar la diferencia decisiva!

2. Medicina Silvestre y Naturopatía

¿Qué hacer cuando el próximo médico está a cientos de kilómetros y no hay farmacia accesible? La naturaleza ha ofrecido durante milenios remedios y opciones de tratamiento probados, que aún hoy demuestran su eficacia. Desde las primeras sociedades humanas hasta el presente, las personas han ampliado y transmitido su conocimiento sobre plantas curativas y terapias naturales. Este saber ancestral, combinado con los modernos descubrimientos científicos, forma la base para una autoayuda efectiva en situaciones de emergencia. En este capítulo, descubrirá poderes curativos ocultos justo frente a su puerta y aprenderá cómo utilizarlos en caso de necesidad.

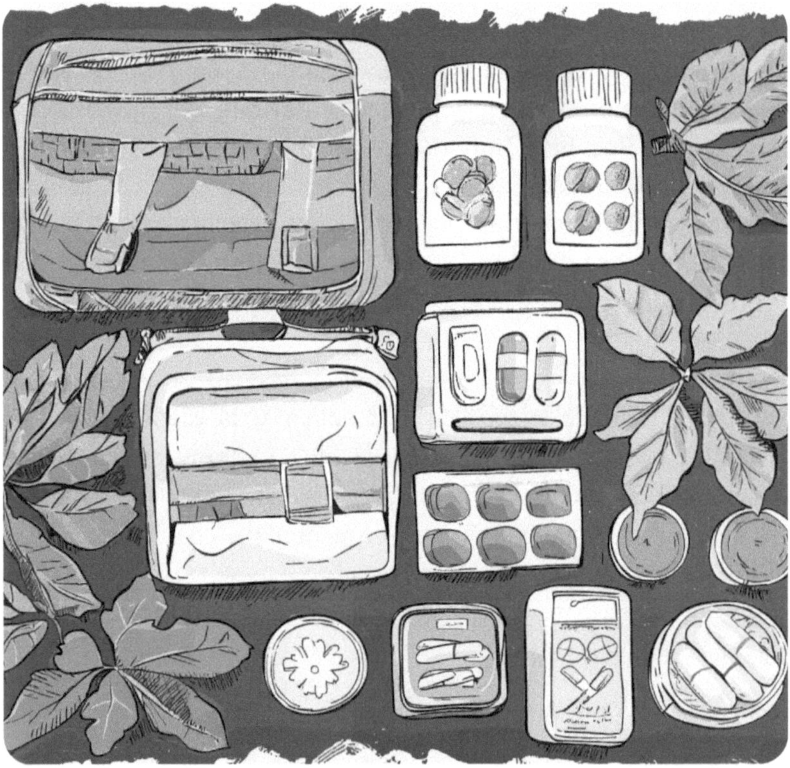

2. 1 Plantas Medicinales y Botiquín Natural

En tiempos de crisis, el acceso a la atención médica puede estar limitado. Las plantas medicinales ofrecen una alternativa potencial para el tratamiento de lesiones y enfermedades. Esta sección aborda el uso de extractos de plantas para la cicatrización de heridas y el alivio del dolor, desde la corteza de sauce hasta la cúrcuma. La aplicación segura y la correcta identificación de las plantas son fundamentales, ya que las confusiones o las dosis incorrectas pueden tener consecuencias graves. Las cortezas, raíces, hierbas y hojas contienen sustancias efectivas que reducen la inflamación, alivian el dolor y promueven la curación. Sin embargo, la medicina natural también presenta desafíos: la concentración de principios activos varía según la planta y el entorno, y no todas las plantas son igualmente bien toleradas. Descubra en este capítulo cómo aprovechar el poder de la naturaleza para su salud y qué plantas son esenciales en la medicina silvestre.

Un conocimiento sólido de las plantas es vital para aprovechar de manera segura el poder curativo de la naturaleza y evitar confusiones con plantas tóxicas.

Plantas cicatrizantes

La curación de heridas a través de extractos de plantas aprovecha los diversos mecanismos de acción de la naturaleza. Las plantas ofrecen una serie de sustancias que inhiben la inflamación, alivian el dolor y promueven la regeneración del tejido. La corteza de sauce, conocida desde hace mucho tiempo por sus propiedades analgésicas y antipiréticas, contiene salicina, un precursor del ácido acetilsalicílico. Esta actúa como un antiinflamatorio y alivia el dolor [s19]. El curcumina, el pigmento amarillo de la raíz de cúrcuma, también tiene propiedades antiinflamatorias y promueve la curación de heridas mediante la modulación de mediadores inflamatorios [s19]. Además de estos ejemplos conocidos, existen otras plantas con propiedades prometedoras. Un extracto de la corteza de una planta marina, rica en antioxidantes, se utiliza con éxito para la curación de heridas y la reducción de la inflamación [s19]. La acción antioxidante protege las células de daños causados por radicales libres y apoya así la regeneración. También el té verde, rico en polifenoles, tiene efectos antiinflamatorios y puede apoyar la curación de heridas [s19]. Los polifenoles en el té verde protegen el tejido cartilaginoso y tienen propiedades antioxidantes. Para el tratamiento de heridas, se

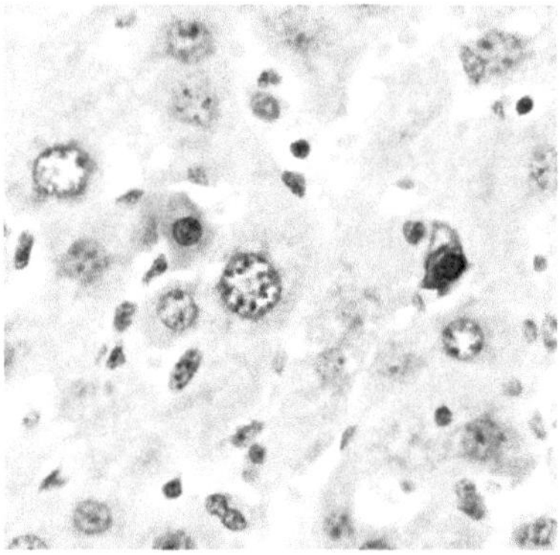

Apoptosis [i19]

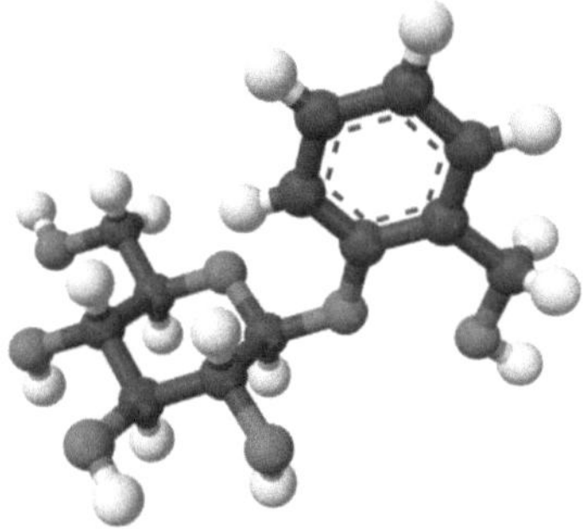

Salicina [i20]

pueden utilizar compresas con té verde fuerte y enfriado. Además, los adaptógenos, una clase de compuestos vegetales que regulan las reacciones de estrés del cuerpo, pueden influir positivamente en la curación de heridas [s20]. El estrés crónico inhibe los procesos de curación, mientras que los adaptógenos ayudan a reducir los niveles de estrés y, por lo tanto, promueven la curación de heridas. Además, los adaptógenos pueden regular la apoptosis, la muerte celular programada, y reducir reacciones inflamatorias excesivas, ambos factores importantes para una curación óptima de heridas [s20]. Las propiedades antiinflamatorias de los adaptógenos ayudan a minimizar la hinchazón y el enrojecimiento en el área de la herida. El uso tradicional de adaptógenos para apoyar la salud y tratar enfermedades subraya su potencial en la curación de heridas [s20]. La combinación de propiedades antiinflamatorias, antioxidantes y reductoras del estrés hace que los adaptógenos sean candidatos prometedores para el tratamiento natural de heridas. Los efectos positivos de los adaptógenos en el sistema inmunológico y la producción de hormonas también contribuyen a la curación de heridas [s20]. Una dieta equilibrada, suficiente sueño y ejercicio regular, combinados con la aplicación de extractos de plantas cicatrizantes, pueden optimizar el proceso de curación.

Bueno saber

Adaptógenos

Compuestos vegetales que ayudan al cuerpo a adaptarse al estrés y pueden influir positivamente en la curación de heridas mediante la regulación de los niveles de cortisol y el fortalecimiento del sistema inmunológico. Son útiles en situaciones de supervivencia para aumentar la resiliencia física y mental.

Antioxidantes

Sustancias que protegen las células de daños causados por radicales libres y, por lo tanto, promueven la curación de heridas. Se encuentran en muchas plantas y pueden ayudar a prevenir infecciones en escenarios de supervivencia.

Curcumina

El compuesto activo en la cúrcuma, que posee propiedades antiinflamatorias y antioxidantes y puede contribuir a la curación de heridas y alivio del dolor, especialmente útil en situaciones con acceso limitado a atención médica.

Polifenoles

Compuestos vegetales antioxidantes que tienen efectos antiinflamatorios y pueden apoyar la curación de heridas. Se encuentran, por ejemplo, en el té verde y pueden ser utilizados en medicina de emergencia para el tratamiento de heridas.

Tiempo de Curación de Heridas con Plantas Medicinales

Tiempo estimado de curación de heridas utilizando plantas medicinales comunes.

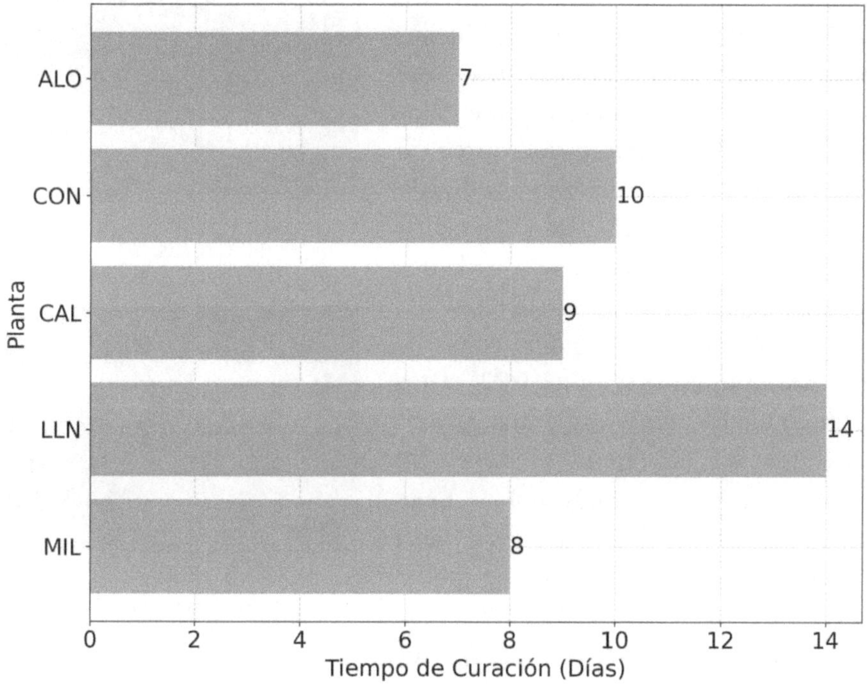

ALO: Aloe Vera

CAL: Caléndula

CON: Consuelda

LLN: Llantén

MIL: Milenrama

El gráfico ilustra los diferentes tiempos de curación según la planta utilizada. La milenrama promueve una curación relativamente rápida, mientras que la consuelda, a pesar de su reputación, muestra una duración de curación más larga. El llantén ofrece un punto intermedio. Esta ayuda visual permite evaluar rápidamente qué planta podría ser más efectiva para el cuidado oportuno de las heridas en una situación de supervivencia.

Hierbas analgésicas

Las hierbas analgésicas ofrecen una alternativa o complemento natural a los medicamentos sintéticos. Muchas plantas contienen compuestos que actúan específicamente sobre los receptores del dolor y los procesos inflamatorios. El incienso, utilizado tradicionalmente en la medicina ayurvédica, contiene ácidos boswellicos, que han demostrado reducir el dolor y la rigidez, como en el caso de la artrosis [s21] [s22]. Otro representante de los analgésicos naturales es el clavo de olor. Su componente, el eugenol, tiene propiedades analgésicas y está disponible tanto en forma de polvo como en cápsulas [s21]. Para la aplicación externa, se recomiendan los aceites esenciales. El aceite de lavanda, el aceite de romero y el aceite de menta se utilizan comúnmente para aliviar el dolor y pueden aplicarse, según los síntomas, puros o diluidos sobre la piel [s21]. El jengibre y la hierba de fiebre, también ricos en componentes analgésicos, se utilizan en forma de aceites esenciales [s21]. El resveratrol, un polifenol que se encuentra en las uvas y el vino tinto, se investiga por sus propiedades antiinflamatorias para el tratamiento del dolor articular [s22]. La uña de gato (Uncaria tomentosa) también tiene efectos antiinflamatorios al inhibir la formación de mediadores proinflamatorios [s22]. La capsaicina, el compuesto picante de los chiles, se utiliza para tratar el dolor neuropático y ejerce su efecto

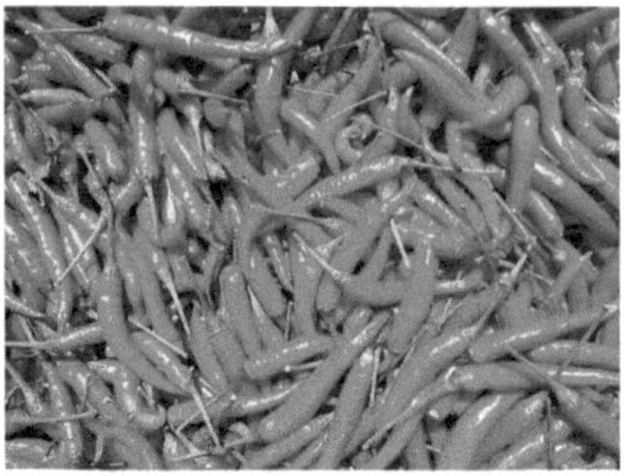

Chiles [i21]

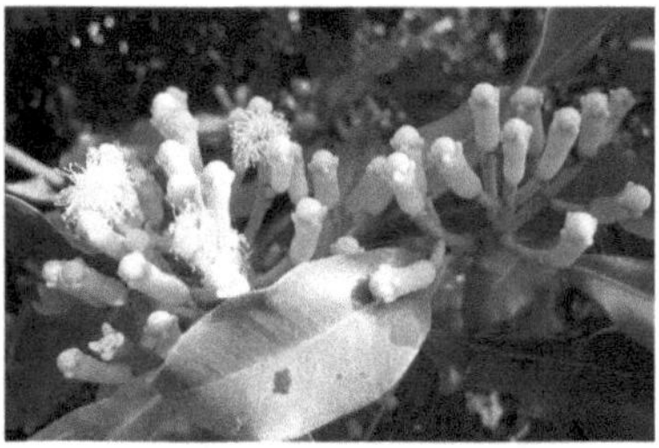

Clavo de olor [i22]

analgésico a través de la desensibilización de los receptores del dolor [s22]. Una cataplasma de chiles triturados, mezclada con un poco de aceite, puede aplicarse directamente en el área afectada. Sin embargo, tenga en cuenta que la capsaicina puede causar irritación en pieles sensibles.

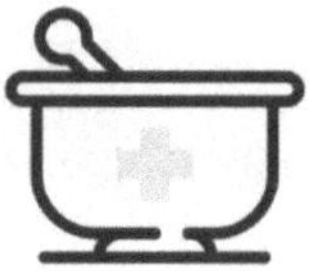

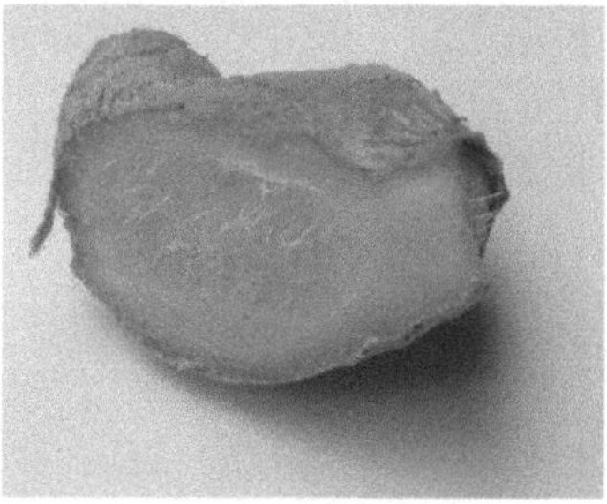

Jengibre [i23]

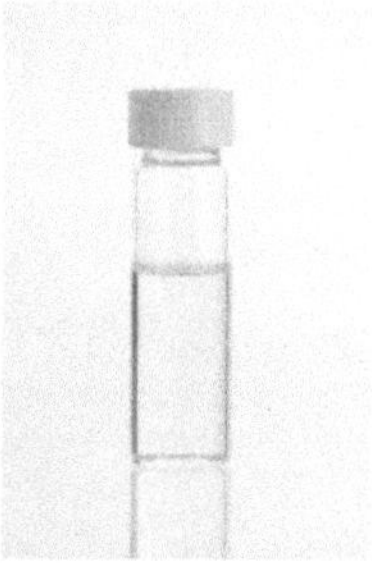

Aceite de lavanda [i24]

Bueno saber

Desensibilización

Reducción de la sensibilidad a un estímulo, como el dolor, mediante la exposición repetida o prolongada.

Medicina Ayurvédica

Sistema de medicina tradicional india que se basa en el equilibrio del cuerpo, la mente y el alma, e incluye plantas medicinales, nutrición y estilo de vida.

Potencial analgésico de hierbas comunes

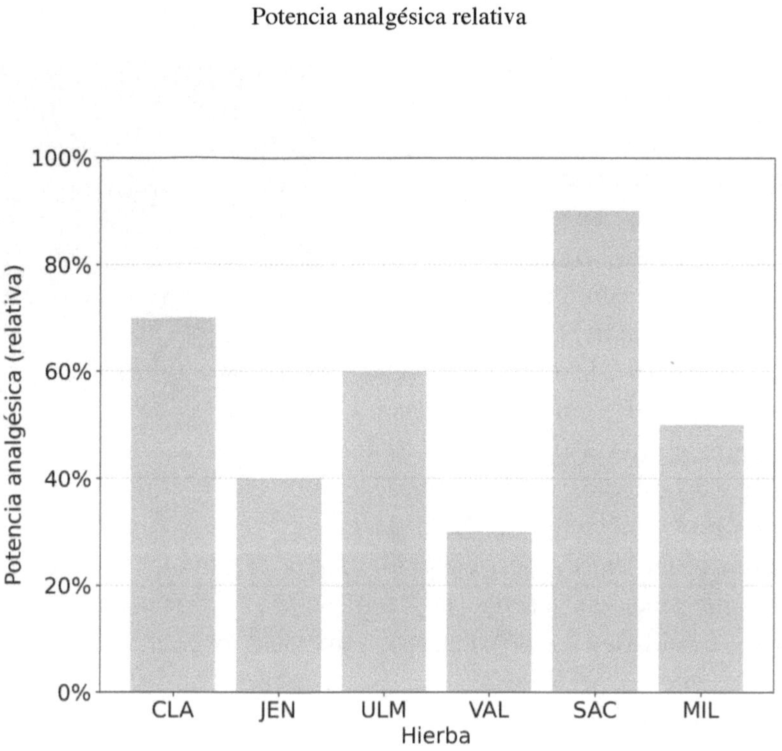

CLA: Clavo

JEN: Jengibre

MIL: Milenrama

SAC: Corteza de sauce

ULM: Ulmaria

VAL: Raíz de valeriana

Si bien la corteza de sauce muestra el mayor potencial para el alivio del dolor, es importante considerar los posibles efectos secundarios y la dosis adecuada. La ulmaria y la milenrama ofrecen un alivio del dolor más leve, adecuado para molestias menos intensas. Aunque menos potente, la raíz de valeriana es reconocida por sus propiedades calmantes que pueden ser beneficiosas para el manejo del dolor. Las respuestas individuales a los remedios herbales pueden variar, se recomienda una experimentación cuidadosa y la orientación profesional.

Cortezas y raíces curativas

Las cortezas y raíces de ciertas plantas ofrecen un amplio espectro de aplicaciones médicas, especialmente en la medicina de emergencia. La corteza de sauce, como se mencionó anteriormente, contiene salicin, un analgésico natural. Además de su efecto analgésico, la corteza de sauce también puede tener propiedades antimicrobianas. [s23] Se están investigando estudios sobre su eficacia contra varios patógenos. [s23] Al usar la corteza de sauce, por ejemplo, como té, tintura o cápsula, es importante tener en cuenta la dosificación, ya que pueden ocurrir efectos secundarios como malestar estomacal o reacciones alérgicas, especialmente en personas con alergia a la aspirina. [s23] En regiones con acceso limitado a atención médica, las plantas medicinales juegan un papel importante en la medicina tradicional. [s24] Estudios etnobotánicos muestran que familias de plantas como las asteráceas (Asteraceae), leguminosas (Fabaceae), labiadas (Lamiaceae) y las zingiberáceas (Zingiberaceae) se utilizan comúnmente con fines médicos. [s24] La preparación varía, siendo el jugo recién exprimido, las plantas crudas y las compresas aplicaciones comunes. [s24] A pesar de la influencia de la medicina moderna, la fitoterapia tradicional sigue siendo relevante y confirma el valor terapéutico de las plantas locales. [s24] Además de la corteza de sauce, otras cortezas y raíces también ofrecen beneficios médicos. Por ejemplo, los extractos de la corteza de olmo se utilizan tradicionalmente para aliviar el dolor de garganta y las molestias gastrointestinales. La raíz de cúrcuma, rica en curcumina, es conocida por sus propiedades antiinflamatorias. [s25] El uso de cortezas

Corteza de sauce [i25]

y raíces requiere conocimientos sobre la planta en cuestión y su uso seguro. Una dosificación incorrecta o la confusión con plantas tóxicas puede ser peligrosa.

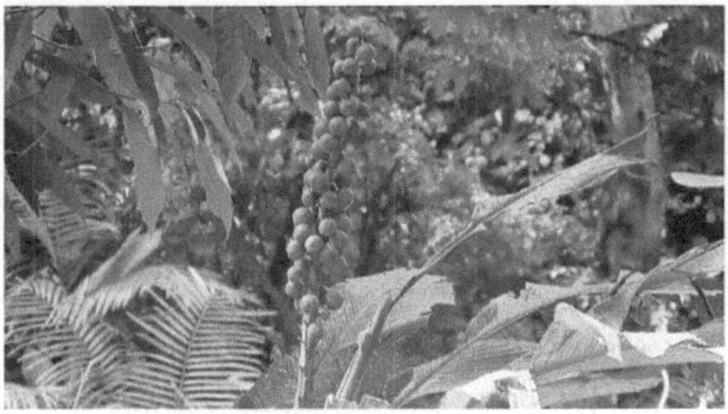

Zingiberáceas [i26]

Bueno saber

Antimicrobiano

Se refiere a la propiedad de inhibir o destruir el crecimiento de microorganismos como bacterias y hongos. En la medicina de emergencia, el material vegetal con propiedades antimicrobianas puede ayudar a prevenir infecciones en heridas.

Curcumina

El principal compuesto activo en la cúrcuma, conocido por sus propiedades antiinflamatorias, antioxidantes y posiblemente analgésicas. Puede ser utilizado en situaciones de supervivencia para tratar inflamaciones y dolores.

Etnobotánica

El estudio científico del uso tradicional de las plantas por diversas culturas, incluidas sus aplicaciones médicas. El conocimiento etnobotánico puede ayudar en situaciones de supervivencia a identificar plantas útiles.

Zingiberaceae

La familia de las zingiberáceas, que incluye plantas conocidas como el jengibre, la cúrcuma y el cardamomo. Muchas especies tienen propiedades antiinflamatorias y analgésicas y pueden ser valiosas en la medicina de supervivencia.

Aplicaciones Medicinales de Corteza y Raíz

Distribución de los usos medicinales de la corteza y las raíces en situaciones de supervivencia.

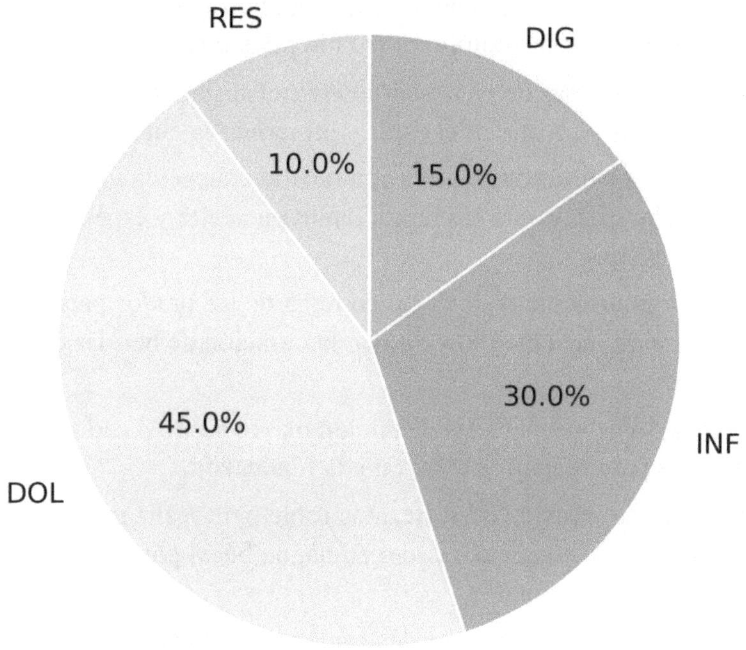

DIG: Problemas Digestivos

DOL: Dolor e Inflamación

INF: Tratamiento de Infecciones

RES: Afecciones Respiratorias

La mayor parte de los casos de uso de corteza y raíces se centran en el alivio del dolor y la inflamación, lo que destaca su importancia en el manejo de lesiones y molestias en escenarios de supervivencia. El tratamiento de infecciones también es una aplicación importante, lo que indica la relevancia de los antisépticos y antimicrobianos naturales que se encuentran en estas partes de la planta. Si bien son menos frecuentes, los usos para problemas digestivos y afecciones respiratorias demuestran la versatilidad de estos remedios naturales para abordar una variedad de posibles problemas de salud en la naturaleza.

Consejos concretos

- Prepara un té de hierbas con milenrama y hojas de ortiga para la limpieza de heridas, vertiendo las hierbas frescas con agua caliente y dejando enfriar.
- Utiliza carbón triturado de las brasas de la fogata, mezclado con un poco de miel, como compresa para heridas infectadas.
- Aplica compresas de patatas crudas machacadas sobre las quemaduras para aliviar el calor y promover la curación.
- Prepara un bálsamo calmante con raíz de consuelda y flores de caléndula, extrayendo los ingredientes en aceite y espesándolo con cera de abejas.
- Bebe regularmente té de flores de reina de los prados para reducir la inflamación en el cuerpo y apoyar la curación de heridas desde adentro.
- Coloca hojas machacadas de llantén mayor sobre picaduras de insectos para reducir la picazón y la hinchazón.
- Prepara una infusión de corteza de roble para realizar baños de pies en caso de pie de atleta o como enjuague bucal para inflamaciones en la boca y la garganta.
- Utiliza una tintura de flores de árnica para aplicación externa en contusiones y esguinces, para aliviar el dolor y la hinchazón.
- Mezcla corteza de sauce triturada con un poco de agua hasta formar una pasta y aplícala sobre las articulaciones doloridas.
- Bebe té de hojas de melisa para calmar tu sistema nervioso y minimizar los trastornos de curación de heridas relacionados con el estrés.
- Elabora una almohada de hierbas con flores de lavanda y conos de lúpulo para mejorar tu sueño y fomentar la regeneración durante la curación de heridas.

2. 2 Métodos de Tratamiento Naturales

En la medicina de supervivencia, los métodos de tratamiento naturales a menudo representan la única forma de aliviar molestias y apoyar la curación. Compresas, envolturas, arcilla curativa y infusiones de plantas pueden, si se aplican correctamente, reducir el dolor, la hinchazón y la inflamación, o asegurar la hidratación. La elección del material adecuado, la correcta aplicación y el conocimiento de los posibles riesgos son fundamentales para el éxito y la prevención de complicaciones. La naturaleza ofrece una amplia gama de remedios: aprenda a utilizarlos de manera efectiva y segura.

> *La correcta aplicación de métodos de curación naturales, ya sean compresas, envolturas o tés de hierbas, requiere conocimiento y cuidado, especialmente en situaciones de emergencia. Por seguridad, se debe limitar a aplicaciones conocidas y no tóxicas, y en caso de dudas, buscar ayuda profesional.*

Compresas y envolturas

Las compresas y envolturas ofrecen en la medicina de emergencia opciones simples pero efectivas para aliviar molestias y apoyar la curación. Influyen en la circulación local y pueden reducir el dolor, la hinchazón y la inflamación. La elección del material y la técnica adecuados es crucial para el éxito de la aplicación. En términos generales, se distingue entre compresas calientes y frías. Las compresas frías son especialmente adecuadas para lesiones agudas como contusiones, verstauchungen o picaduras de insectos. Tienen un efecto analgésico y antiinflamatorio al contraer los vasos sanguíneos y suprimir la reacción inflamatoria. Para una compresa fría, se puede sumergir un paño limpio en agua fría y, tras escurrirlo, colocarlo sobre la zona afectada. El hielo nunca debe aplicarse directamente sobre la piel, ya que puede causar congelaciones. En su lugar, se pueden envolver cubitos de hielo o bolsas de frío en una toalla para crear una capa protectora. Las compresas calientes, por otro lado, fomentan la circulación y ayudan con tensiones musculares, dolores abdominales o dolores articulares crónicos. El calor relaja la musculatura y alivia los calambres. Para una compresa caliente, se puede sumergir un paño en agua caliente (¡no hirviendo!), escurrirlo y colocarlo sobre la zona afectada. Alternativamente, se pueden usar almohadas de granos precalentadas o botellas de agua caliente. En caso de heridas abiertas, las compresas calientes están contraindicadas, ya que pueden favorecer infecciones. Además de las diferencias de temperatura, las compresas también pueden enriquecerse con diferentes principios activos para potenciar su efecto. Por ejemplo, las compresas de ácido acético pueden ayudar con la fiebre al reducir la temperatura corporal. Para ello, se sumerge un paño en una mezcla de agua fría y vinagre y se coloca en la frente, el cuello o las pantorrillas. También los envoltorios de papa pueden proporcionar alivio en casos de tos y bronquitis. Para esto, se colocan papas cocidas y trituradas en un paño y se aplican como un envoltorio caliente sobre el pecho. La duración de la aplicación de compresas y envolturas varía según el tipo y la naturaleza de la molestia. Las compresas frías no deben aplicarse generalmente por más de 20 minutos seguidos para evitar congelaciones. Entre las aplicaciones, se debe hacer una pausa de al menos 30 minutos. Las compresas calientes pueden aplicarse un poco más, hasta 30 minutos. Sin embargo, en caso de molestias persistentes o dudas, siempre se debe consultar a un médico. La correcta colocación de un envoltorio requiere cuidado y la atención a algunos puntos importantes. El paño debe ser lo suficientemente grande como para cubrir completamente la zona afectada y ajustarse lo suficientemente bien para no moverse, pero no tan apretado que obstruya la circulación. Al usar hierbas u otros aditivos, se debe tener en cuenta posibles reacciones alérgicas. Una prueba en una pequeña área de piel puede ayudar a descartar intolerancias. Al tratar a niños y bebés, se debe tener especial precaución. La temperatura de las compresas siempre debe ajustarse a la piel sensible y la duración de la aplicación debe acortarse. Un envoltorio húmedo y caliente alrededor del torso de un niño pequeño con un aditivo antipirético como una baja concentración de vinagre en el agua puede ayudar a reducir la temperatura corporal y aumentar el bienestar. Sin embargo, la dosificación exacta y la duración de la aplicación siempre deben discutirse con un médico o farmacéutico. Las compresas y envolturas son un complemento valioso para los primeros auxilios y pueden aliviar una variedad de molestias. Con la aplicación correcta y la selección de materiales adecuados, se pueden tratar eficazmente el dolor y la inflamación y promover la curación. Sin embargo, no sustituyen la consulta con un médico en caso de lesiones o enfermedades graves.

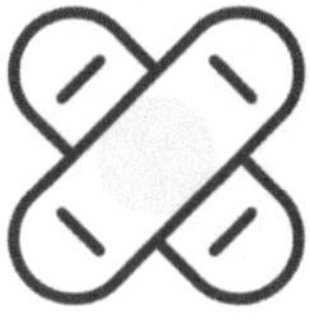

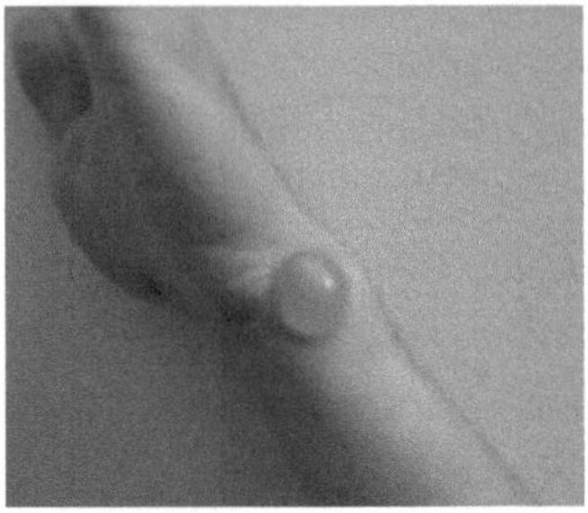

Picadura de insecto [i27]

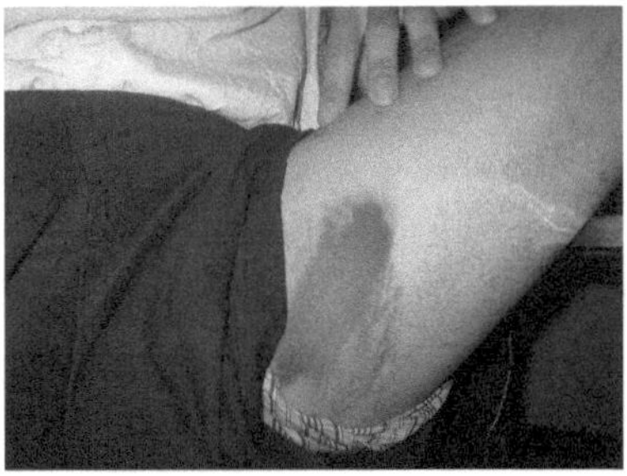

tensión muscular [i28]

Compresas de ácido acético

Las compresas de ácido acético son un método tradicional para reducir la fiebre. La evaporación del vinagre enfría la piel y puede reducir la temperatura corporal.

Dolores articulares

Los dolores articulares pueden surgir por inflamaciones, lesiones o desgaste. En una situación de supervivencia, los dolores articulares pueden afectar gravemente la movilidad y la capacidad para realizar tareas.

Picadura de insecto

Las picaduras de insectos pueden ser problemáticas en una situación de supervivencia, ya que pueden causar dolor, hinchazón, picazón o incluso reacciones alérgicas, dependiendo del insecto. El tratamiento adecuado es importante para evitar infecciones y complicaciones adicionales.

Tensión muscular

Las tensiones musculares son contracciones dolorosas de los músculos que pueden surgir por sobreesfuerzo, lesiones o frío. En una situación de supervivencia, las tensiones musculares pueden limitar la libertad de movimiento y dificultar la realización de tareas importantes.

Uso de vendas en primeros auxilios en zonas rurales

Distribución de los tipos de vendas por caso de uso.

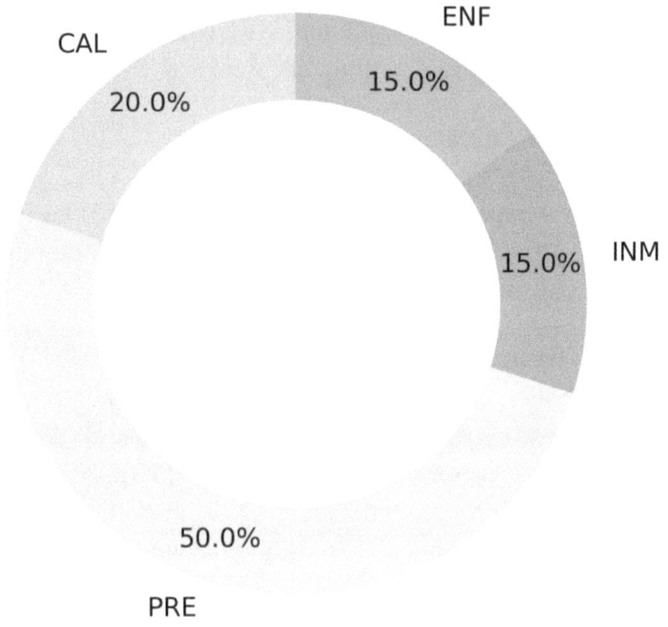

CAL: Vendas de enfriamiento (Golpe de calor)

ENF: Vendas de enfriamiento (Insolación)

INM: Vendas de inmovilización (Fracturas/Esguinces)

PRE: Vendas de presión (Control de hemorragias)

Los datos sugieren que las vendas de presión son el tipo más comúnmente utilizado en escenarios de primeros auxilios en zonas rurales, probablemente debido a su versatilidad en el manejo de hemorragias y lesiones. Si bien las vendas de calentamiento y enfriamiento desempeñan un papel vital, se necesitan con menos frecuencia, lo que refleja la priorización de la atención inmediata de traumatismos en entornos de supervivencia. Las vendas de inmovilización, aunque cruciales para fracturas y esguinces, representan una porción menor, lo que podría indicar la menor incidencia de estas lesiones en comparación con las hemorragias o las amenazas ambientales.

Tierra curativa y aplicaciones de barro

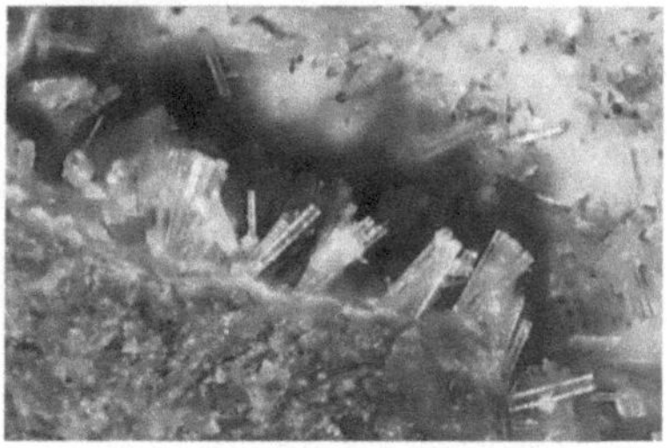

Montmorillonita [i29]

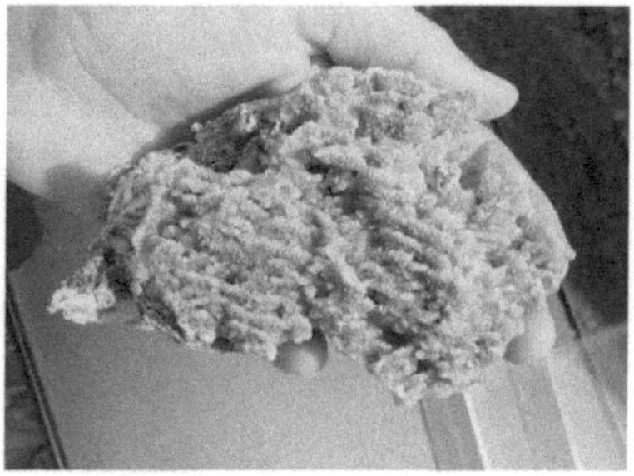

Paligorskita [i30]

La tierra curativa y el barro tienen múltiples aplicaciones en la medicina natural, especialmente en el tratamiento de problemas de piel y heridas. Su efecto se basa en varios factores, incluyendo la absorción de líquidos y toxinas, la liberación de minerales y oligoelementos, así como, dependiendo de la composición mineral, propiedades antibacterianas. [s26] Los minerales de arcilla como el montmorillonita y el halloysita son biocompatibles y no tóxicos, lo que los hace adecuados para aplicaciones médicas. [s27] Pueden apoyar la cicatrización de heridas al crear un ambiente húmedo y al mismo tiempo absorber exudados y bacterias. [s27] Las propiedades físico-químicas de las arcillas, como la liberación de iones metálicos dependiente del pH, contribuyen al efecto antibacteriano y ofrecen una estrategia potencial en la lucha contra gérmenes multirresistentes. [s26] El barro puede aplicarse directamente sobre la zona afectada de la piel. En caso de heridas más grandes o quemaduras, se deben cubrir compresas estériles con una delgada capa de barro y colocarlas sobre la herida. Un vendaje fija la compresa y protege la herida de influencias externas. La aplicación puede repetirse varias veces al día según sea necesario. Además del tratamiento directo de heridas, la tierra curativa y el barro son adecuados para compresas y envolturas en caso de inflamaciones, picaduras de insectos o contusiones. Al combinarse con polímeros, se pueden mejorar las propiedades mecánicas y térmicas del barro y promover la adhesión y proliferación celular en la regeneración de tejidos. [s27] El papel de los minerales de arcilla como el montmorillonita como portadores de principios activos, para mejorar la biodisponibilidad de los medicamentos, es otro aspecto prometedor de la investigación. [s27] Lo mismo se aplica al halloysita, cuya estructura única lo hace predestinado para la liberación dirigida de principios activos. [s27] También los fibrotónes como el sepiolita y los paligorskitas encuentran aplicación en la administración de medicamentos, gracias a su alta superficie y capacidad de intercambio iónico. [s27] Sin embargo, es importante tener en cuenta que la efectividad de la tierra curativa y el barro depende de la pureza y la composición específica del material. En caso de duda, se debe consultar a un médico o farmacéutico.

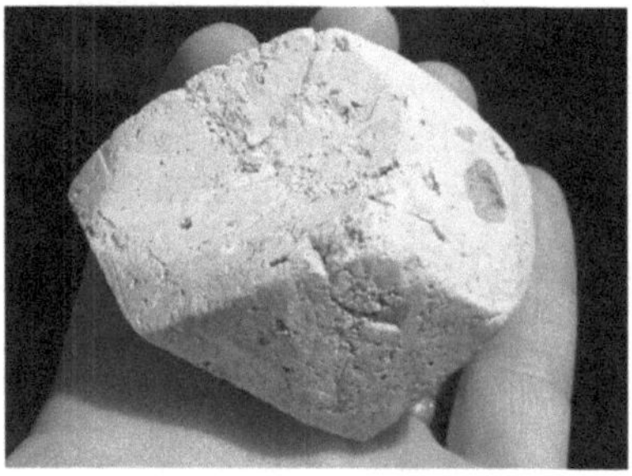

Sepiolita [i31]

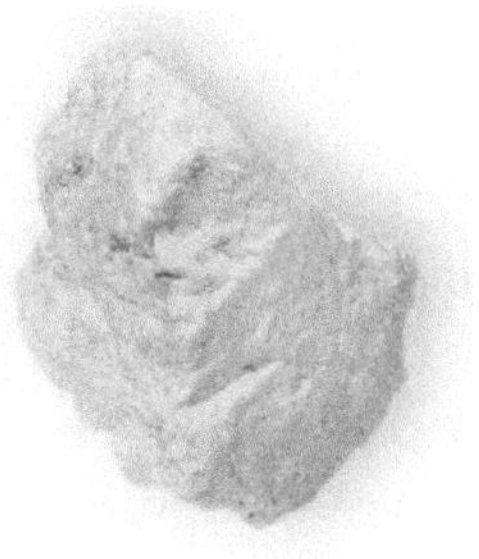

Halloisita [i32]

Bueno saber

Absorción

En la medicina de emergencia, la absorción puede ser relevante en relación con la ingestión de toxinas. Comprender las vías de absorción (por ejemplo, piel, pulmón, tracto gastrointestinal) ayuda a evaluar el peligro y elegir las contramedidas adecuadas.

Capacidad de intercambio iónico

La capacidad de intercambio iónico describe la habilidad de un material para intercambiar iones. En la medicina de supervivencia, esta propiedad de los minerales de arcilla puede utilizarse para unir toxinas o proporcionar minerales.

Oligoelemento

Los oligoelementos juegan un papel importante en diversas funciones corporales. En una situación de supervivencia, la falta de ciertos oligoelementos puede llevar a problemas de salud.

Propiedades físico-químicas

Las propiedades físico-químicas de las sustancias, como la solubilidad o el pH, influyen en su efecto en el cuerpo. En la medicina de supervivencia, comprender estas propiedades es importante para utilizar remedios naturales de manera efectiva.

Progresión de la Curación con Cataplasma de Arcilla

Ilustra la reducción de la inflamación y el dolor a lo largo del tiempo utilizando una cataplasma de arcilla.

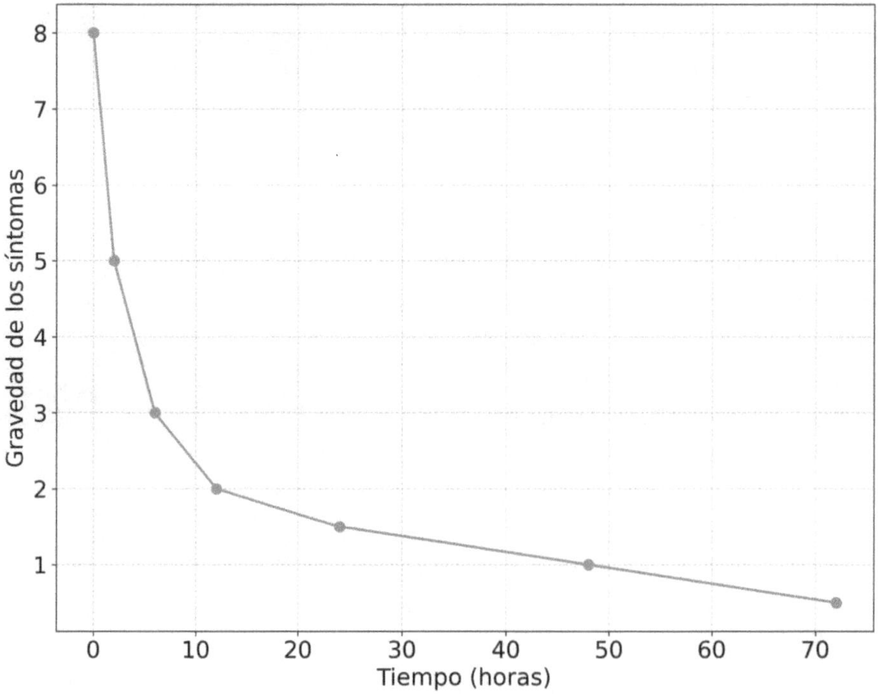

El gráfico muestra una rápida disminución del dolor y la inflamación en las primeras horas después de aplicar la cataplasma de arcilla. Si bien la mejora continúa durante los días siguientes, la velocidad de cambio disminuye, lo que sugiere que la mayor parte de la curación se produce en el período inicial. Estos datos respaldan la eficacia de las cataplasmas de arcilla para tratar la inflamación y el dolor localizados en un contexto de supervivencia o emergencia médica.

Infusiones de plantas

Las infusiones de plantas, también conocidas como tés de hierbas, ofrecen en la naturaleza y en situaciones de emergencia una forma de aliviar molestias y asegurar la hidratación. Al infusionar diferentes partes de las plantas – hojas, flores, raíces o corteza – se pueden extraer los principios activos contenidos en ellas y utilizarlos con fines medicinales. Sin embargo, la selección de las plantas requiere conocimientos precisos, ya que algunas especies pueden ser tóxicas. Un método seguro es limitarse a plantas comestibles conocidas, cuyas infusiones también se consumen en la vida cotidiana, como las hojas de mora, las hojas de frambuesa o las flores de tilo. Estas tienen un efecto calmante y pueden ayudar con los síntomas de resfriado. Además de aliviar molestias específicas, una infusión caliente también contribuye a la hidratación general y puede ayudar al cuerpo a eliminar electrolitos – lo cual puede ser importante en casos de diarrea. La preparación de una infusión es sencilla: se vierten las partes de la planta con agua caliente, no hirviendo, y se deja reposar entre cinco y diez minutos, dependiendo de la planta. El tiempo de infusión influye en la concentración de los principios activos y en el sabor. Al utilizar plantas desconocidas, se debe tener extrema precaución. Una pequeña prueba de contacto en la

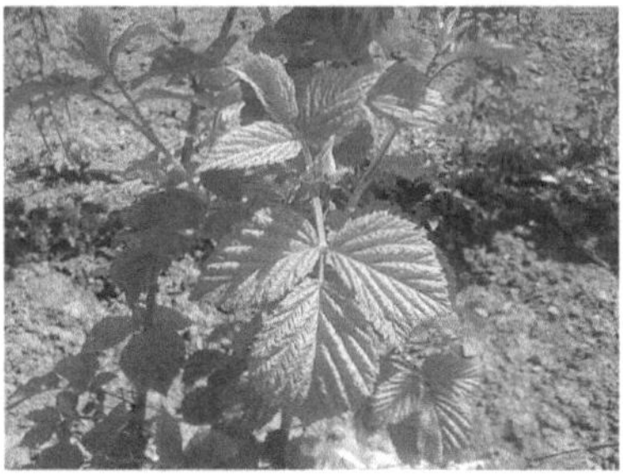

Hojas de frambuesa [i33]

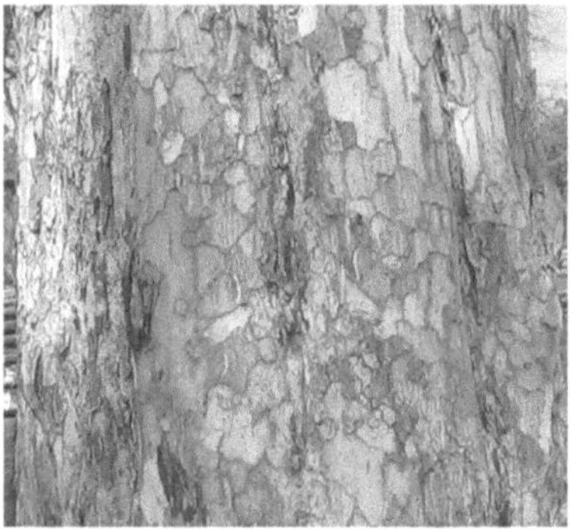

corteza [i34]

piel con la infusión puede ayudar a detectar reacciones alérgicas, pero no sustituye un conocimiento exhaustivo de las plantas.

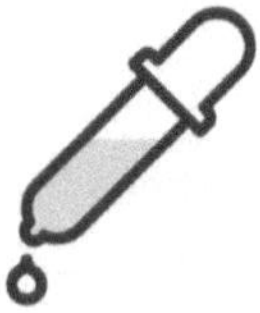

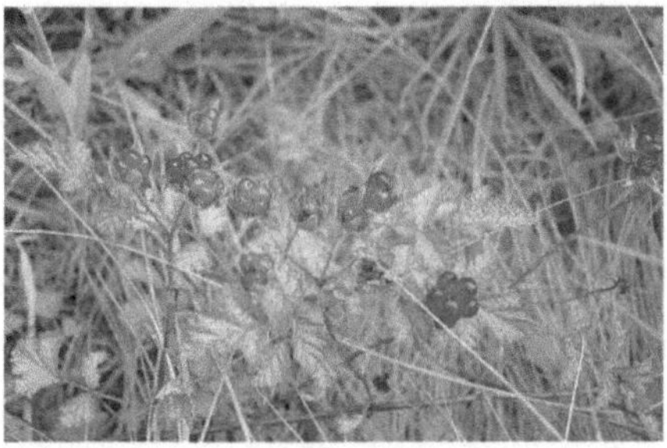

Hojas de zarzamora [i35]

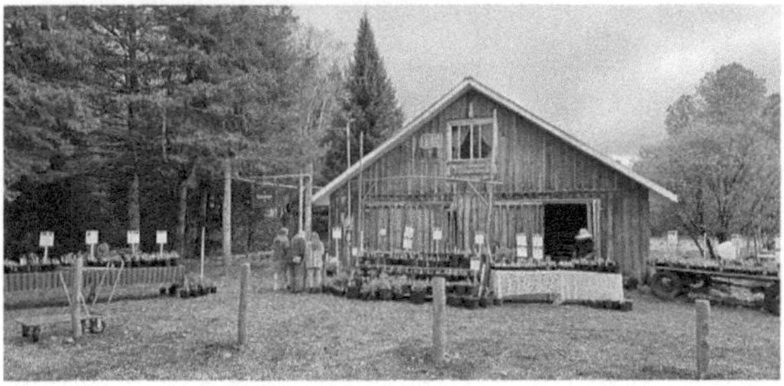

raíz [i36]

Bueno saber

Infusión

Una infusión se obtiene al verter agua caliente sobre partes de plantas trituradas. Este método de extracción es especialmente suave y es adecuado para hojas y flores. En el tratamiento de heridas, las infusiones pueden utilizarse para limpiar y desinfectar. Algunas infusiones de plantas también pueden aplicarse internamente para aliviar el dolor o estabilizar la circulación.

Electrolito

Los electrolitos son minerales en el cuerpo que son importantes para diversas funciones corporales, incluida la regulación del equilibrio de líquidos y la función nerviosa. Un desequilibrio, por ejemplo, debido a deshidratación o diarrea, puede tener graves consecuencias para la salud. En una situación de supervivencia, la pérdida de electrolitos puede ocurrir por sudoración intensa o enfermedades. Las infusiones de plantas pueden ayudar a reponer electrolitos.

Eficacia de la infusión de hierbas

Eficacia y duración de las infusiones de hierbas comunes para diversas dolencias.

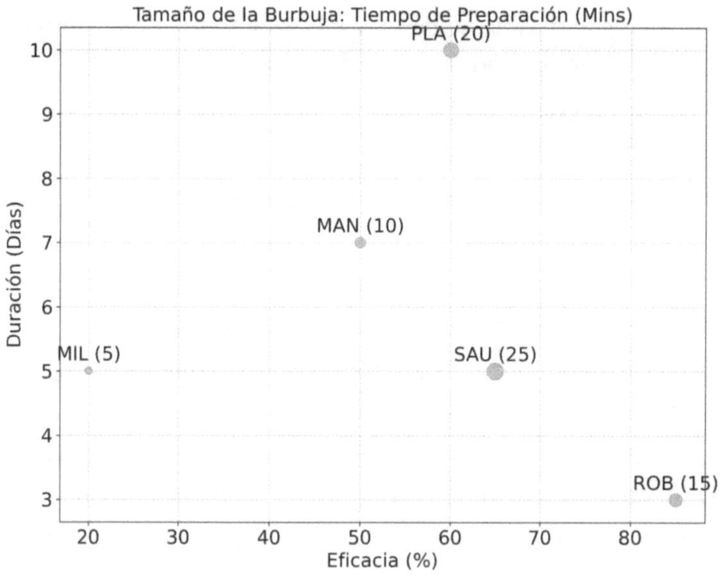

Blasengröße: Tiempo de preparación (Mins)

MAN: Manzanilla (Calmante)

MIL: Milenrama (Alivio del dolor)

PLA: Plátano (Antiinflamatorio)

ROB: Corteza de Roble (Antiséptico)

SAU: Sauce (Reductor de fiebre)

El gráfico revela un espectro de eficacia y duración de aplicación requerida para diferentes infusiones de hierbas. La infusión 'ROB' destaca por su alta eficacia a pesar del menor tiempo de aplicación, lo que sugiere propiedades potentes. 'MAN' muestra una eficacia moderada pero requiere un uso prolongado. 'MIL' demuestra baja eficacia independientemente de la duración, lo que indica limitaciones potenciales. Finalmente, 'PLA' y 'SAU' comparten una eficacia similar, aunque 'PLA' requiere una aplicación considerablemente más larga, lo que sugiere un remedio de acción más lenta.

Consejos concretos

- Aplica carbón triturado en una picadura de insecto para absorber toxinas.
- Exprime el jugo de hojas de ortiga machacadas y aplícalo delgado sobre pequeñas quemaduras.
- Coloca un cataplasma de hojas y tallos de milenrama triturados sobre raspaduras para promover la coagulación de la sangre.
- Prepara un té con hojas de llantén y haz gárgaras para aliviar el dolor de garganta.
- Elabora una compresa refrescante con hojas de acedera y colócala sobre las articulaciones hinchadas.
- Utiliza corteza de sauce triturada como ingrediente para un cataplasma analgésico en caso de dolor de espalda.
- Bebe diariamente un té de escaramujos y bayas de saúco para fortalecer tu sistema inmunológico.
- Aplica un cataplasma de raíces de diente de león machacadas sobre áreas de piel inflamada.
- Inhala el aroma de hojas de melisa trituradas para aliviar dolores de cabeza.
- Mezcla hojas de mora trituradas con miel y utiliza la pasta en labios agrietados.
- Coloca un cataplasma de margaritas trituradas sobre los ojos cansados.
- Bebe té de manzanilla con un poco de miel para calmarte en caso de malestar estomacal.

2. 3 Remedios Improvisados

En situaciones de supervivencia, el acceso a atención médica puede estar muy limitado. Los remedios improvisados a partir de recursos naturales ofrecen una posible solución para aliviar molestias y proporcionar atención inicial a las lesiones. Sin embargo, la elaboración y aplicación de tales remedios presenta desafíos: la selección de plantas adecuadas, la correcta preparación y dosificación, así como el conocimiento sobre posibles riesgos, son fundamentales para el éxito y la seguridad. Descubra en este capítulo cómo puede elaborar y aplicar tinturas, ungüentos, pastas y extractos de plantas con medios sencillos.

> *La elección del disolvente y el método de extracción adecuados (tintura, macerado, infusión, decocción) es crucial, ya que diferentes métodos extraen distintos principios activos de la planta y, por lo tanto, influyen en la eficacia del remedio.*

Elaboración de tinturas

Las tinturas son extractos herbales concentrados que se obtienen al sumergir material vegetal en alcohol. El alcohol actúa como disolvente, extrayendo los principios activos de la planta y conservando la tintura. [s28] La concentración de alcohol es crucial y debe estar idealmente entre el 45% y el 90%, siendo comúnmente utilizados entre el 60% y el 70%. Un contenido de alcohol más alto extrae de manera más efectiva componentes resinosos y oleosos, mientras que un contenido más bajo es más adecuado para componentes solubles en agua. La elección del alcohol también influye en la durabilidad y la extracción de sustancias específicas de las plantas. Por ejemplo, el vodka o el grano son buenos para la extracción, mientras que el brandy o el ron son más adecuados para aplicaciones específicas debido a sus propios sabores y características.

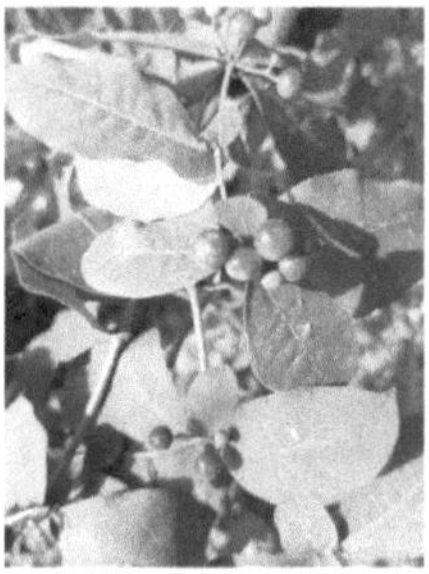

Planta [i37]

Para la elaboración de una tintura, el material vegetal fresco o seco se tritura groseramente y se coloca en un recipiente de vidrio limpio. Luego, se llena el recipiente con el alcohol elegido hasta que el material vegetal esté completamente cubierto. Es importante que haya suficiente alcohol para extraer efectivamente los principios activos y prevenir el crecimiento de moho. El recipiente se cierra herméticamente y se almacena en un lugar fresco y oscuro. [s28] La duración de la maceración varía según el material vegetal y generalmente oscila entre dos y seis semanas. Durante este tiempo, el recipiente debe agitarse regularmente para fomentar la extracción. Después de la maceración, la tintura se cuela a través de un colador fino o una gasa para eliminar el material vegetal. La tintura terminada se embotella en botellas oscuras y también se almacena en un lugar fresco y oscuro. Es esencial etiquetar correctamente con el nombre de la planta, el contenido de alcohol y la fecha de elaboración. La dosificación de las tinturas depende de varios factores, como la planta utilizada, la concentración de la tintura y el estado de salud individual. Se recomienda comenzar con una dosis baja y aumentarla gradualmente hasta que se logre el efecto deseado. Las tinturas se pueden tomar directamente o diluirse en agua o jugo. Al igual que con todos los remedios herbales, es importante informarse sobre posibles interacciones con otros medicamentos antes de su uso y consultar a un médico o farmacéutico en caso de dudas. La elaboración y aplicación de tinturas requiere cuidado y precisión para garantizar la eficacia y seguridad. Un enfoque cuidadoso en la selección de las plantas, la concentración de alcohol y la dosificación es crucial para el éxito de la aplicación. Las tinturas ofrecen una forma práctica y efectiva de aprovechar el poder curativo de las plantas.

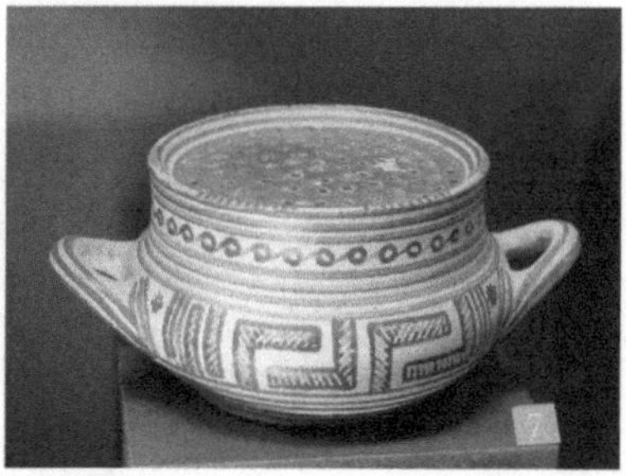

colador [i38]

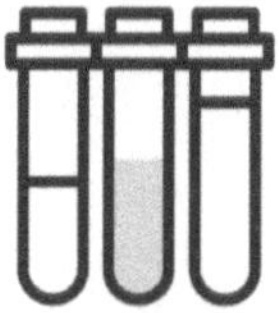

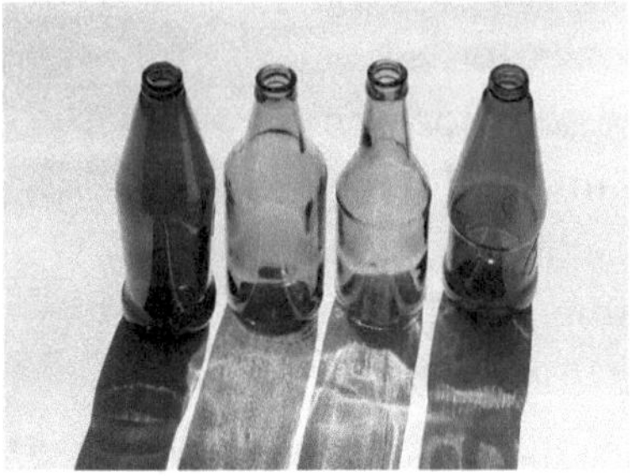

Botella de vidrio [i39]

Bueno saber

Alcohol

El alcohol de alta graduación no solo se utiliza en la medicina de supervivencia para desinfección, sino también como disolvente para la elaboración de tinturas. La elección del alcohol (por ejemplo, vodka, ron) influye en la extracción y durabilidad.

Tintura

Una tintura puede elaborarse a partir de diversas plantas y alcohol para ser utilizada en situaciones de emergencia como desinfectante, analgésico o para tratar otras dolencias. La aplicación exacta depende de las plantas utilizadas.

Maceración

La inmersión de partes de plantas trituradas en líquido para extraer los principios activos. En la medicina de supervivencia, esto puede hacerse con alcohol u aceite para elaborar tinturas o ungüentos.

Estimaciones de la Vida Útil de las Tinturas

Vida útil estimada de varias tinturas en condiciones de almacenamiento adecuadas.

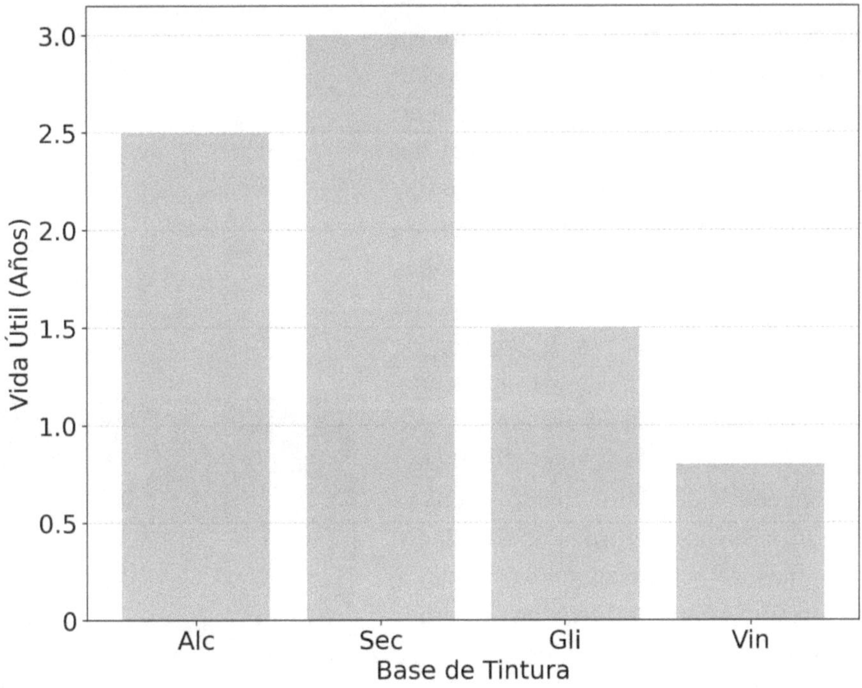

Alc: Alcohol (80 grados)

Sec: Hierbas Secas (almacenamiento óptimo)

Gli: Glicerina

Vin: Vinagre de Sidra de Manzana

Las tinturas a base de alcohol generalmente exhiben la vida útil más larga, superior a 2 años. Las tinturas a base de glicerina ofrecen una vida útil más corta, alrededor de 1 a 2 años, mientras que las tinturas a base de vinagre son las menos estables y suelen durar entre 6 y 12 meses. Las hierbas secas, utilizadas para crear estas tinturas, tienen la vida útil potencial más larga cuando se almacenan correctamente.

Ungüentos y pastas

Los ungüentos y pastas representan aplicaciones tópicas importantes en la medicina improvisada. Se diferencian en su consistencia: los ungüentos son más grasos y más fáciles de aplicar, mientras que las pastas tienen un mayor contenido de sólidos, lo que las hace más espesas y menos fáciles de aplicar. Estas diferentes propiedades influyen tanto en los campos de aplicación como en la liberación de principios activos. Así, los ungüentos son adecuados para el tratamiento de la piel seca y para una liberación prolongada de principios activos debido a su base grasa. Por otro lado, las pastas ofrecen una mejor protección contra influencias externas gracias a su mayor contenido de sólidos y pueden ser utilizadas, por ejemplo, en heridas superficiales o picaduras de insectos [s29]. Por lo tanto, la elección entre ungüento y pasta depende de la situación específica y del efecto deseado. Para la fabricación de ungüentos y pastas en una situación de emergencia, se pueden utilizar diferentes vehículos. Como base grasa para ungüentos, se pueden utilizar aceites vegetales, grasas o cera de abejas. Para las pastas, se pueden mezclar sustancias en polvo como arcilla, carbón vegetal o tiza con agua o aceite. La adición de plantas medicinales en polvo puede aumentar la efectividad de los ungüentos y pastas. Por

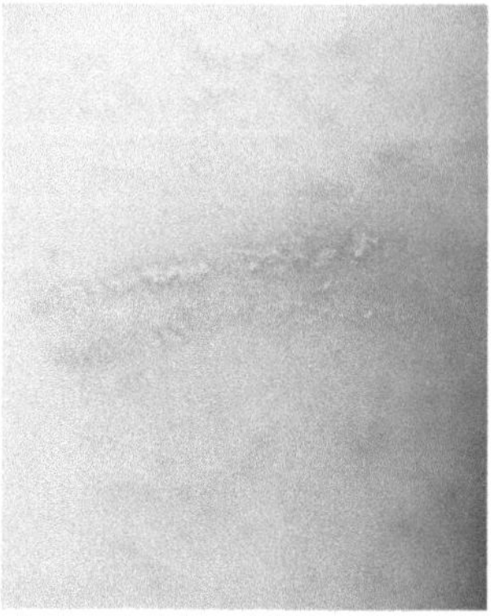

Dermatitis de contacto [i40]

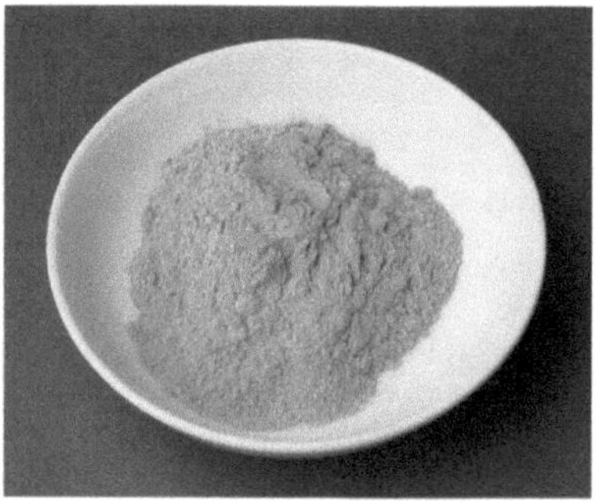

Arcilla [i41]

ejemplo, una pasta de arcilla y agua, enriquecida con carbón en polvo, puede ser utilizada para la limpieza y desinfección de heridas [s30]. Es importante prestar atención a la aplicación estéril. La acción antibacteriana de algunos antibióticos tópicos puede reducir el riesgo de infecciones en heridas después de intervenciones quirúrgicas en comparación con no recibir tratamiento o el uso de antisépticos [s31]. Sin embargo, el uso de antibióticos tópicos también conlleva el riesgo de dermatitis de contacto alérgicas, aunque la evidencia al respecto aún es insuficiente [s31]. Además, la efectividad de los antibióticos tópicos para la cicatrización de heridas no está clara y requiere más investigación [s31]. Por lo tanto, la decisión de usar antibióticos tópicos debe considerar los posibles efectos secundarios, como reacciones alérgicas. El uso de antisépticos, en comparación con soluciones de yodo [s29], para la desinfección de la piel antes de intervenciones invasivas está establecido y muestra una alta efectividad contra microorganismos resistentes [s29]. Así, la elección del medio tópico adecuado depende del tipo de lesión, el riesgo de infección y las circunstancias individuales. En la aplicación de ungüentos y pastas, la higiene es crucial para evitar infecciones adicionales. Las manos y las áreas de piel afectadas deben limpiarse a fondo antes de la aplicación. El ungüento o la pasta deben aplicarse de manera delgada y uniforme. En caso de heridas profundas o quemaduras, la ayuda médica profesional es esencial. Los métodos descritos aquí para la fabricación y aplicación de ungüentos y pastas son solo para primeros auxilios en situaciones de emergencia y no sustituyen el tratamiento médico.

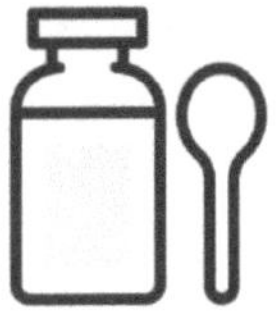

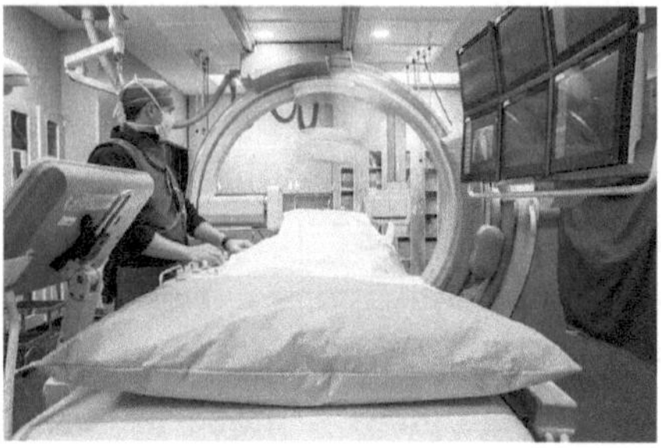

Procedimientos invasivos [i42]

Bueno saber

Aplicación estéril

Aplicación de remedios en condiciones lo más libres de gérmenes posible, para minimizar el riesgo de infecciones. En una situación de supervivencia, la esterilidad es difícil de alcanzar, pero mediante una cuidadosa limpieza de las manos, la herida y los materiales utilizados, se puede reducir el riesgo de infección.

Dermatitis de contacto

Inflamación de la piel provocada por contacto directo con una sustancia. En remedios improvisados, pueden ocurrir dermatitis de contacto si la piel reacciona de manera sensible a ciertas plantas u otros materiales.

Intervenciones invasivas

Intervenciones médicas que requieren la penetración en el cuerpo, como suturar una herida. En una situación de supervivencia, las intervenciones invasivas deben realizarse solo en caso de emergencia absoluta y con la mayor higiene posible.

Liberación de principios activos

Describe la velocidad y la forma en que un principio activo se libera de un remedio y es absorbido por el cuerpo. En remedios improvisados, la liberación de principios activos a menudo es difícil de controlar y depende de factores como la base del vehículo y el tipo de aplicación.

Ingredientes comunes en ungüentos y cataplasmas improvisados

Proporciones típicas de ingredientes para tratamientos tópicos improvisados.

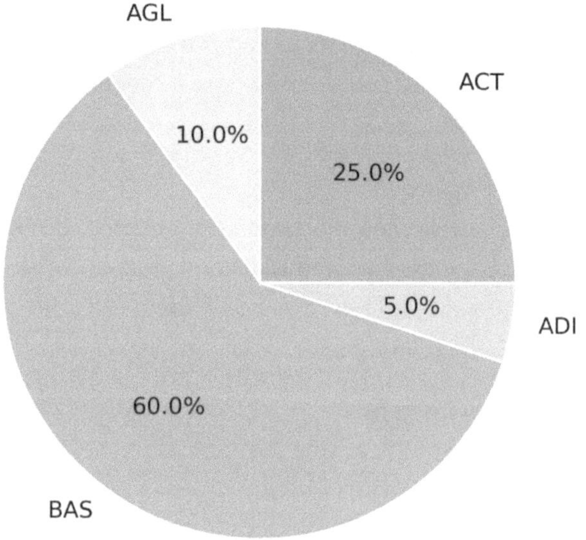

ACT: Ingrediente activo (p. ej., plátano, milenrama)

AGL: Aglutinante (p. ej., cera de abejas, resina de pino)

ADI: Adiciones opcionales (p. ej., miel, carbón vegetal)

BAS: Base (p. ej., arcilla, grasa)

La porción más grande representa el ingrediente base, crucial para transportar los componentes activos y proporcionar una textura suave. La porción de ingrediente activo destaca la importancia de las plantas medicinales u otras sustancias con propiedades curativas. Una porción más pequeña se dedica a los agentes aglutinantes, lo que demuestra su función para mantener la mezcla unida y ayudar a la aplicación. Finalmente, la sección más pequeña significa adiciones opcionales como miel o carbón, que pueden proporcionar beneficios adicionales según la dolencia específica.

Extractos de plantas medicinales

Los extractos de plantas medicinales se pueden obtener, además de tinturas, en forma de mazerados, infusiones y decocciones. Los mazerados se producen al sumergir material vegetal en agua fría o aceite durante un período prolongado. Este proceso es especialmente adecuado para ingredientes sensibles a la temperatura. Las infusiones se elaboran vertiendo agua hirviendo sobre material vegetal triturado y son ideales para la extracción de aceites volátiles y componentes solubles en agua. Al igual que las infusiones, las decocciones se obtienen hirviendo el material vegetal en agua, lo que permite que partes más duras de la planta liberen sus principios activos. Es importante tener en cuenta que el método de preparación influye en el tipo y cantidad de principios activos extraídos, determinando así la eficacia del extracto. Por ejemplo, un mazerado de flores de caléndula en aceite extrae los colorantes y vitaminas solubles en grasa, mientras que una infusión de flores de manzanilla libera los aceites esenciales calmantes [s32]. La aplicación de extractos de plantas medicinales en la medicina improvisada requiere, además de la correcta preparación, un conocimiento sólido sobre la planta en cuestión, sus efectos y posibles riesgos. Mientras que algunas plantas han demostrado eficacia en el alivio de dolencias, otras

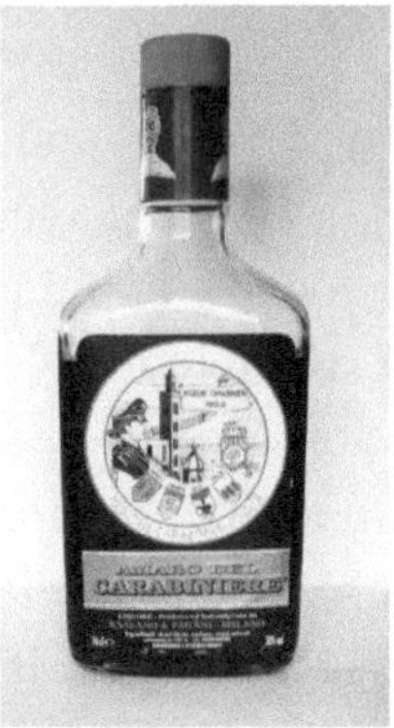

Infusión [i43]

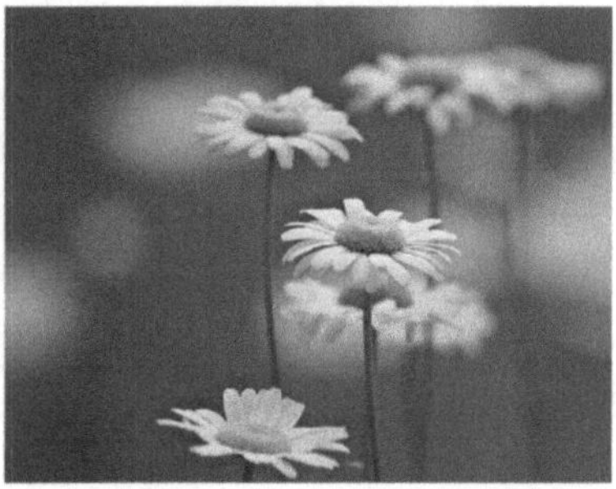

Flores de manzanilla [i44]

pueden provocar interacciones peligrosas en combinación con ciertos medicamentos [s33]. La investigación sobre los complejos mecanismos de acción de los extractos de plantas aún no ha concluido y se necesitan más estudios para ampliar la base científica para su aplicación [s32]. Especialmente en situaciones de emergencia, cuando el acceso a medicamentos convencionales es limitado, las plantas medicinales tradicionales pueden ser un complemento valioso, siempre que su uso se realice con precaución y considerando los posibles riesgos. Los extractos de una planta podrían, comparados con los resultados de un estudio [s34], tener efectos potencialmente positivos en el sistema inmunológico, aunque los efectos a largo plazo y las interacciones con otras sustancias aún no se han investigado completamente.

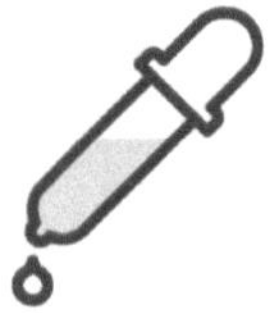

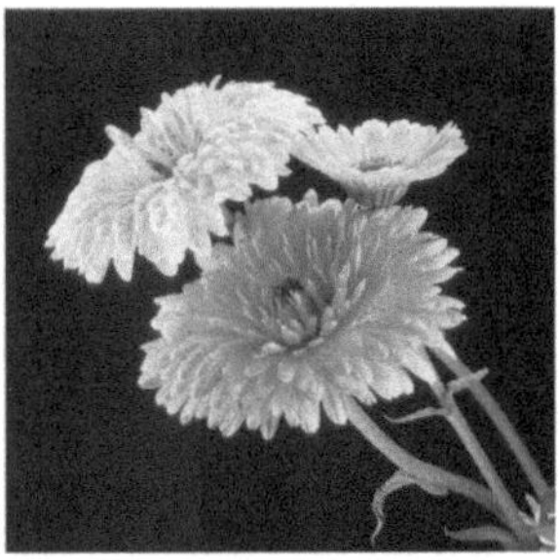

Flores de caléndula [i45]

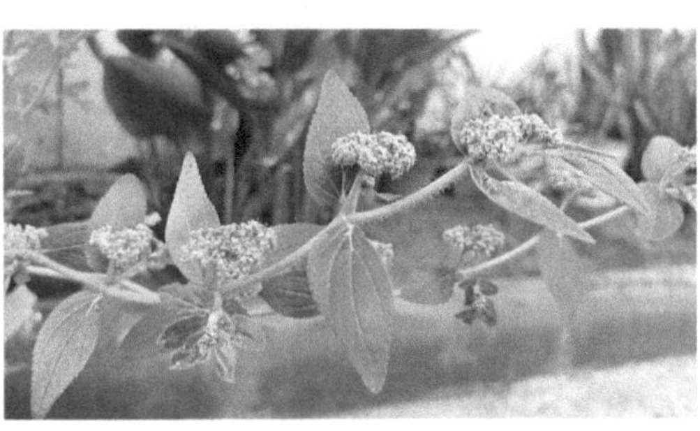

Decocción [i46]

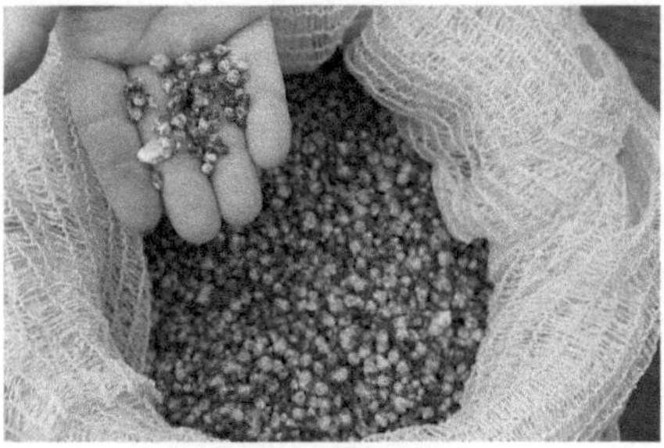

Macerado [i47]

Bueno saber

Decocción

Una decocción se produce hirviendo partes de plantas en agua durante un período prolongado. Este método es adecuado para partes más duras de las plantas, como raíces o cortezas. En escenarios de supervivencia, las decocciones pueden utilizarse para desinfectar heridas o tratar inflamaciones.

Extractos

Los extractos son preparaciones concentradas de material vegetal. Pueden obtenerse mediante diversos procedimientos como mazeración, infusión, decocción o tintura. Los extractos pueden desempeñar un papel importante en situaciones de supervivencia, ya que contienen una mayor concentración de principios activos que las simples infusiones o decocciones.

Mazerado

Un mazerado se elabora sumergiendo partes de plantas en agua fría o aceite para extraer los principios activos. Este método es especialmente adecuado para sustancias vegetales sensibles que podrían ser destruidas por el calor. En una situación de supervivencia, un mazerado puede utilizarse para tratar heridas o aliviar el dolor cuando no hay medicamentos convencionales disponibles.

Eficacia de la Extracción de Hierbas

Comparación de métodos de extracción de hierbas.

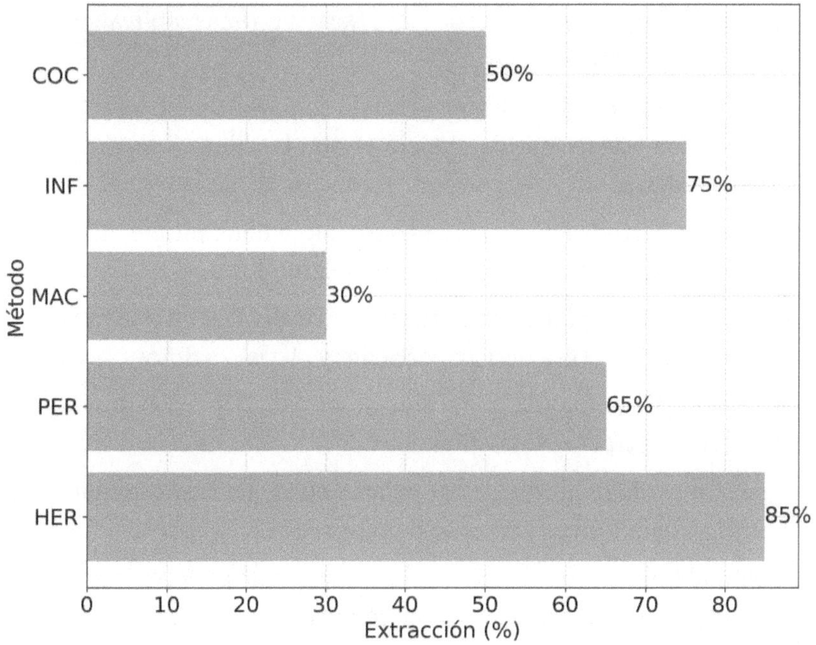

COC: Cocción

INF: Infusión

PER: Percolación

HER: Solar

MAC: Maceración

El gráfico revela una eficacia variable entre los métodos de extracción. La cocción parece ser la más eficiente, mientras que la maceración produce la menor extracción. Esto sugiere que el calor juega un papel importante en la extracción, mientras que la fuerza mecánica por sí sola es menos efectiva. Los otros métodos se encuentran en un punto intermedio, lo que indica una posible interacción de factores como la penetración del disolvente y el calor.

Consejos concretos

- Desinfecte una aguja con ceniza caliente y úsela para extraer una astilla bajo la piel.
- Machaque carbón y mézclelo con saliva para hacer una pasta que se aplique como analgésico improvisado en un diente con dolor.
- Utilice el jugo de ajo silvestre para tratar verrugas, aplicándolo varias veces al día directamente.
- Haga una especie de bolsa de vendaje con grandes hojas y hierbas suaves para transportar de manera segura las hierbas medicinales recolectadas.
- Busque musgo de esfagno: es absorbente y tiene propiedades antisépticas, ideal como apósito en la naturaleza.
- Caliente piedras planas en el fuego y envuélvalas en tela para improvisar una bolsa de agua caliente y aliviar el dolor.
- Utilice el polvo fino de hongos de árbol para detener hemorragias, ya que tiene un efecto hemostático.
- Use el jugo de la hierba de los pájaros como un sustituto natural de las gotas para los ojos en caso de ojos secos e irritados.
- Coloque hojas trituradas de la planta de diente de león sobre picaduras de insectos para aliviar la picazón y reducir la hinchazón.
- Mastique la raíz de la hierba de escaramujo para obtener un efecto antibacteriano en caso de inflamación de las encías.
- Beba té de virutas de corteza de sauce en caso de fiebre: el ácido salicílico que contiene tiene un efecto antipirético.

Revisión - 2. Medicina Silvestre y Naturopatía

La medicina silvestre y la naturopatía ofrecen valiosas oportunidades para la autogestión en situaciones de emergencia, pero en ningún caso sustituyen un tratamiento médico profesional. El manejo responsable de estos métodos requiere un conocimiento sólido y una preparación cuidadosa. Por lo tanto, comience a familiarizarse con las plantas medicinales locales y su aplicación lo antes posible. Asista a talleres, lea literatura especializada y practique la preparación de tinturas, ungüentos y compresas. Siempre preste atención a la identificación segura de las plantas para evitar confusiones con especies tóxicas. Documente sus experiencias y cree un botiquín de emergencia personal con remedios probados.

La aplicación de plantas medicinales en la práctica requiere un enfoque diferenciado. Considere el tipo de lesión o enfermedad, los recursos disponibles y sus conocimientos individuales. Por ejemplo, en caso de una quemadura leve, una pasta refrescante de aloe vera puede proporcionar alivio, mientras que en una herida profunda, la atención estéril de la herida y el rápido transporte a un médico son prioritarios. También puede ser útil la combinación de diferentes métodos. Así, una compresa de consuelda puede apoyar la curación de un esguince, mientras se toma una tintura de árnica para reducir el dolor y la hinchazón. No experimente con plantas o aplicaciones desconocidas, especialmente en una situación de estrés. Adhiera a sus recetas y dosificaciones probadas.

Particularmente en escenarios de supervivencia, donde el acceso a atención médica es limitado, los remedios naturales adquieren importancia. Aquí, un amplio conocimiento sobre las posibilidades de aplicación de las plantas medicinales puede marcar la diferencia decisiva. Una infusión de milenrama, por ejemplo, puede utilizarse para desinfectar heridas, mientras que el té de corteza de sauce puede ayudar con fiebre y dolores. La arcilla y la tierra curativa son adecuadas para tratar problemas de piel y picaduras de insectos. Recuerde que la efectividad de los remedios naturales depende de varios factores, como la calidad de las plantas, el método de preparación y el estado de salud individual. Por lo tanto, una documentación cuidadosa y la constante ampliación de sus conocimientos son esenciales.

El estudio de la medicina silvestre y la naturopatía es un proceso de aprendizaje continuo. Sea consciente de las limitaciones de estos métodos y no dude en buscar ayuda profesional si es necesario. Sin embargo, con la preparación adecuada y una evaluación realista de sus habilidades, puede beneficiarse del conocimiento sobre el poder curativo de la naturaleza y mejorar su autogestión en situaciones de emergencia. Amplíe constantemente su conocimiento y habilidades prácticas: es una inversión en su salud y seguridad.

3. Medicina de Supervivencia en Situaciones Extremas

¿Qué hacer cuando la ayuda médica no está disponible y el cuerpo alcanza sus límites? En situaciones que amenazan la vida, a menudo son los minutos los que deciden entre la vida y la muerte, ya sea en un frío helador, un calor abrasador o tras el contacto con sustancias peligrosas. Este capítulo proporciona conocimientos esenciales para situaciones extremas en las que la ayuda profesional no está disponible. Las técnicas y métodos presentados se basan en décadas de experiencia de médicos de la naturaleza y rescatistas. Su conocimiento podría ser el factor decisivo que salve vidas en momentos críticos.

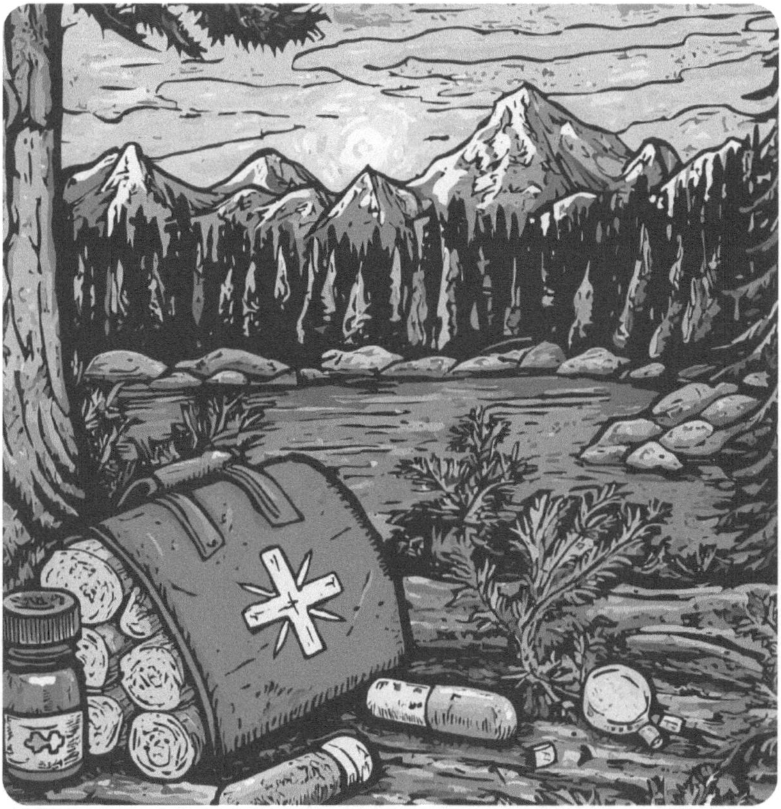

3. 1 Hipotermia y Congelación

La hipotermia y las congelaciones representan una grave amenaza para la vida en situaciones extremas. La pérdida de calor corporal conduce a disfunciones de órganos vitales y puede resultar fatal si no se trata. Incluso las congelaciones aparentemente inofensivas pueden causar daños permanentes y afectar la capacidad de supervivencia. Este capítulo le proporciona el conocimiento necesario para reconocer, evitar y reaccionar adecuadamente ante estos peligros en caso de emergencia. Siga leyendo y prepárese para sobrevivir en condiciones heladas.

En caso de congelaciones, el recalentamiento lento y controlado es crucial para minimizar el daño tisular.

Conservación del calor

La conservación del calor es vital para prevenir la hipotermia, que se caracteriza por una disminución de la temperatura central del cuerpo por debajo de 35°C [s35]. El cuerpo regula su temperatura a través de mecanismos complejos que controlan la producción y pérdida de calor [s36]. La ropa actúa como una capa de aislamiento que reduce la pérdida de calor al entorno. Varias capas delgadas aíslan de manera más efectiva que una capa gruesa, ya que el aire entre las capas proporciona aislamiento adicional. Así, una combinación de ropa interior funcional, chaqueta de forro polar y chaqueta exterior impermeable puede ser más efectiva que un grueso suéter de lana. En condiciones de humedad, la ropa pierde drásticamente su capacidad de aislamiento, por lo que es importante optar por ropa seca o cambiar la ropa mojada lo más rápido posible. La actividad física aumenta la producción de calor, pero debe hacerse con moderación para evitar el sudor excesivo y, por ende, la pérdida de calor por evaporación [s36]. El viento intensifica la pérdida de calor a través de convección y frío por evaporación. Un refugio contra el viento, ya sea una barrera natural como un saliente rocoso o una protección artificial como una tienda, minimiza este efecto. El

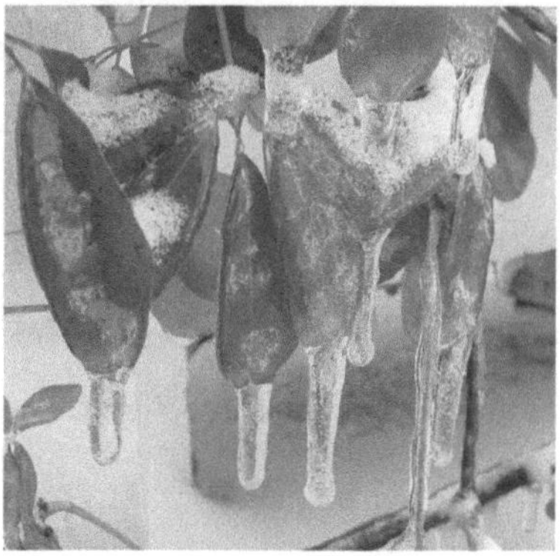

Hipotermia [i48]

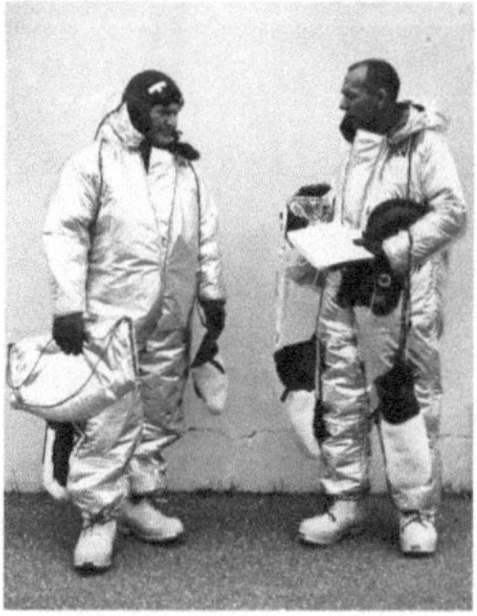

Aislamiento [i49]

consumo de bebidas calientes y azucaradas proporciona al cuerpo energía para la producción de calor. Sin embargo, se debe evitar el consumo de alcohol, ya que este dilata los vasos sanguíneos y aumenta la pérdida de calor. Un suministro insuficiente de calor combinado con la exposición al frío conduce a una discrepancia entre la pérdida y producción de calor, lo que favorece la hipotermia [s37]. En el tratamiento de la hipotermia, la conservación del calor mediante medidas pasivas como mantas aislantes es crucial para prevenir más pérdida de calor [s38]. Los métodos activos de recalentamiento, como el uso de fuentes de calor externas o el calentamiento de soluciones de infusión a 40,0-42,2°C, son necesarios en casos graves [s38]. Además del recalentamiento, el tratamiento de complicaciones como la coagulopatía y fallo multiorgánico es esencial [s35] [s37].

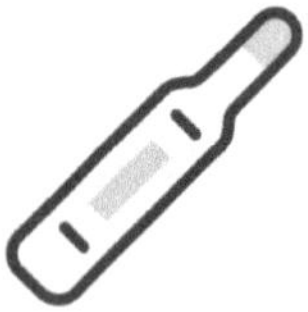

Bueno saber

Aislamiento
Protección contra el frío mediante materiales que reducen la pérdida de calor del cuerpo. Las bolsas de aire entre varias capas de ropa aumentan el efecto aislante.

Convección
Pérdida de calor debido al movimiento de aire o agua sobre la piel. El viento puede intensificar la convección significativamente, lo que lleva a un enfriamiento más rápido.

Fallo multiorgánico
Estado potencialmente mortal en el que varios órganos dejan de funcionar simultáneamente. Puede ocurrir como consecuencia de una hipotermia severa.

Frío por evaporación
Enfriamiento del cuerpo que se produce por la evaporación de la humedad, como el sudor o la humedad en la piel. Este efecto se ve intensificado por el viento.

Temperatura Corporal Central Durante la Hipotermia

Disminución de la temperatura corporal central a lo largo del tiempo en exposición al frío.

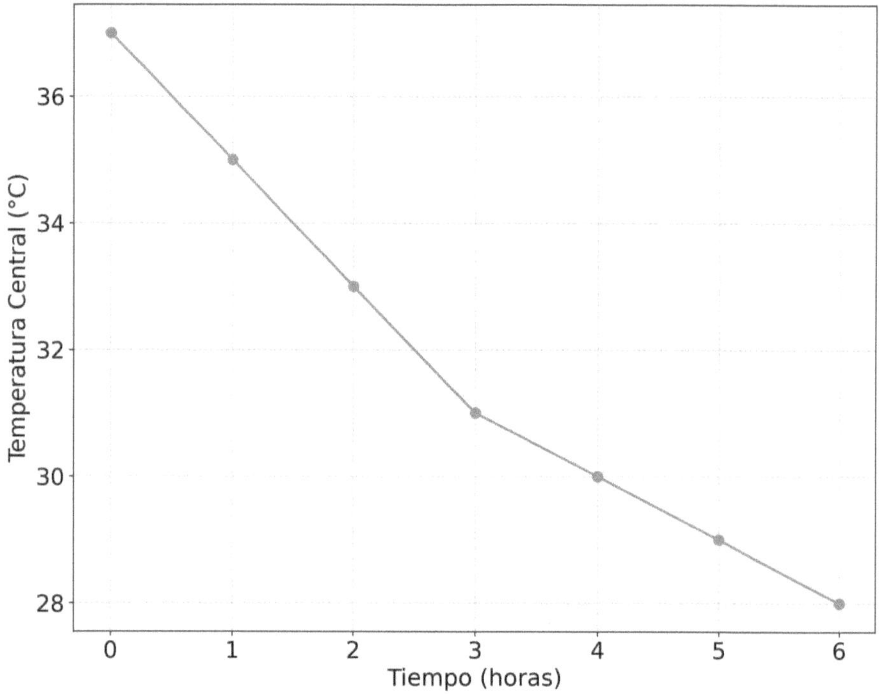

Este gráfico ilustra la peligrosa progresión de la hipotermia. La rápida caída inicial de la temperatura central destaca la importancia de la intervención temprana. A medida que la hipotermia progresa, la velocidad de disminución de la temperatura se ralentiza, pero el riesgo de complicaciones graves, como la pérdida del conocimiento y el paro cardíaco, aumenta significativamente. Mantener la temperatura corporal central es crucial para la supervivencia en ambientes fríos.

Técnicas de recalentamiento

Las técnicas de recalentamiento en casos de hipotermia y congelación son dependientes de la situación y varían desde medidas simples hasta procedimientos invasivos. En casos de hipotermia leve y congelaciones superficiales (Frostnip – primeros signos de congelación local), el tratamiento se centra en recalentamiento externo pasivo. Esto implica buscar un lugar protegido y cálido, quitar la ropa húmeda y envolverse en mantas secas o mantas de emergencia [s39] [s40]. Entre otras cosas, el contacto corporal con una persona cálida puede proporcionar calor adicional. En casos de hipotermia moderada a severa, se requieren medidas externas activas [s39]. Estas incluyen el uso de paquetes o botellas de calor, entre otros en la zona de las axilas y la ingle, así como la administración de bebidas calientes y azucaradas [s40]. Métodos de recalentamiento interno, como calentar y humedecer el aire respirado o infusiones de líquidos tibios (40,0-42,2°C), están reservados para pacientes con hipotermia refractaria al tratamiento o paro cardíaco [s39] [s41]. En casos especialmente graves, se utilizan técnicas invasivas extracorpóreas, como la hemodiálisis o el bypass cardiopulmonar, que permiten un aumento rápido y efectivo de la temperatura de la sangre [s39] [s41]. La oxigenación por membrana extracorpórea (ECMO) es el método preferido [s41]. Las congelaciones

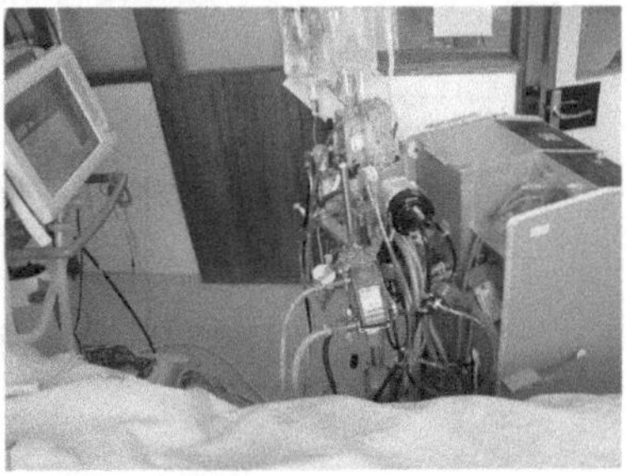

Oxigenación por membrana extracorpórea [i50]

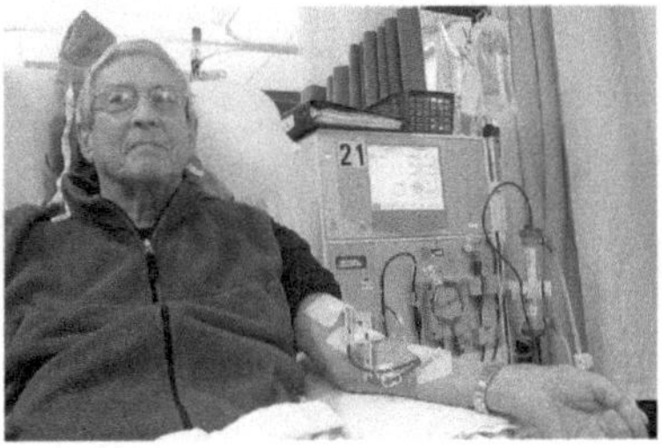

Hemodiálisis [i51]

locales se descongelan, después de quitar la ropa húmeda y proteger el tejido afectado, idealmente en un baño de agua a una temperatura de 37-39°C [s40]. Es importante que el recalentamiento se realice de manera lenta y controlada para minimizar el daño tisular [s42]. En el caso de congelaciones de primer grado (Frostnip), el calentamiento al aire o mediante contacto cutáneo puede ser suficiente [s42].

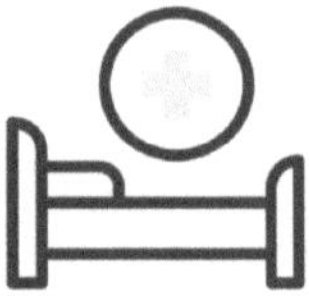

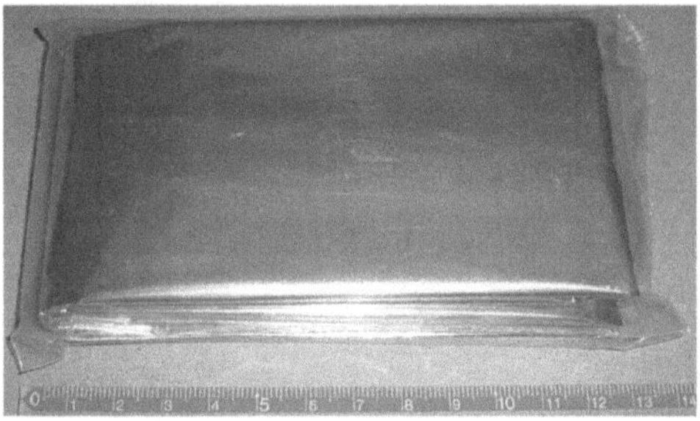

manta térmica [i52]

Bueno saber

Bypass cardiopulmonar
Máquina que asume la función del corazón y los pulmones durante una operación. También puede utilizarse para el recalentamiento en casos de hipotermia severa.

Congelaciones
Daño al tejido corporal por congelación. El tratamiento depende de la gravedad de la congelación.

Métodos de recalentamiento interno
Procedimientos para calentar el cuerpo desde adentro, como la inhalación de aire caliente y húmedo o infusiones de líquidos tibios.

Recalentamiento externo pasivo
Método para aumentar la temperatura corporal que utiliza fuentes de calor externas como mantas o calor corporal, sin medidas activas como paquetes de calor.

Técnicas invasivas extracorpóreas
Procedimientos médicos en los que la sangre se trata fuera del cuerpo, como hemodiálisis o ECMO. Se utilizan en casos de hipotermia severa.

Eficacia de las técnicas de recalentamiento

Comparación de los métodos de recalentamiento

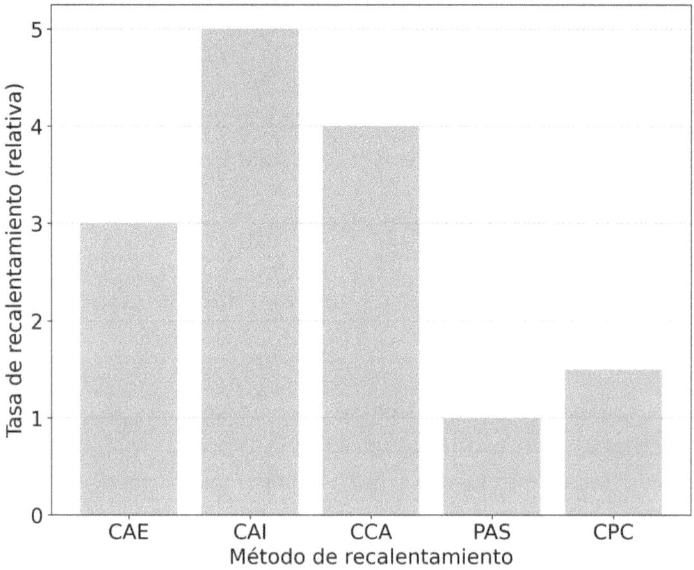

CAE: Recalentamiento externo activo (p. ej., baño caliente, almohadillas térmicas)

CAI: Recalentamiento interno activo (p. ej., líquidos intravenosos calientes, lavado gástrico)

CCA: Calentamiento por aire forzado

CPC: Contacto piel con piel

PAS: Recalentamiento pasivo (p. ej., mantas)

El recalentamiento pasivo es generalmente más lento pero más seguro para la hipotermia leve. El recalentamiento externo activo proporciona una entrada de calor más rápida, pero requiere una monitorización cuidadosa para evitar quemaduras. El recalentamiento interno activo es el más rápido, pero se reserva para casos graves debido a su naturaleza invasiva y a sus posibles complicaciones.

Protección contra daños por frío

La protección contra daños por frío requiere una comprensión de los factores de riesgo y la implementación de medidas preventivas. Las personas mayores son especialmente vulnerables, ya que su percepción del frío disminuye con la edad [s43]. También las personas con ciertas condiciones preexistentes, como trastornos circulatorios o diabetes, son más propensas [s44]. La elección de la ropa juega un papel crucial: varias capas delgadas que atrapan aire ofrecen una aislación más efectiva que una sola capa gruesa [s43]. Una capa exterior impermeable protege contra la humedad, que reduce drásticamente la efectividad del aislamiento de la ropa. Un gorro, bufanda y guantes minimizan la pérdida de calor a través de la cabeza y las extremidades. Un ejemplo de esto sería una combinación de ropa interior funcional, chaqueta de forro polar, chaqueta de plumas y chaqueta impermeable de concha dura. Los calentadores químicos en guantes o zapatos pueden ofrecer protección adicional, siempre que no afecten la circulación sanguínea [s45]. Una nutrición adecuada y la hidratación también son importantes para mantener la producción de calor del cuerpo [s44]. Especialmente los pies son susceptibles a daños por frío no congelante, por lo que es recomendable cambiarse a calcetines secos con regularidad en condiciones húmedas [s46]. Después de un daño por frío, la sensibilidad al frío puede permanecer elevada durante hasta un año, por lo que las precauciones continuas son esenciales [s44]. Los productos para el cuidado de la piel no ofrecen protección comprobada contra las congelaciones [s44]. Ante los primeros signos de congelación, como enrojecimiento o dolor, la zona afectada debe protegerse inmediatamente del frío y calentarse lentamente, por ejemplo, mediante contacto corporal, pero no frotando [s43] [s47]. Si persisten las molestias o aparecen síntomas como formación de ampollas, se requiere atención médica.

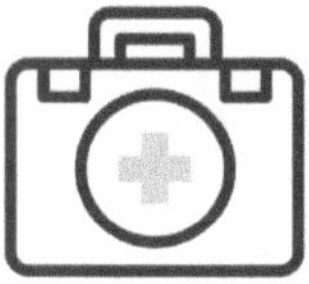

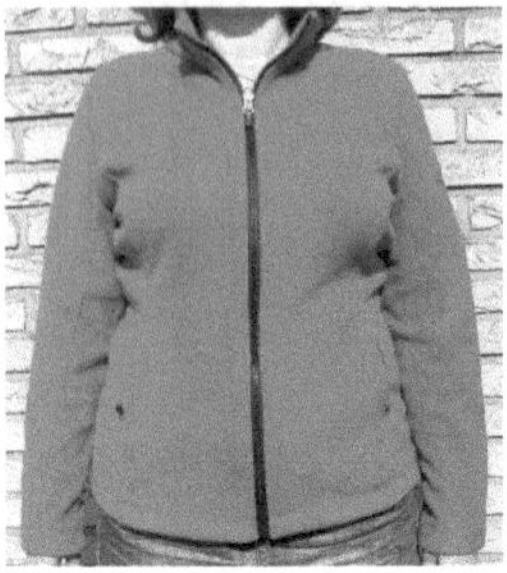

Chaqueta de forro polar [i53]

Bueno saber

Aislamiento

El aislamiento previene la pérdida de calor y protege contra el frío. Varias capas de ropa aíslan mejor que una sola capa gruesa, ya que el aire entre las capas proporciona aislamiento adicional. Una capa exterior impermeable es importante para mantener el aislamiento incluso en condiciones húmedas.

Formación de ampollas

La formación de ampollas en la piel puede ser un signo de congelación de segundo grado. La zona afectada no debe ser frotada y requiere tratamiento médico.

Calentadores químicos

Los calentadores químicos generan calor a través de una reacción química y pueden colocarse en guantes, zapatos o bolsillos para proporcionar calor adicional. Son especialmente útiles en condiciones de frío extremo o en caso de daños por frío ya existentes. Se debe tener precaución, ya que pueden causar quemaduras al contacto directo con la piel.

Ropa interior funcional

La ropa interior funcional se coloca directamente sobre la piel y transporta la humedad lejos del cuerpo. Esto mantiene la piel seca y caliente, incluso durante actividades que provocan sudor. A menudo está hecha de materiales como lana merina o fibras sintéticas.

Distribución de Lesiones por Frío

Distribución de las lesiones relacionadas con el frío.

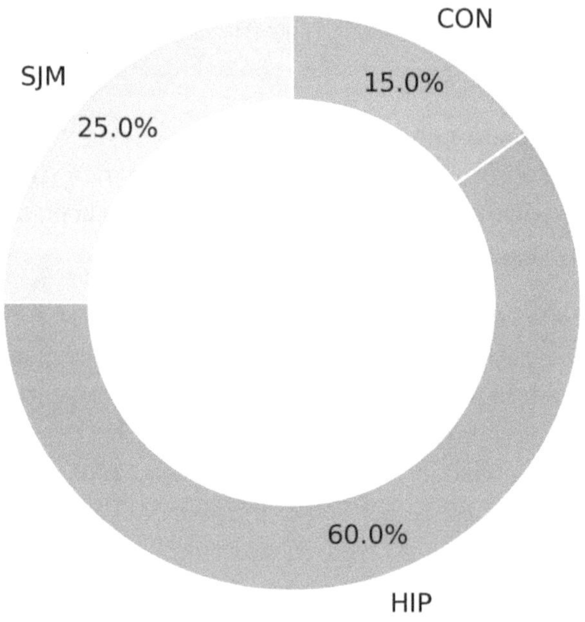

- CON: Congelación Profunda
- HIP: Hipotermia
- SJM: Superficial Congelación

La hipotermia representa una mayor proporción de lesiones por frío que la congelación superficial y la congelación profunda combinadas. Esto resalta la importancia de reconocer y tratar la hipotermia rápidamente, ya que puede ser potencialmente mortal. Si bien los casos de congelación son menores, aún representan un riesgo significativo y requieren la atención adecuada para prevenir daños a largo plazo.

Consejos concretos

- Aíslese del suelo frío construyendo un lecho de hojas, ramas o su ropa de repuesto.
- Aproveche el poder del sol: oriente su cuerpo hacia el sol para absorber calor adicional.
- Busque refugio en cuevas de nieve o densos bosques de coníferas; estos ofrecen aislamiento natural.
- Respire lenta y profundamente en sus manos juntas para calentar el aire que respira y calentar sus manos.
- Mueva regularmente sus dedos de las manos y de los pies, incluso con ropa aparentemente cálida, para promover la circulación.
- Comparta su calor corporal: acurrúquese estrechamente con otras personas para calentarse mutuamente.
- Beba sorbos de agua tibia, incluso si no tiene sed, para mantener estable su temperatura corporal.
- Masajee suavemente las partes del cuerpo enfriadas, comenzando por las extremidades hacia el centro del cuerpo.
- Revise regularmente el color de la piel en la nariz, orejas y mejillas en busca de manchas blancas: una señal de advertencia de congelación.
- Envuelva las partes del cuerpo afectadas por congelación con tela de manera suelta; ¡nunca frote!
- Coma alimentos ricos en energía como nueces o frutas secas para estimular la producción de calor de su cuerpo.
- Evite movimientos innecesarios en caso de hipotermia severa para conservar energía y minimizar la pérdida de calor.

3. 2 Emergencias Relacionadas con el Calor

Las emergencias relacionadas con el calor representan una amenaza grave en situaciones extremas. Desde un golpe de calor hasta un golpe de sol, las posibles complicaciones pueden, en el peor de los casos, llevar a daños en los órganos y a la muerte. Un diagnóstico correcto y una rápida reacción son cruciales para evitar daños irreversibles. Este capítulo le proporciona el conocimiento necesario para actuar de manera efectiva y salvar vidas en tales situaciones.

La falta de sudoración en el calor es una señal de alarma y sugiere un golpe de calor potencialmente mortal, mientras que la sudoración intensa indica más bien un golpe de calor, una etapa previa que, sin embargo, debe ser tomada en serio.

Golpe de calor y insolación

El golpe de calor y la insolación son dos emergencias relacionadas con el calor que, aunque diferentes, están estrechamente relacionadas. La insolación se produce por la exposición directa al sol en la cabeza y el cuello, lo que irrita las meninges. Los síntomas típicos incluyen dolor de cabeza, náuseas, mareos y un rostro enrojecido y caliente. En cambio, el golpe de calor es una sobrecalentamiento potencialmente mortal del cuerpo que ocurre cuando este ya no puede regular su temperatura [s48]. La temperatura corporal aumenta rápidamente por encima de 40,5 °C [s49], lo que puede causar daños severos a los órganos y, en el peor de los casos, la muerte. A diferencia de la insolación, que generalmente se desarrolla lentamente, el golpe de calor puede aparecer de forma repentina.

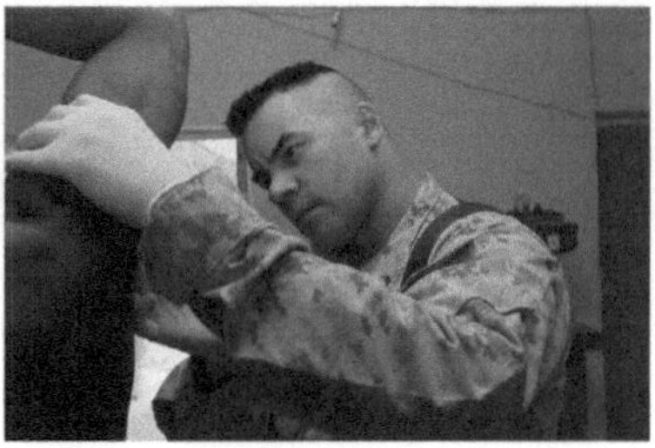

axilas [i54]

El golpe de calor se manifiesta a través de varios síntomas, incluyendo confusión, alteraciones de la conciencia, convulsiones y falta de sudoración [s50]. Mientras que en el golpe de calor leve, una etapa previa al golpe de calor, aún se presenta una sudoración intensa, esta suele estar ausente en el golpe de calor [s51]. Esta diferencia es crucial para un diagnóstico rápido. Si se sospecha de un golpe de calor, se debe alertar inmediatamente a los servicios de emergencia y proporcionar primeros auxilios. Las personas afectadas deben ser llevadas a un lugar fresco y sombreado, y su ropa debe ser aflojada. Enfríe el cuerpo con paños húmedos o bolsas de hielo, especialmente en las áreas del cuello, axilas e ingles. Ofrezca a la persona, si está consciente, pequeñas cantidades de agua fría para beber. Un enfriamiento rápido del cuerpo es la medida más importante para reducir la temperatura y prevenir daños a los órganos [s49]. Por ejemplo, sumergir los pies en agua fría puede ser un método efectivo para un enfriamiento rápido. Existen dos formas de golpe de calor: el clásico y el exertional [s50]. El golpe de calor clásico afecta más a las personas mayores con

enfermedades crónicas, mientras que el golpe de calor exertional ocurre en personas sanas que se esfuerzan físicamente en condiciones de gran calor. Los factores de riesgo para enfermedades relacionadas con el calor incluyen, además de la edad y enfermedades preexistentes, alta humedad, esfuerzo físico y el uso de ciertos medicamentos [s49]. Por lo tanto, las personas expuestas a estos factores de riesgo deben ser especialmente cautelosas y tomar medidas preventivas. Estas incluyen una adecuada ingesta de líquidos, el uso de ropa ligera y transpirable, y evitar actividades extenuantes durante las horas más calurosas del día [s49]. También, el enfriamiento regular del cuerpo mediante duchas o baños fríos puede ayudar a regular la temperatura corporal y prevenir un golpe de calor. La detección y tratamiento tempranos del golpe de calor son cruciales para evitar daños permanentes o la muerte [s48]. Por lo tanto, una alta vigilancia clínica, especialmente en condiciones climáticas extremas, es esencial.

Distribución de Síntomas de Golpe de Calor vs. Agotamiento por Calor

Síntomas más frecuentes de golpe de calor y agotamiento por calor.

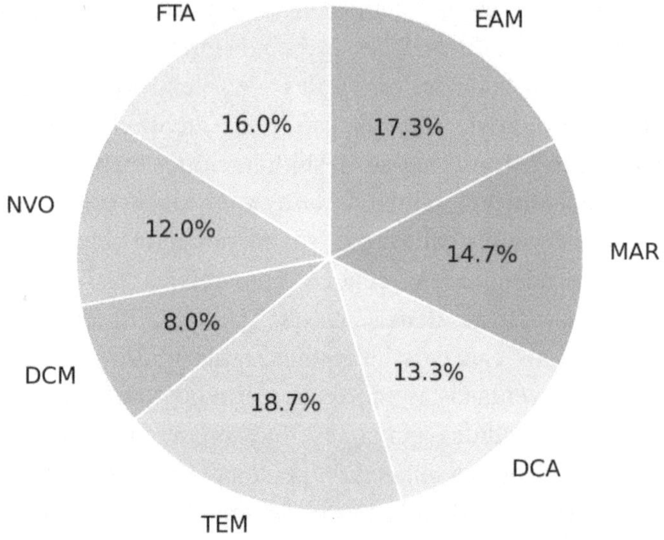

DCA: Dolor de Cabeza	DCM: Dolores/Calambres Musculares
EAM: Estado Alterado Mental (Confusión, Convulsiones)	FTA: Frecuencia Táxica Alta
MAR: Mareos/Debilidad	NVO: Náuseas/Vómitos
TEM: Temperatura Elevada Mayor (40°C o superior)	

Este gráfico destaca las diferencias clave en la presentación de los síntomas entre el golpe de calor y el agotamiento por calor. La prevalencia significativamente mayor de elevación de la temperatura central y alteración del estado mental en el golpe de calor subraya la gravedad y la urgencia de esta condición. Si bien ambas afecciones comparten síntomas como dolor de cabeza y náuseas, la presencia o ausencia de elevación de la temperatura central y síntomas neurológicos ayuda a distinguir entre las dos, guiando el tratamiento adecuado.

Prevenir la deshidratación

La deshidratación, es decir, la falta de líquidos en el cuerpo, aumenta el riesgo de problemas relacionados con el calor y, por lo tanto, debe evitarse a toda costa [s52]. Beber suficiente es la medida más importante para mantener el equilibrio de líquidos. El agua es la bebida preferida, pero también los jugos de frutas o bebidas especiales de elektrolytgetraenke pueden compensar la pérdida de líquidos [s53]. El alcohol y las bebidas con cafeína, en cambio, fomentan la deshidratación y deben evitarse [s53]. La temperatura ambiente también influye en la necesidad de líquidos. En días especialmente calurosos, se recomienda buscar refugio en espacios climatizados, como centros comerciales o bibliotecas, si el propio hogar se calienta demasiado [s53]. Además, se puede intentar mantener frescos los espacios habitables, reduciendo el uso del horno y manteniendo las ventanas y cortinas cerradas durante el día [s53]. Además de estas medidas generales, hay recomendaciones específicas para ciertos grupos de personas. Las personas mayores a menudo tienen una sensación de sed reducida y, por lo tanto, deben beber de manera consciente y regular, incluso sin sentir sed [s54]. En los niños, el riesgo de deshidratación también es mayor, ya que tienen una mayor superficie corporal en relación con su peso y sudan menos [s54]. Los deportistas, por su parte, deben prestar especial atención a su equilibrio de líquidos y beber adecuadamente antes, durante y después del entrenamiento [s55]. Pueden controlar su estado de hidratación mediante la verificación del color de la orina [s55]. En entornos calurosos o durante actividades que provocan sudoración, puede ser recomendable añadir un poco de sal a la bebida para compensar la pérdida de sal por sudoración [s54]. Un truco simple para una rápida refrigeración e hidratación puede ser beber agua fría mientras se sumergen los pies en agua fría.

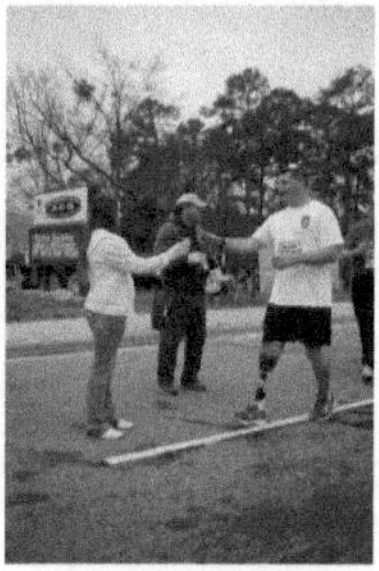

Bebida electrolítica [i55]

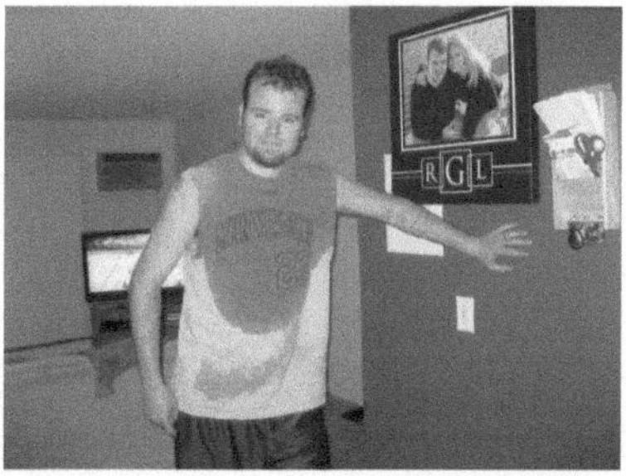

Sudar [i56]

Necesidades de Líquidos Después de la Actividad

Necesidades estimadas de líquidos según el nivel y la duración de la actividad.

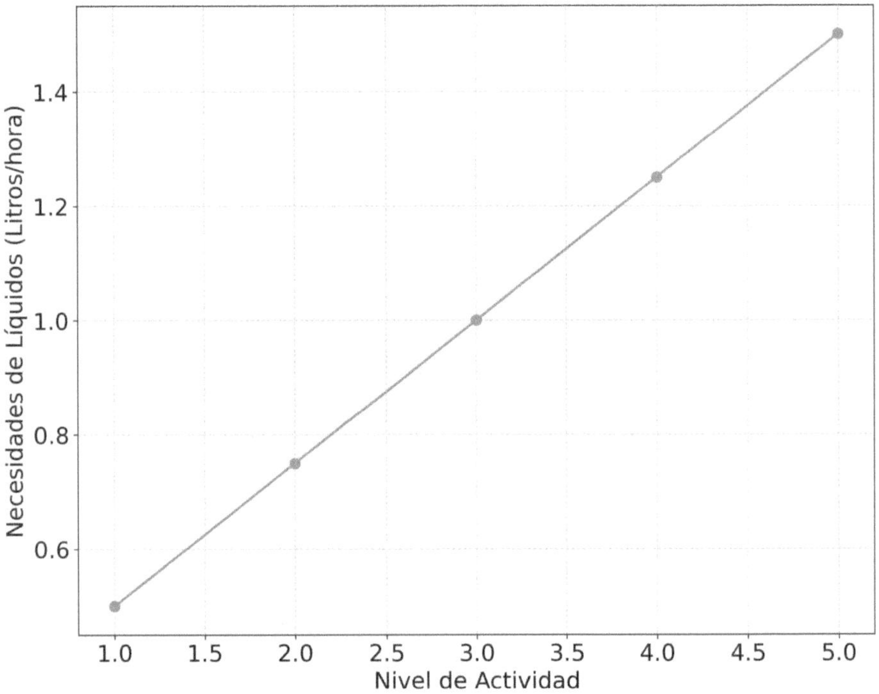

Las actividades de mayor intensidad y mayor duración requieren una mayor ingesta de líquidos para compensar la pérdida de sudor y mantener la hidratación. Ignorar estas mayores necesidades puede provocar deshidratación, lo que afecta el rendimiento y aumenta el riesgo de enfermedades relacionadas con el calor. Reponer los líquidos de forma proactiva es crucial para la recuperación y la prevención de consecuencias negativas para la salud.

Estabilización circulatoria

La estabilización circulatoria es vital en emergencias relacionadas con el calor, especialmente en casos de golpe de calor. Además de la inmediata refrigeración del cuerpo, el mantenimiento de una circulación sanguínea estable juega un papel crucial para prevenir daños a los órganos. Un colapso circulatorio puede ocurrir cuando el cuerpo ya no es capaz de transportar suficiente sangre a los órganos vitales debido al calor y la pérdida de líquidos. Si se presenta tal colapso circulatorio, la persona afectada debe ser colocada inmediatamente en posición horizontal para mejorar el flujo sanguíneo al cerebro [s56]. Paralelamente, es esencial una rápida administración intravenosa de líquidos para aumentar el volumen sanguíneo circulante y estabilizar la presión arterial [s56]. Por ejemplo, en un paciente con presión arterial baja debido a un golpe de calor, puede ser necesaria una infusión de solución salina isotónica. La monitorización de los parámetros vitales, como la frecuencia cardíaca y la presión arterial, es crucial durante el tratamiento para evaluar el éxito de las medidas y ajustarlas si es necesario [s56]. Además, se debe asegurar la respiración de la persona afectada y administrar oxígeno si es necesario [s56]. En reacciones alérgicas severas, que pueden ser provocadas por el calor y ciertos medicamentos y también llevar a un colapso circulatorio, puede ser necesaria la administración de adrenalina en el muslo [s56]. Por lo tanto, la estabilización circulatoria es un proceso complejo que requiere diferentes medidas según la causa y la gravedad de la emergencia. En lesiones traumáticas que pueden ocurrir en combinación con el calor, la hemostasia cobra importancia [s57]. Una rápida identificación de la fuente de sangrado y su control mediante vendajes de presión son prioritarios [s57]. Así, en una lesión de extremidad con sangrado abundante, se puede aplicar un vendaje de presión mientras se realiza la llamada de emergencia. Se debe aspirar a mantener una presión arterial sistólica entre 80 y 100 mmHg hasta que la hemorragia esté controlada [s57]. Además, se debe monitorizar la coagulación sanguínea y, si es necesario, apoyarla mediante la administración de plasma [s57]. El tratamiento de síntomas concomitantes como la hipotermia, la acidosis y 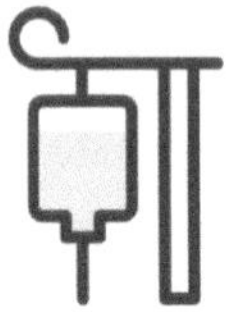 trastornos de la coagulación también es importante para el éxito del tratamiento [s57]. Los agentes hemostáticos locales pueden ser utilizados como complemento a las medidas quirúrgicas [s57]. Por lo tanto, la estabilización circulatoria en emergencias relacionadas con el calor requiere un enfoque rápido y coordinado, adaptado a las necesidades individuales de la persona afectada.

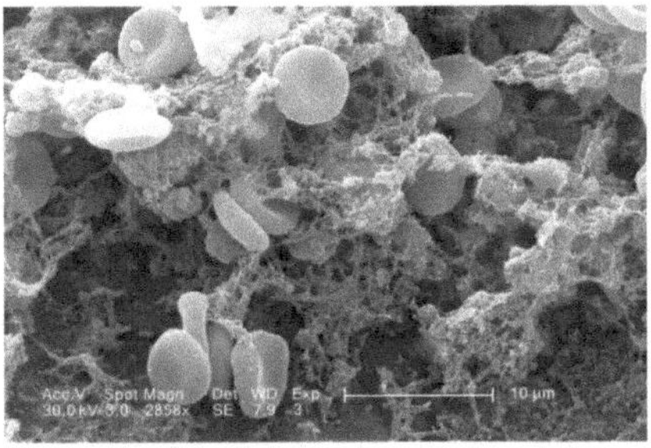

coagulación de la sangre [i57]

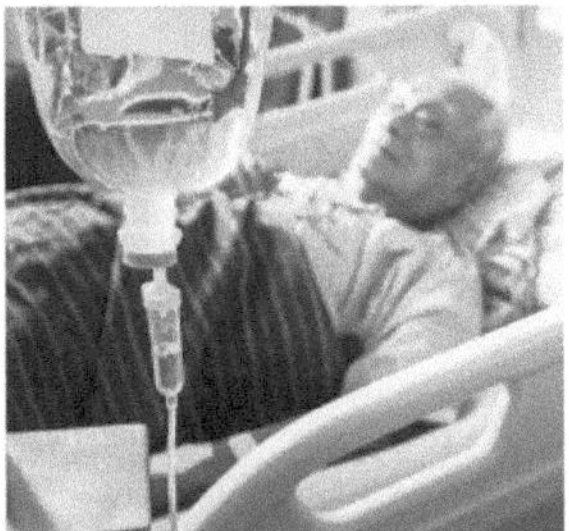

Terapia intravenosa de fluidos [i58]

Bueno saber

Presión arterial sistólica

La presión arterial sistólica es el valor más alto en la medición de la presión arterial y indica la presión en las arterias cuando el corazón late. Mantener una presión arterial sistólica adecuada es importante para asegurar la perfusión de los órganos en emergencias relacionadas con el calor.

Solución salina isotónica

Una solución salina isotónica tiene la misma concentración de sal que la sangre humana y se administra por vía intravenosa para restaurar el volumen de líquidos en el cuerpo en casos de deshidratación por enfermedades relacionadas con el calor, sin dañar las células.

Trastorno de la coagulación

Los trastornos de la coagulación pueden ser exacerbados por el agotamiento por calor y otras emergencias relacionadas con el calor, aumentando el riesgo de hemorragias. Por lo tanto, la monitorización y, si es necesario, el tratamiento de los trastornos de la coagulación son importantes para evitar complicaciones.

Estabilización Circulatoria en Emergencias por Calor

Relación entre la temperatura corporal, la frecuencia cardíaca y la efectividad de la intervención en el golpe de calor.

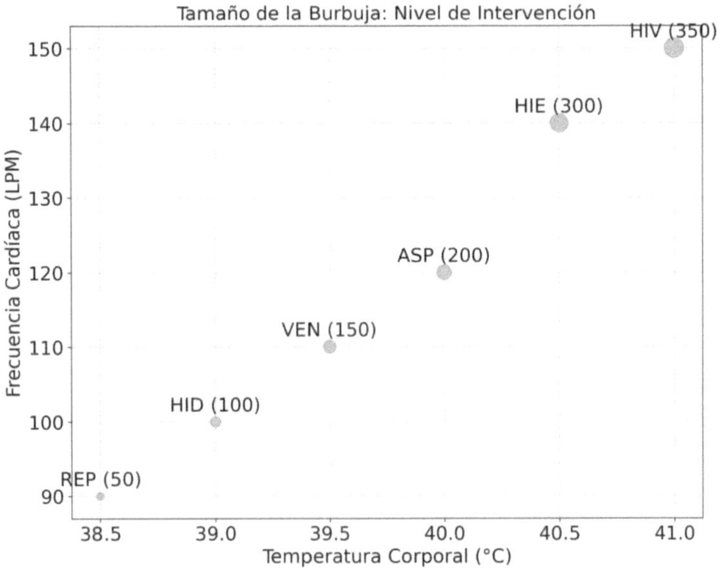

Blasengröße: Nivel de Intervención ((ninguno))

ASP: Rociado con Agua Fría	HID: Hidratación
HIE: Inmersión en Agua Helada	HIV: Inmersión en Agua Helada + IV
REP: Reposo	VEN: Ventilación/Sombra

Las temperaturas corporales más altas se correlacionan con una mayor frecuencia cardíaca, lo que indica un empeoramiento de la dificultad circulatoria. Las medidas de enfriamiento agresivas son más efectivas a temperaturas más altas, como lo muestran los tamaños de burbujas más grandes, lo que destaca la urgencia de la intervención en el golpe de calor severo. A medida que la temperatura corporal disminuye y la frecuencia cardíaca se normaliza, son suficientes intervenciones menos intensivas.

Consejos concretos

- Prevenga un golpe de calor observando su orina: si tiene un color oscuro, beba más inmediatamente.
- En caso de golpe de calor, enfríe no solo las venas principales, sino también envuelva paños húmedos alrededor de las muñecas y tobillos.
- Utilice agua de arroyos o ríos para enfriar en caso de golpe de calor; preste atención a la corriente y la calidad del agua.
- Construya una protección solar con ramas y hojas para crear sombra en condiciones de calor extremo.
- Acerque aire al afectado con grandes hojas o prendas para aprovechar el frío por evaporación.
- Empape la ropa del afectado con orina en caso de golpe de calor; la evaporación proporciona un enfriamiento adicional si no hay agua disponible.
- Busque cuevas o agujeros en la tierra: la temperatura más baja allí puede aliviar un golpe de calor.
- Cave una trinchera poco profunda en la sombra y acuéstese en ella en caso de calor extremo y riesgo de golpe de calor.
- Aproveche el frío por evaporación: coloque piedras húmedas y frías sobre la frente del afectado.
- Verifique las vías respiratorias del afectado si está inconsciente y colóquelo en posición lateral de seguridad.
- Si comienza a haber confusión por el calor, anime al afectado a realizar movimientos ligeros en la sombra para apoyar la circulación.
- No dude en verter agua fría sobre el afectado si otros métodos de enfriamiento no son suficientes.

3. 3 Intoxicaciones y Quemaduras Químicas

Las intoxicaciones y las quemaduras químicas representan un peligro considerable en situaciones extremas. La distinción entre plantas tóxicas y comestibles es vital para la supervivencia, al igual que el conocimiento de las adecuadas medidas de primeros auxilios. Las decisiones erróneas pueden tener consecuencias graves, desde irritaciones leves hasta condiciones potencialmente mortales. La complejidad de las diversas sustancias tóxicas y tipos de quemaduras químicas requiere una comprensión amplia de los síntomas y las opciones de tratamiento correspondientes. Desde la identificación de plantas tóxicas hasta la atención inicial y los métodos específicos de desintoxicación, cada detalle cuenta. Este capítulo le proporciona el conocimiento necesario para actuar correctamente en situaciones de emergencia y aumentar sus posibilidades de supervivencia. Siga leyendo y prepárese para el caso de una emergencia.

En caso de quemaduras en la cavidad bucal y la garganta, en la fase aguda solo se debe enjuagar con agua, no se debe dar leche ni otros líquidos, ya que pueden dificultar la evaluación médica.

Reconocer plantas venenosas

El reconocimiento seguro de plantas venenosas es esencial en la naturaleza y al tratar con vegetación desconocida. La identificación se basa en diversas características como la forma de la hoja, la inflorescencia, la forma y color del fruto, así como la estructura general de la planta. Tenga en cuenta que las similitudes entre plantas comestibles y venenosas pueden ser engañosas. Por ejemplo, las hojas del venenoso cicuta se asemejan a las del perejil. Por lo tanto, nunca confíe únicamente en características visuales, sino que utilice fuentes de información adicionales como libros especializados o aplicaciones para la identificación de plantas. Documente las características notables con fotos y descripciones detalladas. El conocimiento de las familias típicas de plantas venenosas puede facilitar la identificación. Los apiáceos (Apiaceae), por ejemplo, incluyen tanto especies comestibles como la zanahoria y el hinojo, como altamente venenosas como la cicuta manchada. Las euforbias (Euphorbiaceae) también son conocidas por su toxicidad. El látex de la euforbia *Euphorbia tirucalli* puede causar irritaciones al contacto con la piel y daños severos hasta la ceguera al contacto con los ojos. [s58] En caso de contacto ocular, enjuague inmediatamente con agua o solución salina y busque atención médica. [s58] También pueden surgir problemas renales debido a plantas venenosas. [s59] Especialmente al utilizar medicina herbal tradicional, se debe monitorear la función renal. [s59] Indicaciones adicionales son proporcionadas por la ubicación y el entorno de la planta. Algunas especies prosperan preferentemente en lugares sombreados y húmedos, otras en suelos soleados y secos. La presencia de ciertos insectos o daños en la planta también pueden permitir inferencias sobre la especie. En caso de duda, evite cualquier contacto con plantas desconocidas. Nunca consuma plantas cuya comestibilidad no pueda confirmar de manera clara. Lávese bien las manos después de tocar

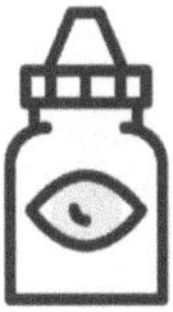

plantas. Si sospecha de una intoxicación, busque atención médica de inmediato.

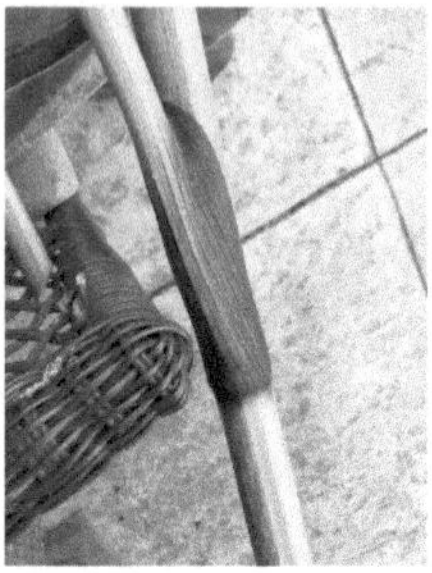

Umbelífera [i59]

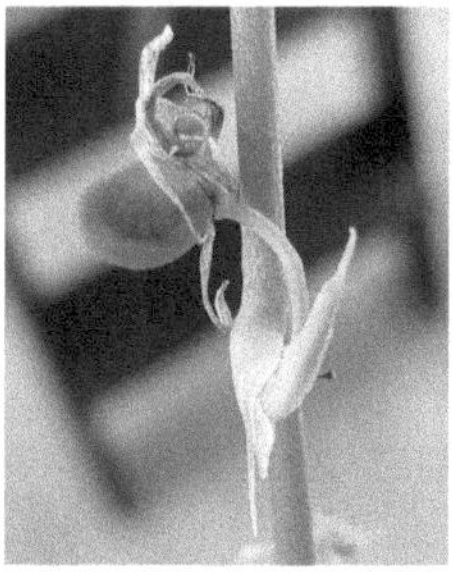

Forma del fruto [i60]

Bueno saber

Apiáceos

La familia de los apiáceos (Apiaceae) incluye tanto plantas comestibles como altamente venenosas. La distinción requiere un conocimiento preciso de las especies individuales. Debido al riesgo de confusión con dobles venenosos, se debe tener precaución.

Cicuta

La cicuta es una planta altamente venenosa cuyo consumo puede llevar a parálisis respiratoria y muerte. Los primeros signos de intoxicación son náuseas, vómitos, mareos y calambres. En caso de sospecha de intoxicación por cicuta, se debe buscar atención médica de inmediato y provocar el vómito.

Euphorbia tirucalli

El látex de *Euphorbia tirucalli* es altamente irritante para la piel y puede causar lesiones graves al contacto con los ojos. Los síntomas de intoxicación incluyen ardor, enrojecimiento, hinchazón y dolor. La ingestión puede provocar náuseas, vómitos y malestar gastrointestinal.

Medicina herbal tradicional

El uso de plantas y hierbas para tratar enfermedades y lesiones. Mientras que algunas hierbas tienen beneficios medicinales, otras pueden ser venenosas o causar efectos secundarios no deseados. Una identificación y aplicación cuidadosa es esencial.

Niveles de Toxicidad de las Plantas

Niveles de toxicidad de plantas venenosas comunes.

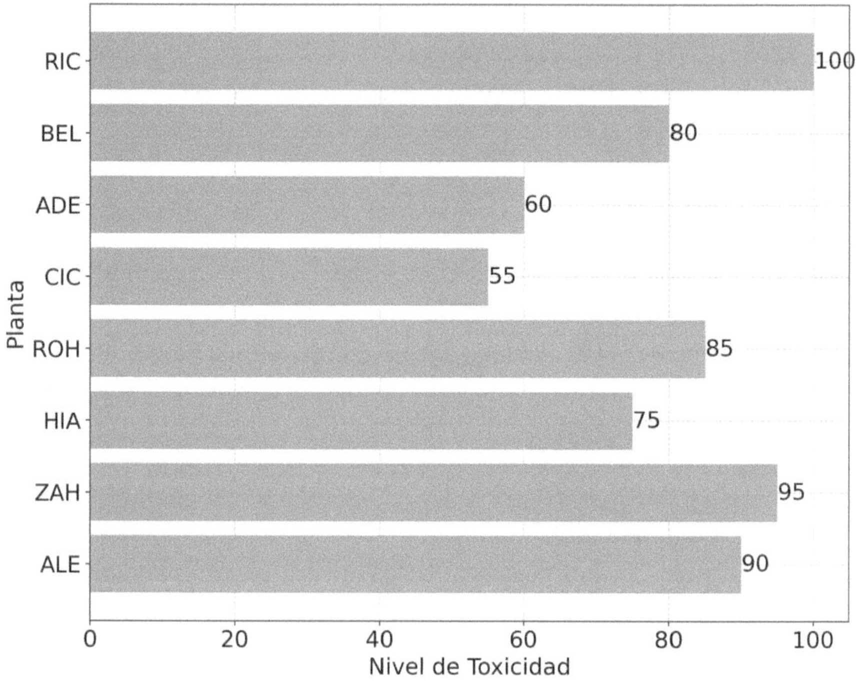

ADE: Adelfa

BEL: Belladona

HIA: Hiedra Venenosa

ROH: Roble Venenoso

ALE: Cicuta Acuática

CIC: Cicuta

RIC: Ricino

ZAH: Zumaque Venenoso

El gráfico destaca los diferentes niveles de toxicidad de las distintas especies de plantas. Las plantas altamente tóxicas representan una amenaza significativa que requiere atención médica inmediata, mientras que las plantas moderadamente tóxicas también pueden causar efectos adversos. Las plantas con baja toxicidad pueden causar molestias leves, y las clasificadas como no tóxicas presentan un riesgo mínimo. Comprender estos niveles es crucial para una correcta evaluación de riesgos y tratamiento en posibles escenarios de intoxicación.

Primeras medidas

Las primeras medidas en caso de intoxicaciones y quemaduras se centran en minimizar daños adicionales y estabilizar a la persona afectada. Retire a la persona de inmediato de la zona de peligro, ya sea mediante la separación de vapores tóxicos () o retirando la ropa contaminada en caso de contacto con la piel (). En caso de quemaduras, enfríe la zona afectada rápidamente con agua entre 10 y 20 °C para limitar el daño tisular (). Sin embargo, una temperatura demasiado baja puede provocar complicaciones adicionales. Mantener las vías respiratorias y la circulación es la máxima prioridad (). Asegure las vías respiratorias ante signos de dificultad respiratoria, como salivación o cambios en la voz (). En caso de síntomas de shock, establezca accesos venosos amplios y administre líquidos por vía intravenosa (). En quemaduras severas, es esencial la administración de cristaloides isotónicos para evitar un shock hipovolémico (). La descontaminación es un paso importante. En caso de contacto con hidrofluoruro, enjuague la zona afectada de inmediato con abundante agua o, si está disponible, con una solución de gluconato de calcio al 5-10% (). El gluconato de calcio, en forma de gel o solución, actúa como antídoto y debe aplicarse directamente sobre la piel afectada (). Si se ha ingerido la sustancia corrosiva, enjuague la boca con agua o solución de gluconato de calcio. No se debe inducir el vómito (). En caso de quemaduras en la boca y la garganta, las sustancias sólidas tienden a adherirse más a las mucosas, mientras que los líquidos pueden llegar más rápidamente al esófago y al estómago, donde pueden causar más daño (). No se recomienda el lavado gástrico en tales casos, ya que puede provocar vómitos y una nueva exposición del esófago (). En su lugar, se pueden administrar carbón activado o tierra de Fuller para minimizar la absorción adicional (). Los intentos de neutralización de ácidos o bases están contraindicados debido a posibles reacciones exotérmicas (). Después de estabilizar al paciente, es esencial consultar a un centro de toxicología o a un toxicológico (). Estos expertos pueden proporcionar recomendaciones específicas de acción basadas en el tipo de veneno o sustancia corrosiva. En caso de daños por inhalación, se indica la administración de oxígeno al 100% y la humidificación de las vías respiratorias para aliviar los síntomas de irritación (). Los broncodilatadores pueden utilizarse en casos de broncoespasmo, y en lesiones severas de la laringe, puede ser necesaria una intubación temprana (). La vigilancia de síntomas tardíos, especialmente después de la exposición a irritantes poco solubles en agua, es importante, ya que estos pueden aparecer entre 12 y 72 horas después (). Un examen endoscópico dentro de las 12-24 horas posteriores a la exposición, y a más tardar dentro de las 48 horas, permite evaluar y clasificar la lesión y afecta el tratamiento posterior (,). En casos de quemaduras severas, puede ser necesaria una nutrición parenteral o una yeyunostomía para la nutrición enteral (). Además, pueden ser necesarias medidas de apoyo como la administración de líquidos isotónicos en caso de deshidratación, enfriamiento en caso de hipertermia y antieméticos en caso de náuseas y vómitos (). En intoxicaciones por paraquat, el pronóstico puede estimarse mediante concentraciones plasmáticas, pruebas de ditionito en orina y plasma, así como características clínicas. El tratamiento con carbón activado o tierra de Fuller debe iniciarse dentro de las 2-4 horas posteriores a la ingestión (). La función renal debe ser monitoreada, especialmente en el uso de medicina herbal tradicional, ya que algunas plantas pueden causar daño renal.

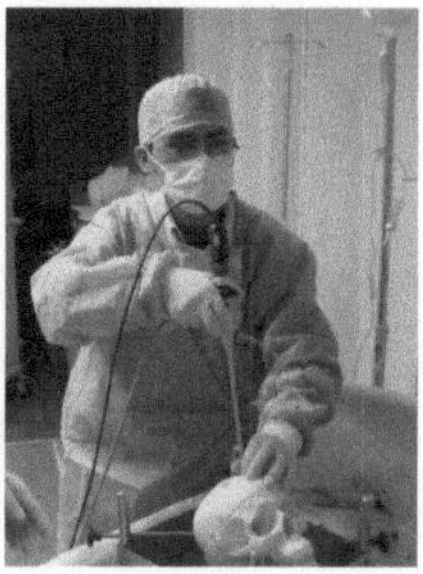

Examen endoscópico [i61]

Bueno saber

Cristaloides isotónicos

Soluciones líquidas que tienen una concentración similar de solutos que el plasma sanguíneo. Se administran por vía intravenosa para compensar la pérdida de líquidos en quemaduras.

Examen endoscópico

Un examen de los órganos internos con un endoscopio, un tubo flexible con una cámara. En caso de quemaduras, esto puede ayudar a evaluar el grado de daño en el esófago y el estómago.

Nutrición parenteral

La alimentación artificial mediante la infusión de soluciones nutritivas directamente en el torrente sanguíneo, cuando el tracto digestivo no puede ser utilizado, por ejemplo, en quemaduras severas.

Reacción exotérmica

Una reacción química en la que se libera calor. En la neutralización de ácidos o bases, esto puede causar quemaduras.

Shock hipovolémico

Un estado potencialmente mortal que resulta de una fuerte pérdida de líquidos, por ejemplo, debido a quemaduras. Conduce a una caída de la presión arterial y a una disminución del suministro de oxígeno a los órganos.

Efectividad de las Medidas de Primeros Auxilios para Envenenamiento/Quemaduras Químicas

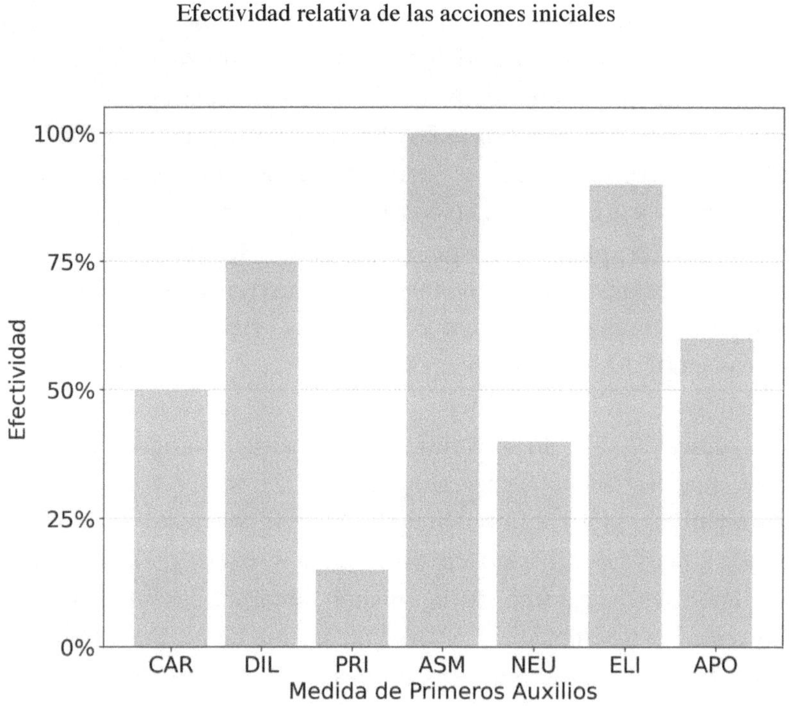

APO: Atención de Apoyo (ABC, Monitoreo)

ASM: Asistencia Médica (Siempre buscar)

CAR: Carbón Activado (Si se indica)

DIL: Dilución (Agua para la piel)

ELI: Eliminar el Contaminante (Piel/Ojos)

NEU: Neutralización (Si corresponde y es seguro)

PRI: Provocar el Vómito (Generalmente evitar)

Eliminar el contaminante es crucial, mostrando la mayor efectividad. Si bien la atención de apoyo es importante, es menos efectiva por sí sola. Los intentos de neutralización muestran una menor efectividad y resaltan el riesgo de una aplicación inadecuada. Generalmente se desaconseja inducir el vómito debido a posibles complicaciones y beneficios limitados, como se refleja en su baja calificación de efectividad.

Métodos de desintoxicación

Los métodos de desintoxicación tienen como objetivo eliminar toxinas del cuerpo o minimizar sus efectos. Se utilizan diferentes procedimientos, dependiendo de la toxina y su vía de entrada. En la desintoxicación de metales pesados, el cuerpo convierte compuestos inorgánicos dañinos en formas menos tóxicas y excretables. [s60] El arsénico, por ejemplo, se metila, mientras que el plomo provoca reacciones de estrés oxidativo que agotan los mecanismos antioxidantes del cuerpo. [s60] El mercurio se acumula en la cadena alimentaria y daña especialmente el sistema nervioso. [s60] El cadmio, por otro lado, se acumula en los órganos, principalmente en los riñones, y causa intoxicaciones tanto agudas como crónicas. [s60] El aluminio, sin función biológica, puede tener efectos neurotóxicos, especialmente en caso de función renal comprometida. [s60] También el hierro, esencial en pequeñas cantidades, se vuelve tóxico en dosis altas y causa daño celular. [s60] Por lo tanto, el monitoreo de la función renal es esencial en casos de intoxicación, así como en la aplicación de medicina herbal tradicional. En caso de quemaduras químicas en la boca y la garganta, la terapia se centra en la dilución lo más rápida posible del agente cáustico mediante enjuagues con agua. A diferencia de una creencia común, no se deben administrar leche u otros líquidos en la fase aguda, ya que su efectividad no está comprobada y pueden dificultar la evaluación del daño por parte del médico. [s61] Un lavado gástrico o la inducción de vómitos están contraindicados en quemaduras químicas, ya que pueden dañar nuevamente el esófago. [s61] En su lugar, se pueden administrar adsorbentes como el carbón activado o la tierra de Fuller para reducir la absorción de toxinas en el tracto gastrointestinal. En la exposición al gas cloro, la prioridad es retirar a la persona afectada del entorno contaminado. [s62] El tratamiento es principalmente de apoyo y se centra en asegurar las vías respiratorias y administrar oxígeno. [s62] No existe un antídoto

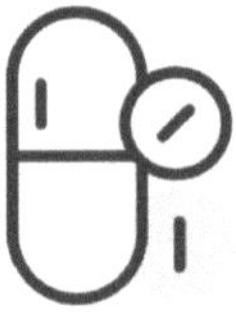

específico. [s62] Al igual que en el tratamiento de quemaduras químicas, un lavado gástrico también está contraindicado en casos de intoxicación por cloro.

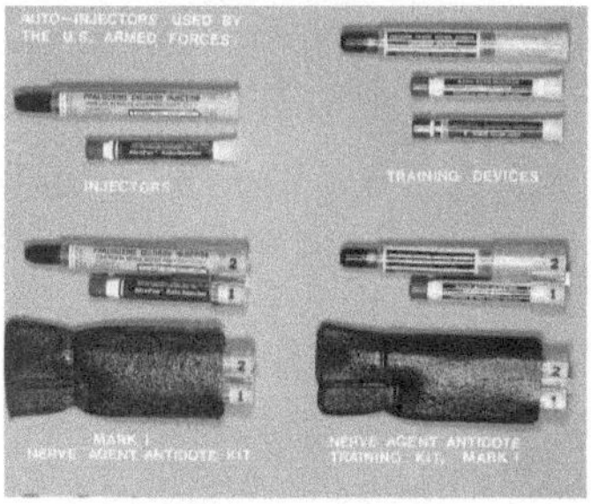

Antídoto [i62]

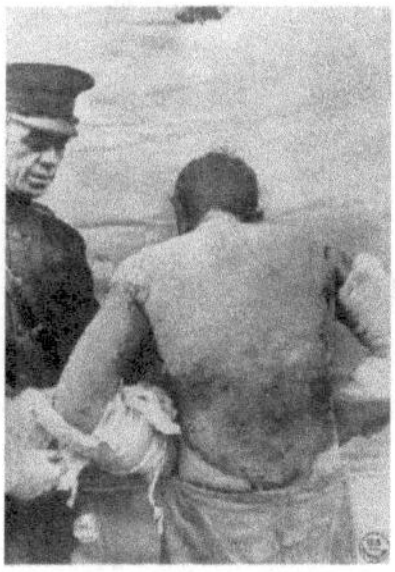

Quemadura química [i63]

Bueno saber

Adsorbentes

Sustancias que pueden unir otras sustancias en su superficie. En medicina de emergencia, se utilizan adsorbentes como el carbón activado para unir toxinas en el tracto gastrointestinal y prevenir su absorción en el cuerpo. Esto puede reducir la gravedad de la intoxicación.

Contraindicado

Significa que un tratamiento o medida específica no debe aplicarse en un caso particular, ya que puede tener efectos perjudiciales. En el contexto de intoxicaciones y quemaduras químicas, hay ciertas medidas que están contraindicadas porque pueden empeorar la condición del paciente.

Metilado

Un proceso químico en el que se añade un grupo metilo (CH3) a una molécula. En relación con las intoxicaciones, la metilación puede alterar la toxicidad de una sustancia, ya sea aumentándola o disminuyéndola. Esto juega un papel en la desintoxicación de ciertos metales pesados.

Reacciones de Estrés Oxidativo

Se producen por un desequilibrio entre la producción de radicales libres y la capacidad del cuerpo para neutralizarlos. En casos de intoxicación, ciertas sustancias pueden promover la formación de radicales libres y así causar estrés oxidativo, que puede llevar a daños celulares.

Eficacia del Método de Desintoxicación

Eficacia de los métodos comunes de desintoxicación.

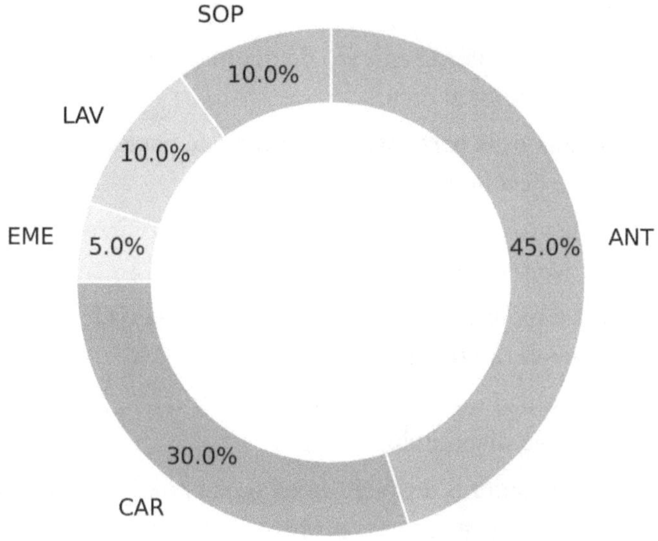

ANT: Antídotos Específicos

CAR: Carbón Activado

EME: Emesis Inducida

LAV: Lavado Gástrico

SOP: Cuidados de Apoyo (Esencial para todos los métodos)

Mientras que el carbón activado muestra una eficacia razonable en la absorción de ciertas toxinas, su éxito general es limitado. El lavado gástrico y la emesis inducida conllevan riesgos y son menos efectivos que otros métodos en muchos escenarios. Los antídotos específicos, cuando están disponibles, brindan la mayor probabilidad de una desintoxicación exitosa, lo que destaca la importancia de la identificación precisa de la sustancia tóxica. La atención de apoyo es crucial en todos los métodos para controlar los síntomas y las complicaciones.

Consejos concretos

- Verifique en caso de síntomas de intoxicación si el paciente lleva joyas que podrían haber reaccionado con la sustancia y retírelas.
- Busque en el entorno restos de la planta o sustancia que podrían haber causado la intoxicación o quemadura, para su posterior identificación.
- Ilumine con una linterna en caso de quemaduras en la boca para poder evaluar mejor el daño.
- Utilice piedras lisas para raspar las fibras de plantas de la piel antes de enjuagar, si están disponibles.
- Si es posible, use una pipeta o un sorbete hueco para dosificar líquido al enjuagar los ojos o heridas.
- Improvise un recipiente para enjuagar los ojos con hojas o corteza para enjuagar el ojo de manera continua.
- Enfríe las quemaduras también con barro frío o tierra húmeda, si no hay agua limpia disponible.
- Cubra las quemaduras después de enjuagar con hojas grandes y limpias de manera suelta para proteger la herida y aliviar el dolor.
- Preste atención a excreciones inusuales (orina, heces) en caso de intoxicaciones y conserve muestras, si es posible.
- Prepare un té de jengibre o menta en caso de náuseas persistentes, si está disponible, para calmar el estómago.
- Monitoree el diámetro de las pupilas del paciente en caso de intoxicación; los cambios pueden proporcionar pistas importantes.
- Frote tierra sobre el área afectada en caso de contacto con plantas venenosas para absorber las toxinas antes de enjuagar.

Revisión - 3. Medicina de Supervivencia en Situaciones Extremas

La medicina de supervivencia en situaciones extremas requiere más que solo conocimiento teórico: exige preparación práctica y una comprensión profunda de las propias habilidades y límites. El texto de origen proporciona fundamentos importantes sobre la conservación del calor, la re-calefacción, el manejo del calor, la deshidratación y las intoxicaciones. Sin embargo, el verdadero desafío radica en la aplicación de este conocimiento en condiciones reales, donde el estrés, el miedo y la imprevisibilidad de la situación pueden influir en su toma de decisiones. Por ello, es esencial involucrarse activamente con los conceptos aquí descritos y ponerlos en práctica.

Comience con una evaluación realista de su entorno y los peligros potenciales. Una excursión a la montaña requiere preparativos diferentes a un entrenamiento de supervivencia en el bosque. Empaque su equipo en consecuencia y considere los escenarios de "qué pasaría si". Una manta de emergencia, un iniciador de fuego y un botiquín de primeros auxilios son universalmente útiles, pero también piense en necesidades específicas: capas adicionales de ropa para noches frías, bebidas electrolíticas para días calurosos y un filtro de agua si depende de fuentes de agua naturales. Pruebe su equipo de antemano para familiarizarse con su manejo y asegurarse de que todo funcione. Una prenda seca puede ser vital, pero solo si sabe cómo cambiarla rápida y eficientemente cuando su ropa se haya mojado.

Evitar peligros es tan importante como reaccionar ante ellos. Aprenda a reconocer los signos de hipotermia y golpe de calor, no solo en usted mismo, sino también en sus compañeros. Preste atención a los cambios en el comportamiento, el color de la piel y la temperatura corporal. Reaccione con prontitud, antes de que la situación empeore. Al identificar plantas, se requiere precaución. No confíe únicamente en imágenes de libros o aplicaciones. La identificación segura requiere experiencia y práctica. En caso de duda, es mejor clasificar una planta como tóxica y evitarla. Lo mismo se aplica a los hongos. Un pequeño error puede tener consecuencias graves.

El mayor desafío en una situación extrema a menudo es la propia psique. El pánico y el miedo pueden afectar su toma de decisiones racional. Prepárese mentalmente para los desafíos. Practique sus habilidades de supervivencia regularmente para poder actuar con soltura en caso de emergencia. Desarrolle resistencia al estrés y aprenda a controlar sus emociones. Una mente clara y una actitud positiva pueden marcar la diferencia decisiva en una situación extrema.

La medicina de supervivencia es un proceso de aprendizaje continuo. Profundice su conocimiento, entrene sus habilidades y reflexione sobre sus experiencias. Cuanto mejor preparado esté, mayores serán sus posibilidades de dominar una situación extrema y regresar a casa de manera segura. Invierta en su seguridad: es la mejor inversión que puede hacer.

4. Atención Médica en Catástrofes

¿Qué sucede cuando la ayuda médica no puede estar presente en pocos minutos? En escenarios de catástrofe, debemos prepararnos para períodos prolongados sin atención profesional. Los conocimientos adecuados y una preparación bien pensada pueden marcar la diferencia entre la vida y la muerte. Este capítulo proporciona fundamentos esenciales para la atención autónoma de heridos y enfermos en condiciones adversas. Las técnicas y estrategias presentadas aquí ayudan a superar el tiempo crítico hasta que se restablezcan las estructuras de atención regulares.

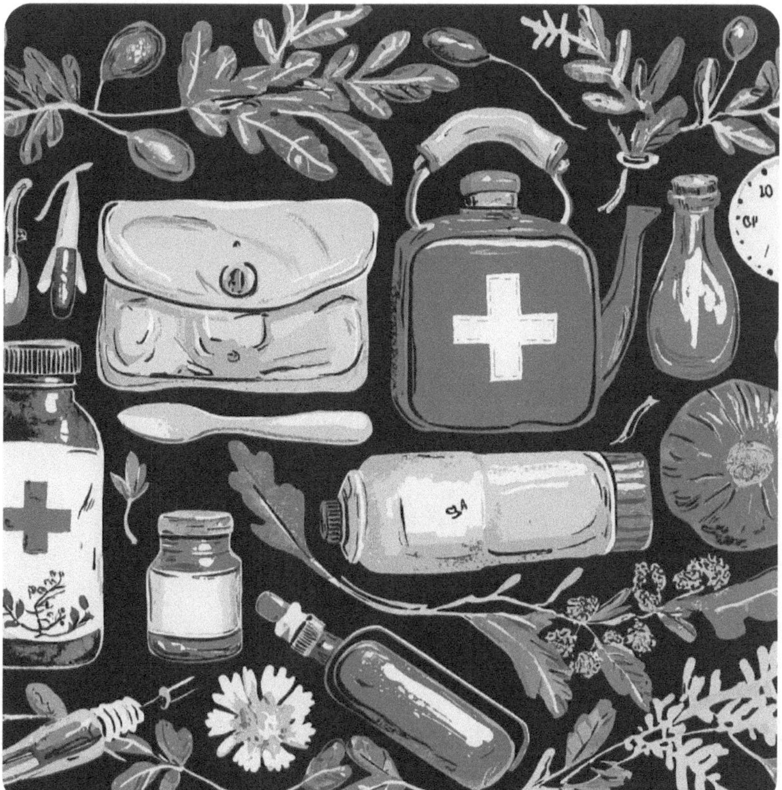

4. 1 Manejo de Lesiones

Las lesiones son omnipresentes en escenarios de catástrofe. Las fracturas, quemaduras y heridas por punzón requieren estrategias de tratamiento adaptadas en la medicina de supervivencia, ya que los recursos y la infraestructura a menudo son limitados. La atención inicial correcta determina la supervivencia y minimiza el riesgo de consecuencias a largo plazo. Esta sección le proporciona el conocimiento necesario para actuar de manera efectiva en tales situaciones.

En el contexto de la atención médica en catástrofes, la rápida evaluación y estabilización del paciente, seguida de un tratamiento específico de la lesión teniendo en cuenta posibles complicaciones y secuelas a largo plazo, es crucial para la supervivencia y la recuperación.

Tratamiento de fracturas óseas

Las fracturas óseas requieren diferentes enfoques de tratamiento según su tipo y gravedad. Un aspecto importante es la inmovilización del área afectada para evitar más daños y promover la curación. En el caso de fracturas de fémur, se recomiendan férulas de tracción para aumentar la comodidad del paciente y estabilizar los fragmentos de la fractura antes de que el paciente sea transportado al hospital [s63]. En pacientes inestables, la pierna lesionada también puede ser inmovilizada junto a la pierna no lesionada [s63]. Las offene_frakturen requieren tratamiento inmediato con antibióticos para prevenir infecciones [s64]. La herida debe ser limpiada a fondo y desbridada de tejido muerto [s64]. La estabilización temprana del hueso es crucial para proteger el tejido circundante y restaurar la función [s64]. En el caso de fracturas distales de radio, que también se conocen como fracturas de muñeca, el tratamiento depende de la gravedad de la fractura [s65]. Los tratamientos no quirúrgicos son posibles con desplazamiento, inclinación y acortamiento de fractura aceptables. El brazo se inmoviliza en una férula para prevenir movimientos [s65]. Se requieren controles semanales para monitorear el proceso de curación [s65]. Si la fractura no está alineada de manera aceptable, se necesita cirugía. En este caso, la fractura se estabiliza con placas, clavos o fijadores externos [s65]. Después de la cirugía, el brazo se inmoviliza en una férula y se recomiendan ejercicios de movimiento para los dedos para evitar rigidez [s65]. Las fracturas tibiales de pilón, fracturas en el extremo inferior de la tibia, generalmente se tratan en dos etapas [s66]. En la atención de emergencia, la fractura se reduce bajo analgésicos para disminuir la presión sobre los nervios y vasos sanguíneos [s66]. En fracturas abiertas, es necesaria una limpieza exhaustiva y, si es necesario, la eliminación de tejido muerto, seguida de antibióticos [s66]. La atención quirúrgica generalmente se realiza lo antes posible, pero puede retrasarse en caso de lesiones graves de tejidos blandos [s66]. La elección del método quirúrgico depende del tipo de fractura y se planifica mediante tomografías computarizadas

[s66]. En fracturas de costillas, el tratamiento del dolor es importante para facilitar la respiración y evitar complicaciones como la neumonía [s67]. Se recomienda una combinación de analgésicos sistémicos y procedimientos regionales como bloqueos nerviosos para reducir la necesidad de opioides [s67]. Los bloqueos paravertebrales torácicos se consideran una alternativa eficaz a la anestesia epidural torácica, ya que tienen menos efectos secundarios [s67]. Además de estos tratamientos específicos, se debe realizar siempre un examen para detectar osteoporosis en adultos mayores de 50 años después de una fractura, independientemente de la causa de la fractura [s68]. Un tratamiento temprano de la osteoporosis puede reducir el riesgo de fracturas adicionales [s68]. El seguimiento debe ser coordinado por un servicio especializado para asegurar un tratamiento y monitoreo integral de la osteoporosis [s68]. Como muestra una fractura de pierna en un paciente mayor, esto puede ser un primer signo de osteoporosis y requiere, además del tratamiento de la fractura, una terapia para la enfermedad subyacente [s68].

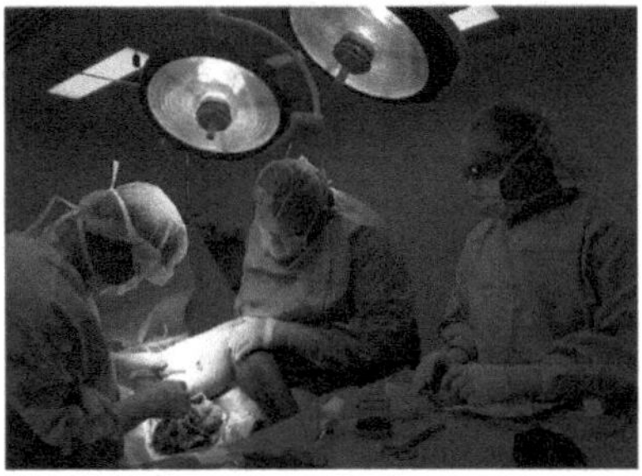

Desbridamiento [i64]

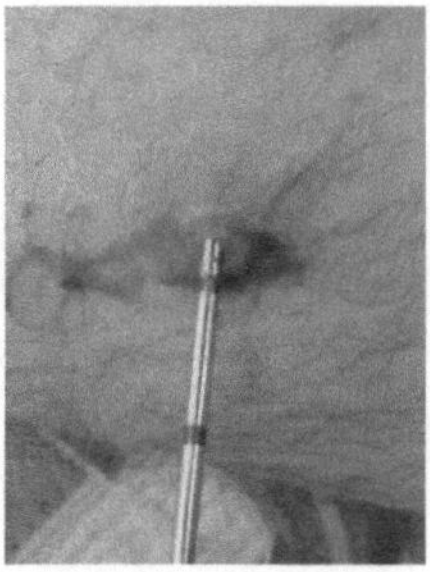

Fijador externo [i65]

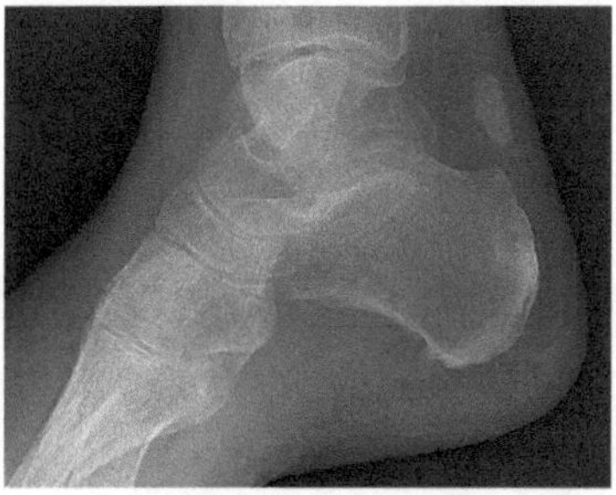

Fractura de pilón tibial [i66]

Fractura de Fémur

Una fractura del hueso del muslo, que a menudo ocurre por un impacto fuerte y limita severamente la movilidad en una situación de supervivencia. Férulas improvisadas y manejo del dolor son vitales en tales casos.

Fractura Distal de Radio

Una fractura en el extremo inferior del radio, cerca de la muñeca. Este tipo de fractura es común y puede ser causada por caídas o golpes directos. La inmovilización es crucial.

Bloqueo Paravertebral Torácico

Un procedimiento para el alivio del dolor en el que se inyecta un anestésico local cerca de los nervios que suministran la pared torácica. Esto puede ser útil en fracturas de costillas para facilitar la respiración.

Osteoporosis

Una enfermedad que debilita los huesos y los hace más susceptibles a fracturas. Una ingesta adecuada de calcio y vitamina D puede ayudar a reducir el riesgo de osteoporosis, pero es difícil de asegurar en situaciones de supervivencia.

Tiempo estimado de curación de fracturas

Tiempo promedio de curación para fracturas comunes.

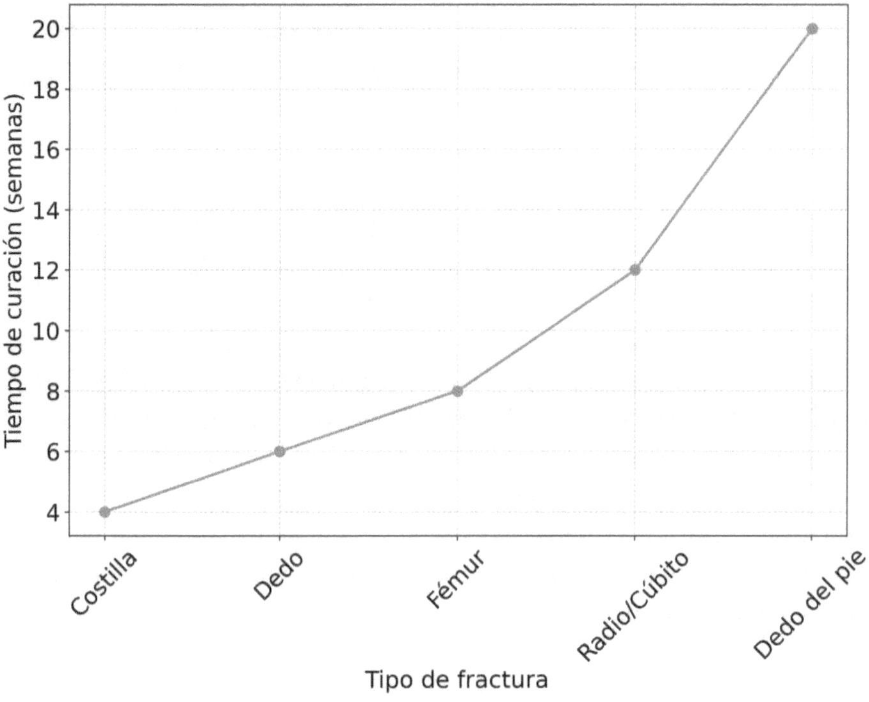

Este gráfico visualiza la duración típica de curación para diferentes tipos de fracturas. Tenga en cuenta que estas son estimaciones, y los tiempos de curación individuales pueden variar según factores como la edad, la salud general y la gravedad de la fractura. La atención médica adecuada es crucial para una curación óptima y para minimizar las complicaciones.

Atención a las quemaduras

El tratamiento de las quemaduras se centra en el cuidado local de la herida y la respuesta sistémica del cuerpo. Además de la clasificación conocida en quemaduras térmicas, químicas, eléctricas y por radiación [s69], la evaluación de la profundidad de la quemadura (superficial, parcial, total) y la extensión (porcentaje de la superficie corporal afectada) es importante para la planificación del tratamiento [s69]. La atención inicial incluye enfriamiento, limpieza y cobertura de la herida, así como alivio del dolor [s69]. En quemaduras extensas, es necesaria una terapia de líquidos agresiva para prevenir el "shock por quemadura" causado por la fuga capilar y la pérdida de líquidos (Hipovolemia y Hipoperfusión) [s70]. La cantidad de líquido necesaria en las primeras 24 horas puede calcularse utilizando la Fórmula de Parkland [s70]. La monitorización estrecha de los parámetros vitales, el estado de conciencia, el llenado capilar y la producción de orina es esencial para ajustar la administración de líquidos de manera individual [s70]. La terapia de líquidos en las primeras 24 a 48 horas después del evento representa una tarea compleja y requiere una colaboración coordinada entre equipos quirúrgicos, intensivistas y unidades de evacuación [s71]. Para minimizar los riesgos asociados y estandarizar el tratamiento, se han desarrollado guías que buscan reducir la morbilidad y mortalidad en pacientes con quemaduras graves [s71]. Un sistema de atención estructurado también facilita la transferencia de pacientes entre diferentes instituciones de salud [s71]. Más allá de la atención aguda, también deben considerarse las consecuencias a largo plazo de las quemaduras. Las quemaduras provocan una reacción hipermetabólica con efectos fisiológicos, catabólicos e inmunológicos [s72]. Por lo tanto, el cuidado moderno de las heridas incluye, además de la terapia de líquidos, resucitación con coloides, prácticas de transfusión ajustadas y terapias anticatabólicas [s72]. Por ejemplo, la administración temprana y adecuada de líquidos puede mejorar significativamente el pronóstico de pacientes con quemaduras graves [s72]. La cicatrización de la herida por sí sola no representa una recuperación completa, ya que pueden ocurrir cambios y discapacidades a largo plazo [s73]. Por lo tanto, el tratamiento integral de los pacientes con quemaduras incluye, además de la atención aguda e intensiva, el cuidado y la rehabilitación a largo plazo [s73].

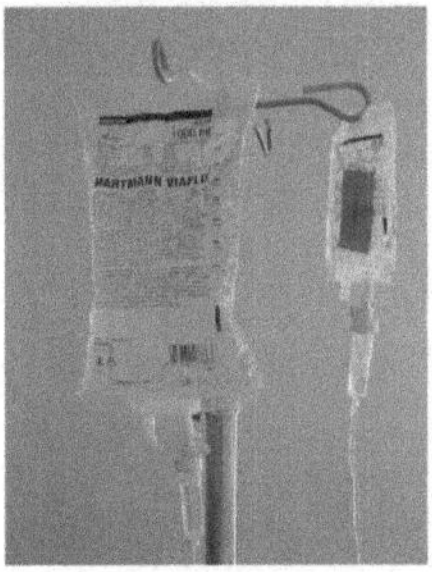

Fórmula de Parkland [i67]

Bueno saber

Fórmula de Parkland

Una fórmula para calcular la cantidad de líquido que debe administrarse por vía intravenosa a las víctimas de quemaduras en las primeras 24 horas después de la lesión para prevenir un estado de shock. La fórmula considera el peso corporal del paciente y la superficie corporal quemada.

Hipoperfusión

Una insuficiente perfusión del tejido que puede llevar a falta de oxígeno y daño celular. En el contexto de las quemaduras, esto a menudo es consecuencia de la hipovolemia.

Reacción hipermetabólica

Una tasa de metabolismo aumentada que ocurre después de quemaduras severas. El cuerpo consume más energía y nutrientes, lo que puede llevar a pérdida de peso, atrofia muscular y un sistema inmunológico debilitado.

Resucitación con coloides

La administración de soluciones coloides (líquidos con moléculas grandes) para restaurar el volumen sanguíneo en estados de shock causados por quemaduras u otras lesiones. Los coloides ayudan a mantener el líquido en el sistema vascular.

Distribución de la gravedad de las quemaduras en situaciones de supervivencia

Distribución típica de la gravedad de las quemaduras en escenarios de supervivencia.

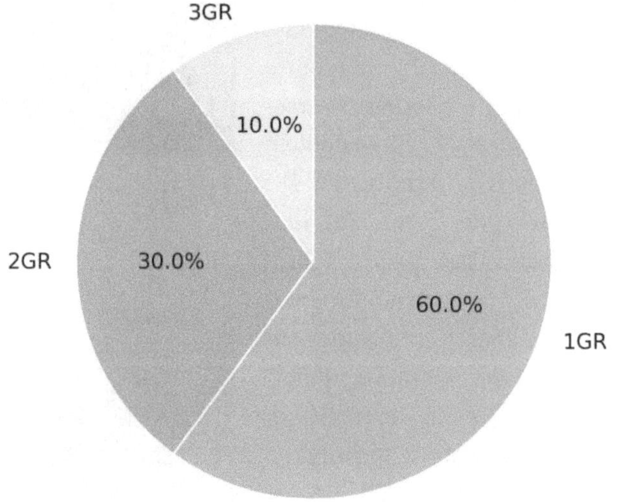

- 1GR: Quemaduras de primer grado (superficiales)
- 2GR: Quemaduras de segundo grado (espesor parcial)
- 3GR: Quemaduras de tercer grado (espesor total)

Las quemaduras de primer grado son las más comunes, representando una porción significativa de las lesiones por quemadura. Las quemaduras de segundo grado son menos frecuentes, pero siguen siendo un riesgo considerable. Las quemaduras de tercer grado, aunque son las más graves, son relativamente raras debido a las circunstancias en las que surgen las situaciones de supervivencia. Esta distribución destaca la importancia de estar preparado para tratar eficazmente las quemaduras de primer y segundo grado en un contexto de supervivencia, ya que probablemente serán las más comunes.

Heridas punzantes tratar

Atención a las heridas punzantes: El tratamiento de las heridas punzantes requiere una evaluación rápida y medidas específicas. Además de la evidente lesión en la piel, pueden verse afectadas estructuras subyacentes como órganos, vasos y nervios [s74]. La localización de la herida proporciona las primeras pistas sobre las estructuras potencialmente involucradas. Una lesión punzante en el abdomen puede, por ejemplo, dañar órganos internos como el intestino o el hígado y provocar hemorragias internas [s74]. La profundidad de la herida también es crucial para el pronóstico. Las lesiones profundas y penetrantes conllevan un mayor riesgo de complicaciones. Las medidas de primeros auxilios se centran en el control de las hemorragias mediante presión directa sobre la herida. El vendaje de presión debe ser estéril para evitar infecciones. La extracción de objetos que se encuentren en el canal de la herida debe evitarse, ya que esto puede causar más lesiones y aumentar las hemorragias. En su lugar, el objeto debe ser fijado con un vendaje y el tratamiento adicional debe ser dejado a personal médico. Tras la estabilización del paciente y el transporte a una clínica, se realiza un diagnóstico detallado para determinar la extensión de la lesión. Métodos de imagen como el ultrasonido o tomografía computarizada (TC) ayudan a identificar órganos lesionados

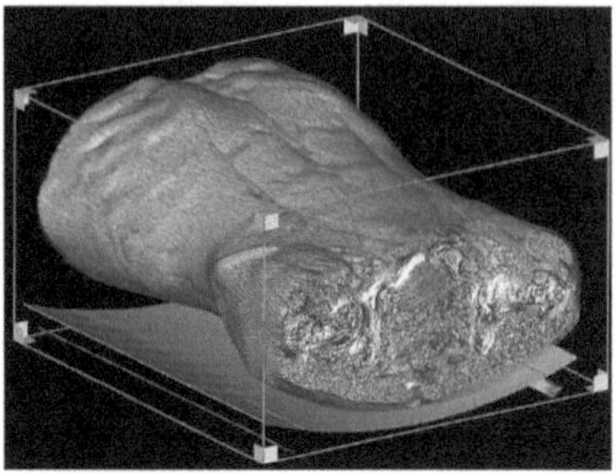

Tomografía computarizada [i68]

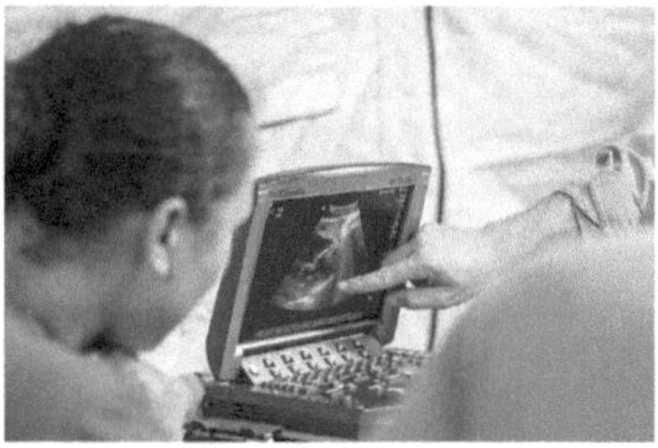

Órgano [i69]

y acumulaciones de sangre [s74]. Dependiendo de los hallazgos, puede ser necesaria una intervención quirúrgica para tratar las lesiones y detener las hemorragias internas. El pronóstico depende de la gravedad de la lesión, los órganos afectados y la rapidez de la atención médica [s74]. Un tratamiento temprano y adecuado aumenta las posibilidades de supervivencia y minimiza el riesgo de secuelas a largo plazo.

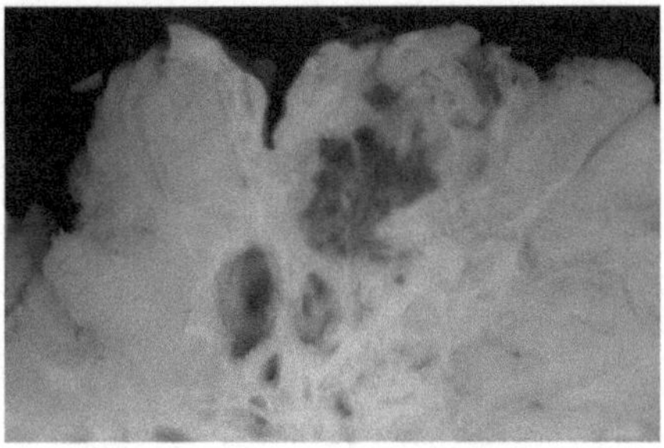

cavidad abdominal [i70]

Bueno saber

Abdomen

El abdomen alberga órganos importantes como el estómago, intestinos, hígado y bazo. Las heridas punzantes en el abdomen son especialmente peligrosas, ya que pueden provocar hemorragias internas e infecciones. En una situación de supervivencia, una rápida evacuación y atención médica son esenciales.

Herida punzante

Una herida punzante se produce por la penetración de un objeto afilado en el cuerpo. En el contexto de la medicina de supervivencia, el riesgo de infecciones debido a la falta de higiene y materiales estériles es especialmente alto. Vendajes improvisados de ropa limpia pueden ayudar a detener la hemorragia y proteger la herida de manera provisional.

Tomografía computarizada

La tomografía computarizada (TC) es un método de imagen que crea imágenes detalladas del cuerpo. En una situación de supervivencia, esta tecnología generalmente no está disponible, por lo que la evaluación de la lesión debe realizarse en función de los síntomas externos.

Vendaje de presión

Un vendaje de presión se utiliza para detener hemorragias aplicando presión sobre la herida. En una situación de supervivencia, un vendaje de presión puede fabricarse con materiales improvisados como tiras de tela y un objeto sólido.

Tasas de infección por heridas punzantes

Tasas de infección de varios tratamientos de heridas punzantes

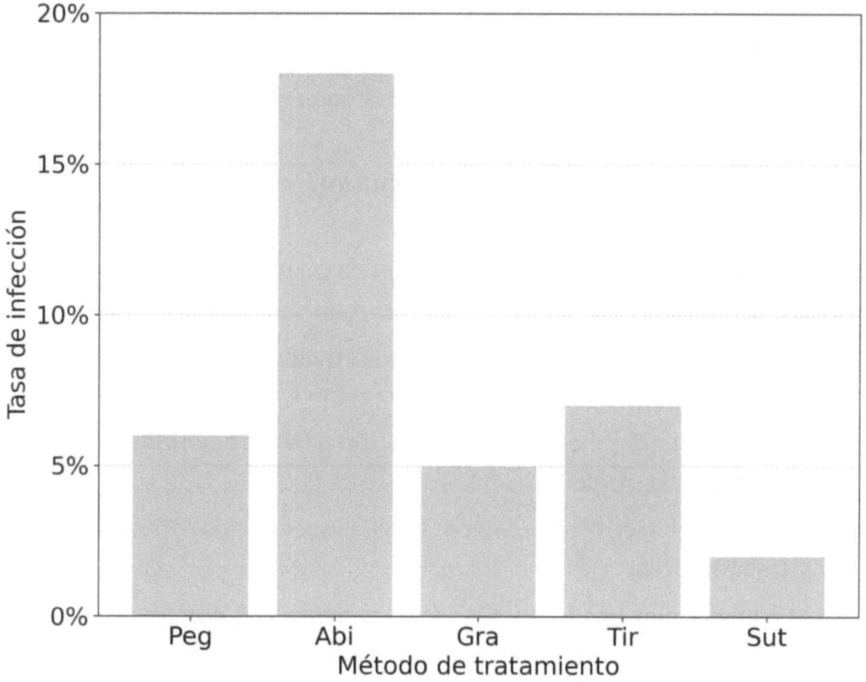

Abi: Abierta

Peg: Pegante para heridas

Tir: Tiras Steri-Strips

Gra: Grapada

Sut: Suturada

Dejar una herida punzante abierta conlleva un riesgo significativamente mayor de infección en comparación con otros métodos de tratamiento. Si bien la sutura ofrece la tasa de infección más baja, requiere habilidades y equipo especializados. El cierre de heridas con tiras adhesivas y grapas presenta un buen equilibrio entre la facilidad de uso y el bajo riesgo de infección.

Consejos concretos

- Priorice el tratamiento de lesiones que amenazan la vida, como hemorragias severas o obstrucciones de las vías respiratorias, en el marco de la gestión de lesiones.
- Utilice los recursos disponibles de manera efectiva: una rama estable puede servir como una férula provisional, una mochila como acolchado para el transporte.
- Comunique de manera clara y precisa con el herido y otros ayudantes para evitar malentendidos y retrasos.
- Observe al herido continuamente por cambios en su estado, incluso después de la atención inicial.
- Improvise analgésicos: la acupresión en puntos específicos puede aliviar el dolor.
- Fomente la cicatrización de las heridas mediante vendajes limpios y, si es posible, limpieza de la herida con agua clara.
- Trabaje en equipo: coordine la atención de varios heridos distribuyendo tareas.
- Piense en el apoyo psicológico: hable con el herido, ofrezca consuelo y tranquilícelo.
- Documente las lesiones y las medidas realizadas con fotos, si es posible, para la entrega a los servicios de emergencia.
- Prepare mentalmente al herido para el transporte y explique los próximos pasos.
- Revise nuevamente a todos los heridos tras la atención inicial para detectar heridas pasadas por alto.
- Reflexione sobre su actuación después de la intervención para aprender para futuras situaciones.
- Adapte su enfoque de manera flexible a la situación particular: las soluciones estándar son raras en la medicina de catástrofes.

4. 2 Control de Infecciones

El control de infecciones es vital en escenarios de catástrofe. La disminución de la higiene, los recursos insuficientes y la alta densidad de personas favorecen la propagación de infecciones que pueden volverse rápidamente mortales. Esto afecta tanto la atención de heridas como el manejo de necesidades higiénicas cotidianas. Por lo tanto, son esenciales estrategias efectivas para la prevención y el tratamiento de infecciones. Esta sección aborda los principios más importantes del control de infecciones en la medicina de catástrofes, desde el cuidado de heridas hasta la esterilización y las medidas básicas de higiene. Los conocimientos impartidos aquí ayudan a minimizar los riesgos de infección y maximizar las posibilidades de recuperación. Prepárese y aprenda cómo protegerse a sí mismo y a los demás.

El control de infecciones en la medicina de supervivencia requiere un enfoque multidimensional que, además de la higiene de manos, incluye el cuidado de heridas, la esterilización y el uso de equipo de protección personal.

Medidas de higiene

Las medidas de higiene son un pilar fundamental del control de infecciones, especialmente en situaciones de crisis. La higiene de manos ocupa una posición clave, ya que las manos son portadoras de patógenos [s75]. Las manos contaminadas pueden propagar infecciones a través del contacto directo, como al tocar heridas, o indirectamente a través de superficies contaminadas. La higiene de manos efectiva incluye lavarse las manos con agua y jabón durante al menos 20 segundos o desinfectarse con un desinfectante de manos a base de alcohol (al menos 60% de alcohol) [s76]. Se deben limpiar a fondo todas las palmas, espacios entre los dedos, pulgares, dorso de las manos y uñas. Especialmente después del contacto con fluidos corporales, antes y después de comer, así como después de ir al baño, la higiene de manos es esencial. Además de las prácticas rutinarias, el uso de desinfectantes de manos a base de alcohol puede mejorar la adherencia a la higiene de manos y al mismo tiempo minimizar el riesgo de daños en la piel por el lavado frecuente de manos [s77]. La integración de cremas hidratantes en el cuidado de la piel también puede ayudar a mantener la salud de la piel. Además de la higiene de manos, otras medidas contribuyen al control de infecciones. Estas incluyen el uso de equipos de protección personal como guantes

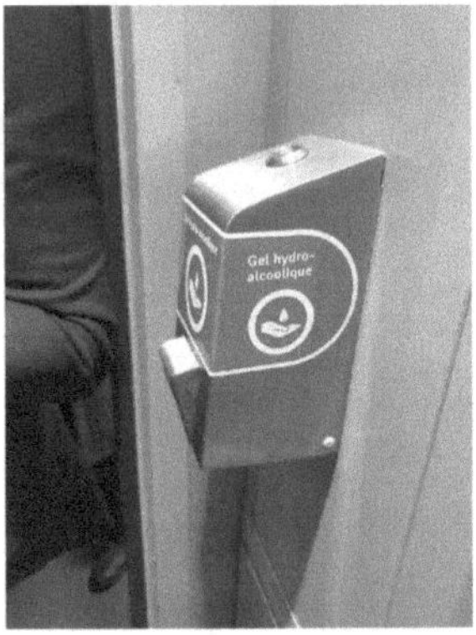

Desinfectante de manos a base de alcohol [i71]

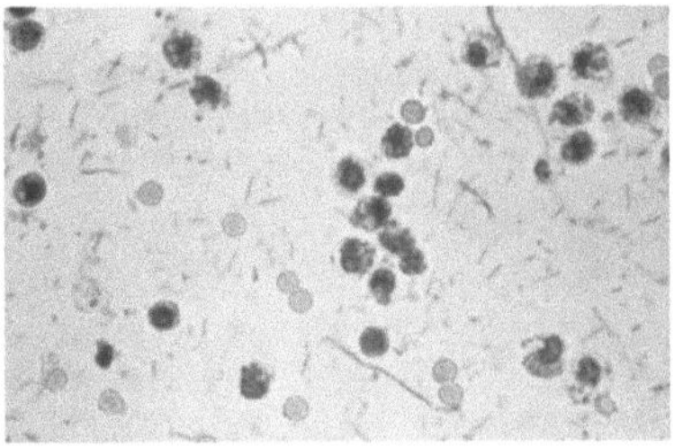

Patógeno [i72]

y mascarillas, la correcta eliminación de material contaminado, la limpieza y desinfección regular de superficies y el aislamiento de personas infectadas. Los programas de intervención multimodal que incluyen capacitación, retroalimentación y monitoreo de la higiene de manos pueden mejorar de manera sostenible el cumplimiento de los estándares de higiene y, por lo tanto, reducir el riesgo de infección [s78]. Un estudio observó una duplicación en la adherencia a la higiene de manos tras la implementación de un programa de este tipo, subrayando la efectividad de esta estrategia [s78]. La mejora del cumplimiento en todos los grupos profesionales y áreas del hospital, por ejemplo, del 35% al 77% entre el personal de enfermería, muestra el potencial de tales programas. La implementación de medidas de higiene de manos puede llevar a una reducción significativa de la transmisión de patógenos multirresistentes, como lo demuestra un estudio que evidenció una reducción de la tasa de adquisición del 47% [s79].

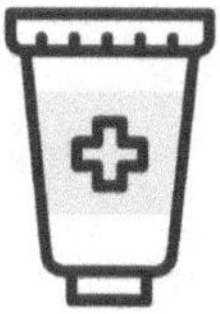

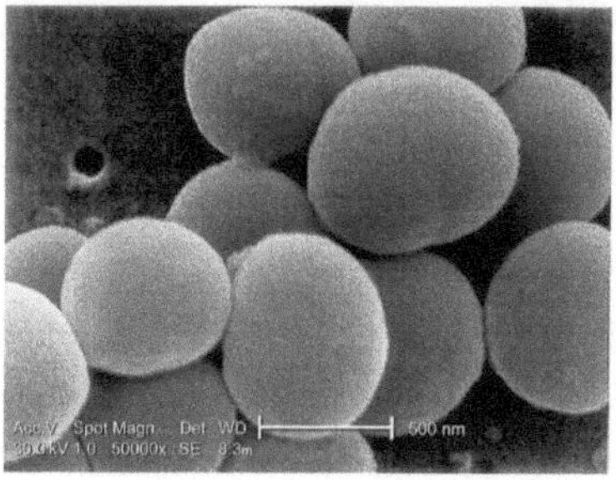

Patógenos multirresistentes [i73]

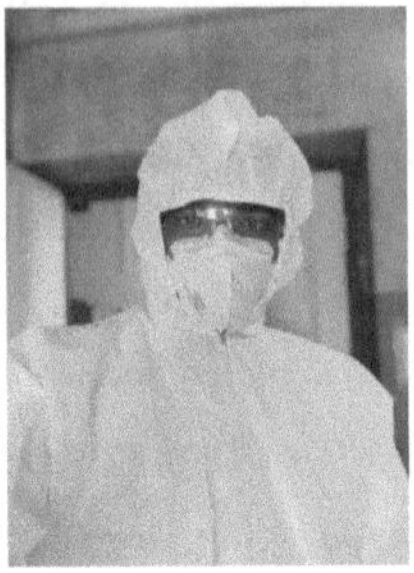

Equipo de Protección Individual (EPI) [i74]

Bueno saber

Desinfectante de manos a base de alcohol

Productos para la desinfección de manos que se basan en alcohol. Son efectivos contra muchos patógenos, pero no contra todos. En una situación de supervivencia, la elaboración de un desinfectante improvisado a base de alcohol puede ser una opción si no hay productos comerciales disponibles.

Equipo de protección personal

Equipos para protegerse de infecciones, como guantes, mascarillas y gafas de protección. En situaciones de supervivencia, se puede improvisar equipo de protección a partir de materiales disponibles en el entorno.

Patógenos

Bacterias, virus, hongos o parásitos que pueden causar infecciones en el cuerpo. En una situación de supervivencia, evitar el contacto con patógenos es crucial, ya que las opciones de tratamiento son limitadas.

Patógenos multirresistentes

Bacterias que son resistentes a múltiples antibióticos. El tratamiento de infecciones con patógenos multirresistentes es difícil y requiere medicamentos especiales que pueden no estar disponibles en una situación de supervivencia. Por lo tanto, la prevención de infecciones a través de medidas de higiene es especialmente importante.

Eficacia de la higiene

Eficacia de las medidas de higiene en un contexto de supervivencia.

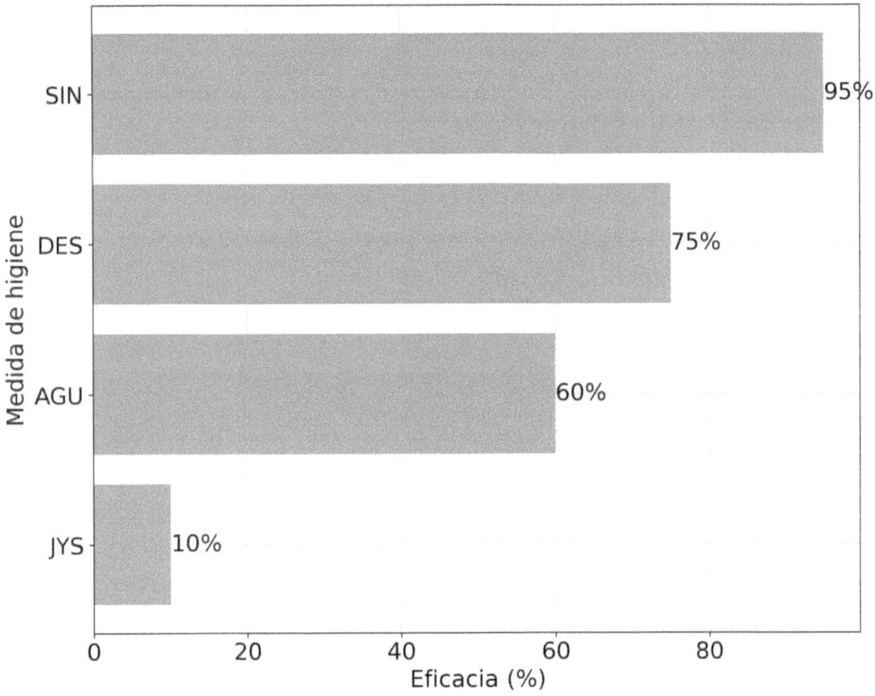

AGU: Solo agua

JYS: Jabón y agua

DES: Desinfectante

SIN: Sin higiene

Lavarse las manos con jabón muestra la mayor eficacia, reduciendo significativamente el riesgo de infección. El agua sola ofrece una protección moderada, mientras que el desinfectante de manos, aunque útil, es menos eficaz que el jabón y el agua. Ninguna práctica de higiene aumenta drásticamente el riesgo de infección.

Evitar infecciones de heridas

Cuidado limpio de heridas para la prevención de infecciones La prevención de infecciones de heridas es de gran importancia en cualquier situación médica, especialmente en la medicina de emergencia. Una kontamination con gérmenes puede tener graves consecuencias y retrasar significativamente el proceso de curación. Por lo tanto, actuar rápida y correctamente es crucial. La limpieza de la herida es el primer y más importante paso. Sirve para eliminar cuerpos extraños, suciedad y tejido muerto, que representan un sustrato ideal para las bacterias. Las heridas por mordedura profundas deben ser enjuagadas a fondo y dejadas abiertas para asegurar un drenaje óptimo [s80]. En el caso de heridas superficiales, generalmente es suficiente limpiarlas con agua limpia o una solución salina estéril. Además, se puede utilizar un antiséptico adecuado para reducir aún más la cantidad de gérmenes. Para el cuidado de la herida, siempre se deben utilizar materiales estériles, como gasas, compresas y vendajes. Un manejo inadecuado, como el uso de paños no estériles o tocar la herida con manos no lavadas, aumenta drásticamente el riesgo de infección. Después de la limpieza, se procede al cierre de la herida. Existen diferentes métodos disponibles, como suturas, grapas o adhesivos especiales para heridas. La elección del método depende del tipo y profundidad de la herida. Las heridas profundas, especialmente las lesiones por mordedura que son más profundas que superficiales, no deben cerrarse primariamente para minimizar el riesgo de un absceso de herida [s80]. Los pacientes deben ser informados sobre los diferentes métodos de cierre de heridas y sus respectivas ventajas y desventajas [s80]. En el caso de mordeduras complicadas, especialmente en manos o pies, o en pacientes con inmunosupresión o signos de infección existentes, es recomendable la derivación a un especialista [s80]. La intervención quirúrgica temprana, idealmente dentro de las 6 horas posteriores a la lesión, juega un papel crucial en el control óptimo de infecciones [s81]. El cuidado postoperatorio es tan importante como el tratamiento inicial de la herida. Los cambios regulares de vendaje con materiales estériles y la observación de la herida en busca de signos de infección, como enrojecimiento, hinchazón, dolor o formación de pus, son esenciales. Si se sospecha una infección, se debe consultar a un médico de inmediato. Una terapia antibiótica dirigida, basada en la identificación de las bacterias involucradas a través de cultivos, puede ser necesaria para combatir la infección y promover la curación [s81]. Sin embargo, la administración de antibióticos perioperatorios debe finalizar dentro de las 24 a 72 horas posteriores a la operación para evitar la aparición de resistencias [s81]. La aplicación profiláctica de antibióticos, especialmente cefalosporinas de primera generación, antes de la incisión cutánea, puede reducir el riesgo de infecciones de heridas [s82]. La depilación debe realizarse con un recortador de cabello y no con una cuchilla de afeitar, para minimizar el riesgo de microlesiones y las infecciones asociadas [s82]. En resumen, evitar infecciones de heridas es un proceso de múltiples etapas que incluye una cuidadosa limpieza de la herida, un cierre adecuado de la herida, un cuidado postoperatorio regular y, si es necesario, una terapia antibiótica dirigida. La adherencia a técnicas estériles y la capacitación del personal médico son esenciales para minimizar el riesgo de infección y garantizar una curación óptima.

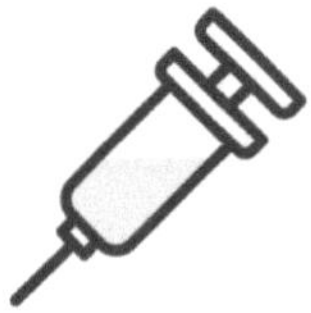

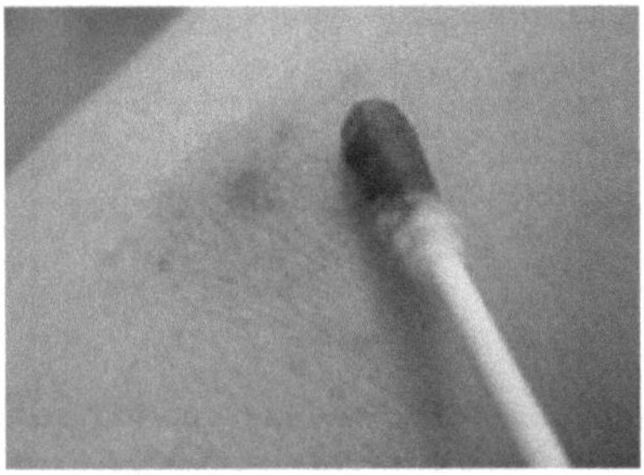

Antiséptico [i75]

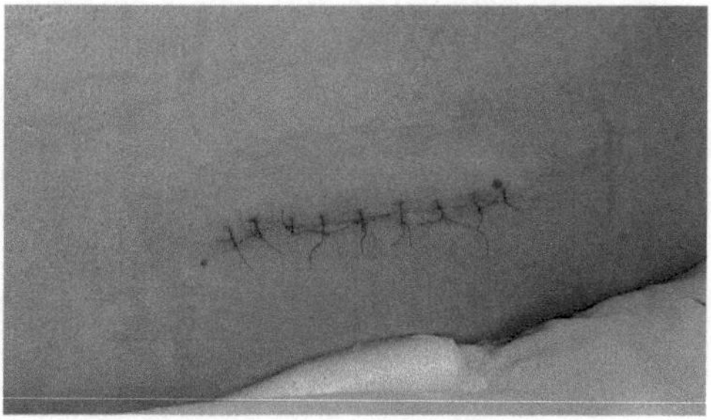

Intervención quirúrgica [i76]

Bueno saber

Aplicación Profiláctica

Aplicación preventiva de medicamentos para evitar la aparición de una enfermedad. En situaciones de supervivencia, la aplicación profiláctica de antibióticos puede ser útil en ciertos casos.

Cuidado Postoperatorio

Atención médica después de una operación. En situaciones de supervivencia, el cuidado postoperatorio a menudo se ve dificultado por recursos limitados y la falta de personal médico.

Inmunosupresión

Supresión del sistema inmunológico que aumenta la susceptibilidad a infecciones. En situaciones de supervivencia, la inmunosupresión puede verse agravada por la desnutrición o el estrés.

Microlesiones

Pequeñas lesiones en la piel que a menudo no son visibles. En situaciones de supervivencia, las microlesiones pueden ser puertas de entrada para infecciones.

Intervención Quirúrgica

Intervención quirúrgica. En situaciones de supervivencia, las intervenciones quirúrgicas a menudo solo son posibles con medios improvisados y en condiciones difíciles.

Factores de riesgo de infección de heridas

Relación entre la gravedad de la herida, el nivel de higiene y el riesgo de infección.

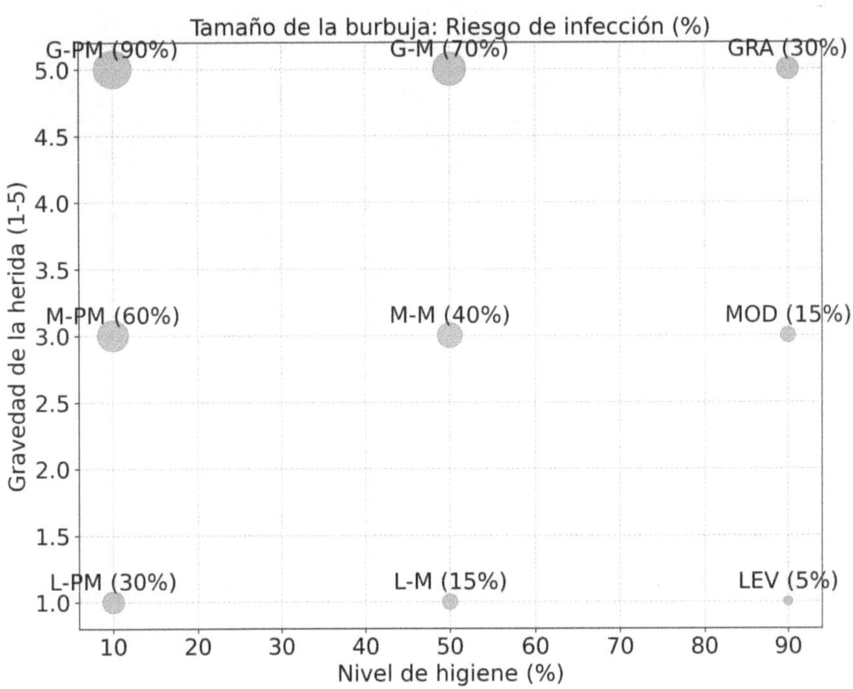

Blasengröße: Riesgo de infección (%)

G-M: Herida grave, mala higiene

G-PM: Herida grave, muy mala higiene

GRA: Herida grave, buena higiene

LEV: Herida leve, buena higiene

L-M: Herida leve, mala higiene

L-PM: Herida leve, muy mala higiene

M-M: Herida moderada, mala higiene

MOD: Herida moderada, buena higiene

M-PM: Herida moderada, muy mala higiene

El gráfico demuestra que una mayor gravedad de la herida combinada con una higiene deficiente aumenta drásticamente el riesgo de infección. Las heridas leves con buena higiene presentan el menor riesgo. Centrarse en las medidas de higiene preventiva y la atención rápida de las heridas es crucial para minimizar la probabilidad de infección.

Esterilización de instrumentos

La esterilización elimina todas las formas de vida microbiana, incluidas las esporas resistentes, y es esencial para instrumentos críticos [s83] [s84]. Se diferencia de la desinfección, que reduce los gérmenes patógenos, pero no mata todas las esporas [s83] [s84]. Existen varios métodos disponibles, incluyendo la esterilización por vapor en autoclave, calor seco o agentes esterilizantes químicos para materiales sensibles a la temperatura [s83] [s84]. La elección del método adecuado depende de la naturaleza del material del objeto a esterilizar. Un ejemplo de esto es la esterilización de instrumentos quirúrgicos en el autoclave, mientras que para dispositivos sensibles como endoscopios se utilizan agentes esterilizantes químicos. La clasificación de los instrumentos en categorías según su riesgo de contaminación (críticos, semicríticos, no críticos) determina el procedimiento requerido [s83] [s84]. Los instrumentos críticos, que penetran cavidades corporales o el sistema vascular, requieren esterilización. Los instrumentos semicríticos, que entran en contacto con mucosas o piel no intacta, necesitan una desinfección de alto nivel [s83] [s84]. Para los instrumentos no críticos, que solo entran en contacto con piel intacta, es suficiente una

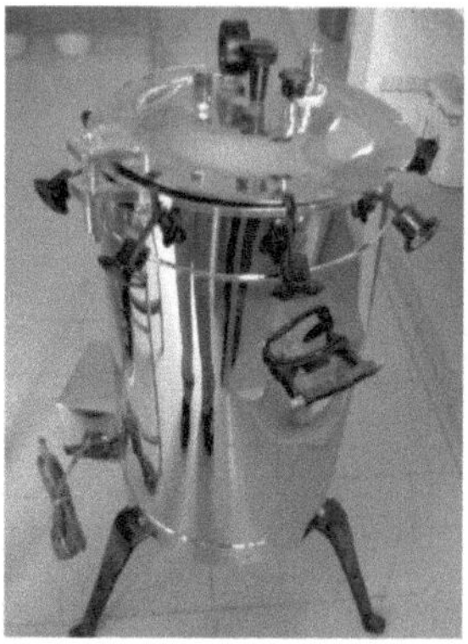

Autoclave [i77]

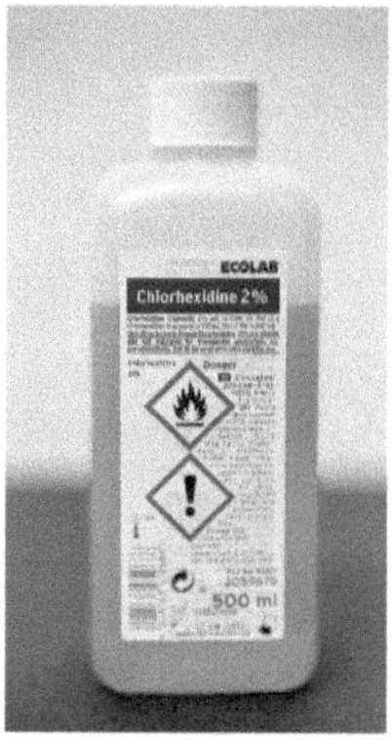

Clorhexidina [i78]

desinfección de bajo a medio nivel [s83]. La efectividad de la esterilización y desinfección se ve influenciada por varios factores: la limpieza previa del objeto, el tipo y grado de carga microbiana, así como el tiempo de contacto del agente esterilizante o desinfectante [s84]. Por lo tanto, una limpieza exhaustiva antes de la esterilización o desinfección es esencial para garantizar la efectividad. La correcta aplicación y dosificación de los agentes esterilizantes y desinfectantes de acuerdo con las indicaciones del fabricante y las recomendaciones de las autoridades competentes también son cruciales para lograr una reducción segura y efectiva de gérmenes [s84]. Nuevas tecnologías como el vapor de peróxido de hidrógeno y la luz UV

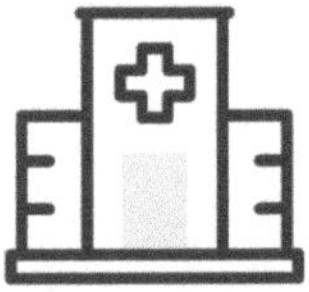

están siendo investigadas para mejorar aún más la higiene ambiental [s83]. Para aplicaciones especiales, como la colocación de catéteres venosos centrales, se aplican directrices específicas [s85]. Se deben seguir medidas máximas de barrera estéril, que incluyen el uso de gorros, mascarillas, batas estériles, guantes estériles y una cobertura corporal estéril [s85]. La piel en el sitio de inserción debe ser tratada previamente con un antiseptikum. Después de la colocación, el sitio del catéter debe ser protegido con un vendaje estéril y este debe ser cambiado regularmente [s85]. Los vendajes impregnados con clorhexidina pueden reducir adicionalmente el riesgo de infecciones por catéter [s85]. No se recomienda el cambio rutinario de catéteres para la profilaxis de infecciones; la extracción debe realizarse solo ante signos clínicos de infección [s85].

Bueno saber

Agentes esterilizantes

Sustancias químicas utilizadas para matar todos los microorganismos, incluidas las esporas. En una situación de emergencia, ciertos productos químicos, si están disponibles y se pueden aplicar de manera segura, pueden cumplir esta función.

Clorhexidina

Antiséptico de amplio espectro contra bacterias, hongos y algunos virus. Puede ser utilizado en situaciones de supervivencia para la desinfección de heridas, si está disponible.

Desinfección

Reducción del número de gérmenes patógenos en un objeto o superficie, pero sin eliminar completamente todos los microorganismos, especialmente las esporas resistentes. Importante para minimizar el riesgo de infección en el tratamiento de heridas al aire libre.

Endoscopio

Instrumentos médicos para observar cavidades corporales. Su esterilización generalmente no es relevante en situaciones de supervivencia.

Eficacia de la esterilización en entornos de supervivencia

Eficacia de los métodos comunes de esterilización de supervivencia.

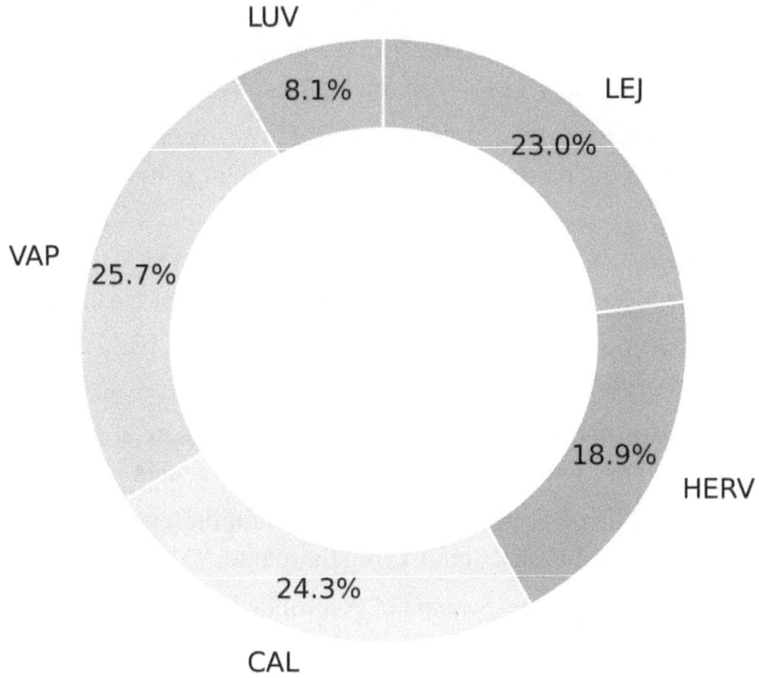

CAL: Solución de lejía (1:10, 30 min)

HERV: Ebullición (5 min)

LEJ: Lejía (1:10, 30 min)

LUV: Luz UV (luz solar directa, 6 horas)

VAP: Vapor a presión improvisado (15 min)

Mientras que la ebullición ofrece una opción fácilmente disponible con una eficacia moderada, la cocción a presión improvisada mejora significativamente las tasas de esterilización. La desinfección química con lejía proporciona una alternativa viable cuando el calor no es práctico, pero su eficacia depende en gran medida de la concentración y el tiempo de contacto adecuados. El calor seco requiere altas temperaturas y duraciones prolongadas para lograr una esterilización fiable. La limitada eficacia de la esterilización UV pone de relieve los retos de lograr una desinfección completa en contextos de supervivencia.

Consejos concretos

- Establezca una 'puerta de entrada' en una unidad de tratamiento provisional para contener contaminaciones. De esta manera, separa el área contaminada del área estéril.
- Marque las áreas y materiales para el control de infecciones de manera claramente visible, por ejemplo, con cintas de colores.
- Utilice materiales desechables tanto como sea posible, incluso improvisados a partir de materiales disponibles como bolsas de plástico.
- Establezca una 'regla de un solo sentido': el personal y los materiales se mueven solo en una dirección, del área limpia al área sucia.
- Asegúrese de que haya suficiente agua disponible, incluso si debe recoger y filtrar agua de lluvia.
- Caliente los instrumentos en agua hirviendo durante al menos cinco minutos para lograr una esterilización de emergencia.
- Designe a una persona que supervise el cumplimiento de las medidas de higiene y recuerde al equipo regularmente.
- Cree un protocolo simple para el control de infecciones y colóquelo en un lugar bien visible.
- Asigne a cada miembro del equipo un rol específico en el control de infecciones para definir claramente las responsabilidades.
- Revise regularmente el estado del equipo de protección personal y reemplace de inmediato las partes dañadas.
- Implemente un sistema de recompensas por el cumplimiento correcto de las medidas de higiene para aumentar la motivación.
- Reflexione diariamente sobre las medidas de higiene y ajústelas según sea necesario a la situación cambiante.

4. 3 Suministros y Equipo

Una atención médica integral en tiempos de crisis requiere más que solo conocimiento teórico. El adecuado almacenamiento de medicamentos y material médico es crucial, pero también presenta desafíos como la durabilidad, las necesidades individuales y la gestión de recursos limitados. Además, la capacidad de improvisar ayudas cobra importancia cuando faltan materiales estándar. Aprenda en este capítulo cómo prepararse de manera óptima y mantener su capacidad de acción incluso en situaciones extremas.

Una preparación integral para emergencias médicas no solo considera la adquisición de un equipo adecuado, sino también la revisión y complementación regular de los materiales de consumo, la comprensión del uso de medicamentos de reemplazo y la capacidad de mantener la atención médica en tiempos de crisis utilizando herramientas y técnicas improvisadas.

Equipo médico básico

Un botiquín bien equipado es la base de cualquier equipo médico básico y debe guardarse en un lugar central y de fácil acceso [s86]. Deben incluirse apósitos de diferentes tamaños, férulas de aluminio para dedos, vendajes elásticos y compresas estériles, así como vendajes triangulares, protección ocular, guantes y unas pinzas [s86]. Desinfectantes, bolas de algodón estériles y un termómetro completan el equipo básico. Para el tratamiento de heridas, son útiles antisépticos, ungüentos antibióticos, lavados oculares estériles y cremas de hidrocortisona [s86]. Un chequeo regular del botiquín con el reemplazo de artículos caducados o consumidos garantiza la disponibilidad constante. Además, un equipo médico básico, especialmente en el contexto de una preparación para emergencias de varios días, debe adaptarse a las necesidades médicas individuales. Esto incluye el almacenamiento de medicamentos recetados y la garantía de la funcionalidad de los dispositivos médicos, por ejemplo, mediante baterías de repuesto o fuentes de energía alternativas [s87]. Si es necesaria una evacuación, se debe garantizar el acceso al kit de emergencia. Documentos importantes y dispositivos médicos deben poder ser llevados [s87]. Al planificar, se deben considerar las necesidades de las personas mayores o con discapacidades. Esto incluye tanto artículos de confort como la posibilidad de proporcionar apoyo adicional [s87]. Incluso con recursos limitados, deben estar disponibles equipos de protección, camillas, vendajes compresivos, férulas y medios de comunicación [s88]. El equipo y los materiales deben estar adaptados al conocimiento y las habilidades del personal que los utilizará en caso de emergencia [s88]. Además de los conocimientos de primeros auxilios, la capacitación en medidas básicas de salvamento, como la reanimación cardiopulmonar, puede ampliar significativamente la capacidad de respuesta en situaciones de emergencia. En tal capacitación, los participantes aprenden, por

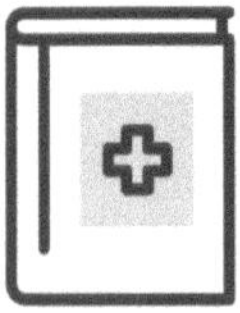

ejemplo, a aplicar la posición lateral de seguridad para asegurar la respiración de una persona inconsciente pero que respira.

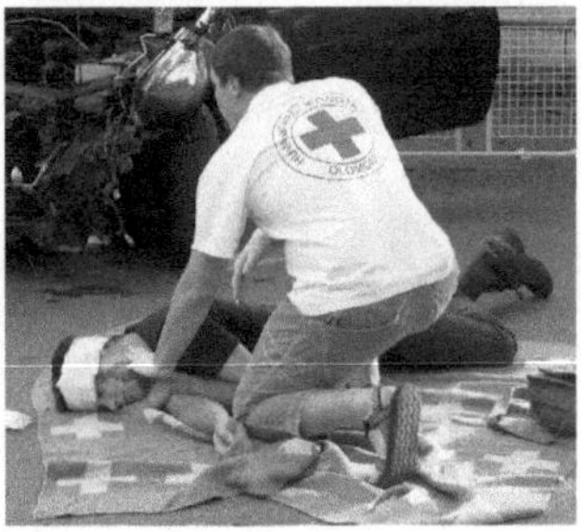

Posición lateral de seguridad (PLS) [i79]

Bueno saber

Crema de hidrocortisona

Cremas con hidrocortisona, un ingrediente antiinflamatorio. Alivian la picazón, el enrojecimiento y la hinchazón causados por picaduras de insectos, reacciones alérgicas o irritaciones cutáneas, problemas comunes en situaciones de supervivencia.

Férula de aluminio para dedos

Férulas ligeras y moldeables para estabilizar fracturas o esguinces de dedos. Prácticas para la atención inicial de lesiones en los dedos en situaciones de supervivencia, hasta que se pueda proporcionar un tratamiento médico más completo.

Lavado ocular estéril

Soluciones estériles para enjuagar cuerpos extraños o irritantes de los ojos. Imprescindibles en kits de supervivencia para tratar lesiones oculares y prevenir infecciones cuando no hay ayuda profesional disponible.

Composición del botiquín médico esencial

Distribución de artículos esenciales en un botiquín médico de supervivencia.

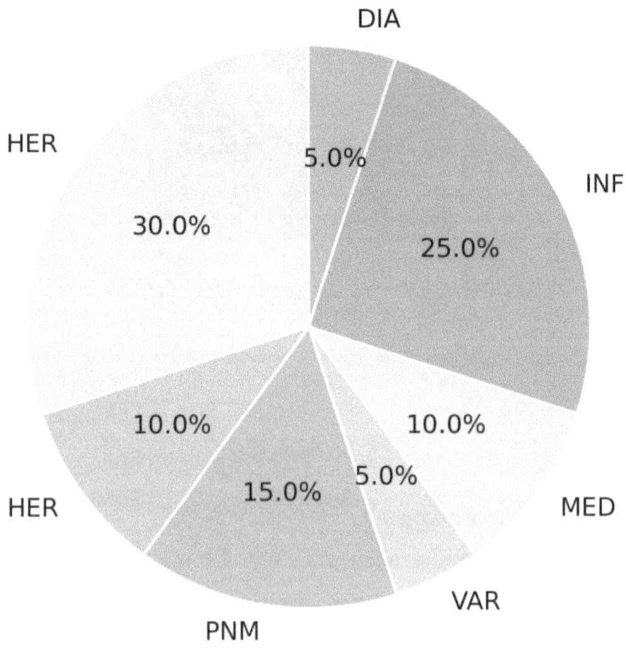

DIA: Diagnóstico (férulas, manual de primeros auxilios)

HER: Herramientas y suministros (tijeras, pinzas, termómetro)

INF: Control de infecciones (antibióticos, guantes)

MED: Medicamentos (antihistamínicos, antidiarreicos)

PNM: Manejo del dolor (analgésicos)

VAR: Varios (cinta adhesiva, imperdibles)

Este gráfico destaca la importancia de un enfoque equilibrado para la preparación médica. Si bien el cuidado de heridas y el control de infecciones representan las porciones más grandes, la inclusión del manejo del dolor, medicamentos y herramientas/suministros demuestra la necesidad de abordar una variedad de posibles problemas médicos en una situación de supervivencia. La asignación más pequeña, pero crucial, para diagnósticos y artículos misceláneos subraya la importancia de estar preparado para circunstancias imprevistas y garantizar una evaluación precisa.

Medicamentos no perecederos

La durabilidad de los medicamentos es un factor crítico para la preparación ante emergencias. Muchos preparados pierden su efectividad con el tiempo. Un medicamento caducado no solo puede ser ineficaz, sino que en ciertas circunstancias puede incluso ser perjudicial para la salud. Por lo tanto, es esencial revisar regularmente el botiquín y reemplazar los medicamentos caducados. Esto es especialmente importante para las personas con enfermedades crónicas, que dependen de una medicación continua [s89]. La pérdida o la falta de medicamentos necesarios puede llevar a un rápido deterioro de su estado de salud [s89]. Al armar un equipo de emergencia, además de un botiquín de primeros auxilios, se debe contar con un suministro de medicamentos esenciales que se necesiten regularmente. Por ejemplo, se pueden mantener cantidades adecuadas de analgésicos, antihistamínicos o medicamentos contra la diarrea. Además, es recomendable informarse sobre formas alternativas de administración o medicamentos de reemplazo [s90].

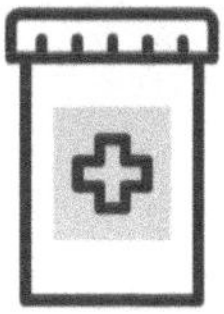

En caso de una catástrofe o escasez, se puede mantener la atención médica a pesar de los recursos limitados [s90]. Para los enfermos crónicos, la consulta con un médico es indispensable para elaborar un plan de emergencia individual que considere la dosificación y almacenamiento seguros de los medicamentos en condiciones difíciles [s89]. El almacenamiento de medicamentos debe realizarse en un lugar fresco, seco y protegido de la luz para maximizar su durabilidad. Los medicamentos deben guardarse siempre en sus envases originales para evitar confusiones y tener a mano el prospecto con información importante.

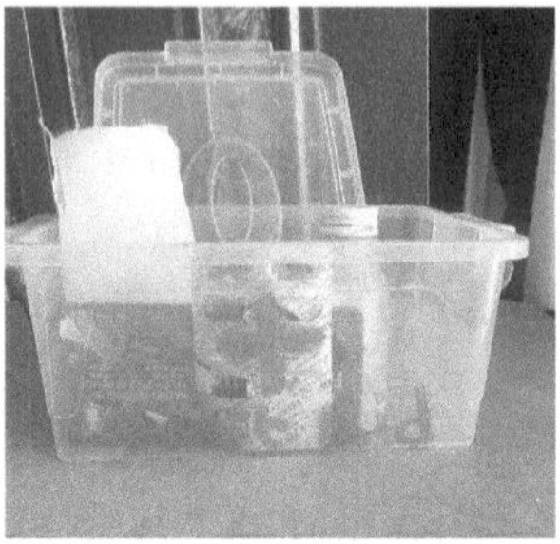

Botiquín de primeros auxilios [i80]

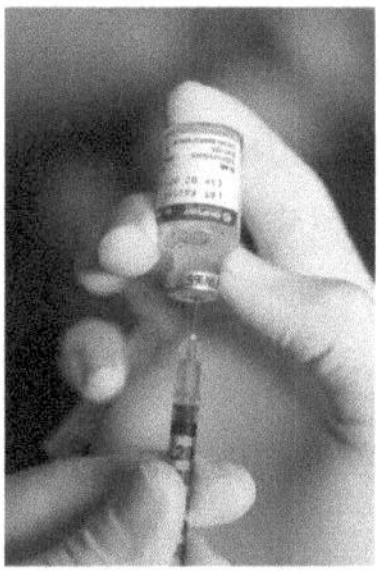

Forma farmacéutica [i81]

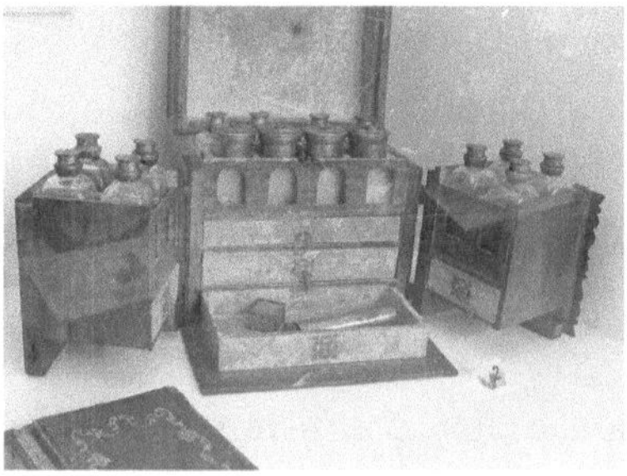

Botiquín de primeros auxilios/Kit de medicamentos de emergencia [i82]

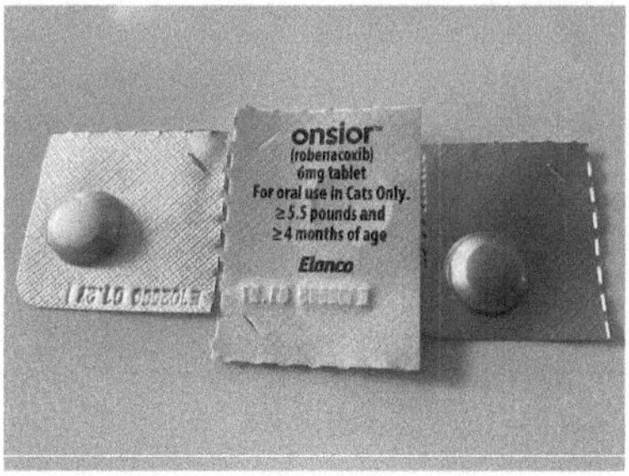

Envase de medicamentos [i83]

Bueno saber

Antihistamínicos

Los antihistamínicos son medicamentos que alivian las reacciones alérgicas bloqueando la acción de la histamina. Pueden ser útiles en picaduras de insectos, erupciones cutáneas alérgicas o fiebre del heno.

Crónico

Las enfermedades crónicas son enfermedades de larga duración que requieren tratamiento médico regular. Un suministro adecuado de medicamentos necesarios es especialmente importante en situaciones de emergencia para las personas con enfermedades crónicas.

Esencial

Esencial significa, en este contexto, vital o absolutamente necesario. Se refiere a medicamentos o equipos que pueden ser cruciales en una situación de emergencia.

Duracion de Medicamentos

Duracion de medicamentos comunes de emergencia.

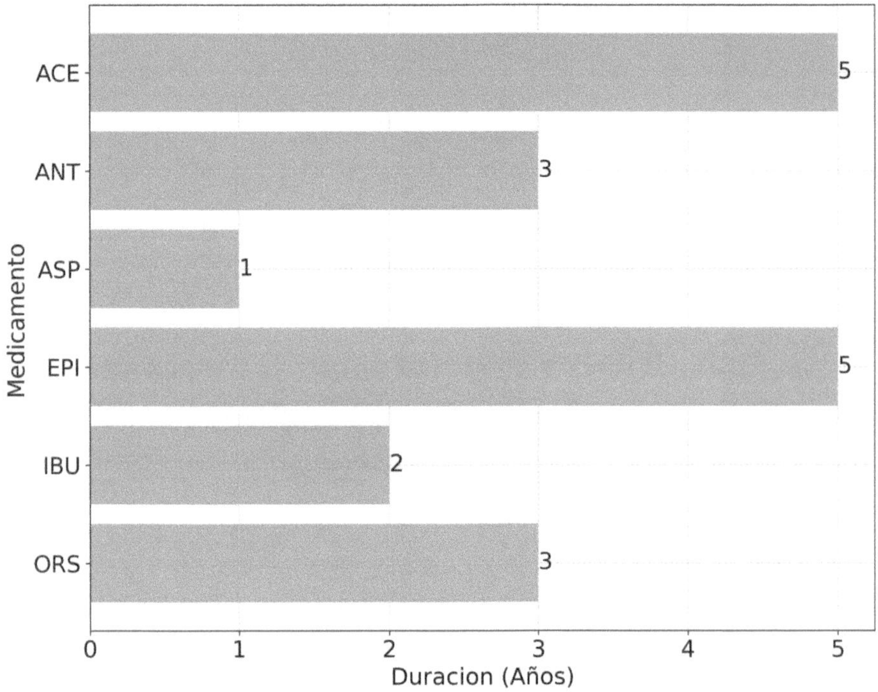

ACE: Acetaminofén

ANT: Antihistamínico

ASP: Aspirina

EPI: Epinefrina

IBU: Ibuprofeno

ORS: Sales de Rehidratacion Oral

El gráfico representa visualmente la duración variable de los medicamentos esenciales, destacando la importancia de los controles y reemplazos regulares para mantener un botiquín de emergencia funcional. Los medicamentos con una vida útil más corta requieren una atención más frecuente.

Herramientas improvisadas

En situaciones de emergencia, cuando el acceso a material médico estándar es limitado, la fabricación y aplicación de herramientas improvisadas adquiere importancia. Así, objetos y materiales cotidianos pueden cumplir funciones inesperadamente útiles. [s91] Una rama sólida y restos de tela, por ejemplo, pueden ser reutilizados como una férula provisional para un brazo roto, fijando la rama a la extremidad lesionada y asegurándola con las tiras de tela. Paños limpios pueden usarse como apósitos, mientras que una camiseta limpia, doblada en triángulo y fijada con imperdibles o cinta adhesiva, puede servir como cabestrillo. Incluso una botella de plástico, tras una limpieza exhaustiva, puede utilizarse como recipiente para líquidos estériles o para el lavado de heridas. [s91] La higiene es siempre crucial. Por lo tanto, los apósitos improvisados deben ser lo más limpios posible para evitar infecciones. El conocimiento de tales posibilidades de improvisación amplía la capacidad de acción en tiempos de crisis y puede ser vital en una emergencia. Además del uso material puro, también se puede improvisar la función de dispositivos médicos. Así, una ventilación manual, cuando no hay bolsas de ventilación disponibles, puede ser una medida que salve vidas. [s91] La preparación para tales escenarios también implica adquirir conocimientos sobre aplicaciones alternativas de objetos cotidianos y practicar técnicas médicas básicas. El desarrollo de estrategias para la improvisación en el ámbito médico ayuda a mantener la atención médica incluso en circunstancias adversas.

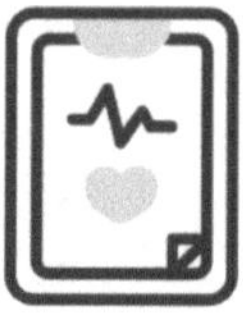

Extremidad

En medicina de emergencia, la extremidad se refiere a las extremidades del cuerpo, es decir, brazos y piernas. Al tratar lesiones, la distinción entre extremidades superiores e inferiores es importante para seleccionar las medidas adecuadas y evaluar el impacto en la movilidad del paciente.

Ventilación manual

La ventilación manual es una medida que salva vidas, en la que se apoya o se asume completamente la respiración de un paciente, presionando aire en sus pulmones. En el contexto del almacenamiento y equipamiento, es importante familiarizarse con diferentes técnicas de ventilación manual, en caso de que no haya asistencia de ventilación disponible.

Frecuencia de Uso de Ayuda Médica Improvisada

Frecuencia de uso de ayudas improvisadas en escenarios de supervivencia.

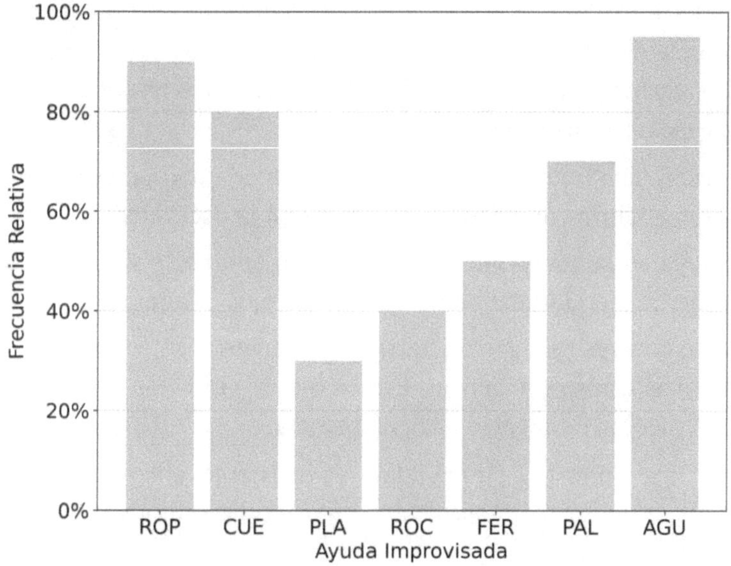

AGU: Agua (Limpieza, Hidratación)

CUE: Cuerda (Torniquetes, Amarres de férula)

FER: Férula Improvisada (De materiales disponibles)

PAL: Palos/Ramas (Férulas, Muletas)

PLA: Material Vegetal (Relleno de vendajes, antisépticos - *con precaución*)

ROC: Rocas/Piedras (Pesas, Aplicación de calor)

ROP: Ropa (Vendajes, Cabestrillos)

Los datos destacan la importancia del conocimiento adaptable y la capacidad de improvisación en situaciones de supervivencia. Los artículos comunes como la ropa y el cordaje se reutilizan con frecuencia para necesidades médicas, lo que subraya el valor del entrenamiento en improvisación. Si bien los artículos especializados como las férulas se usan con menos frecuencia, su impacto en escenarios específicos puede ser crucial. Esto enfatiza la necesidad de un enfoque equilibrado para la preparación, centrándose tanto en soluciones improvisadas comunes como especializadas.

Consejos concretos

- Empaque junto con vendajes estándar también gasas en su equipo; son versátiles, por ejemplo, para fijar férulas o para hacer vendajes de compresión.
- Complete su kit de emergencia con una pequeña aguja de coser y un hilo resistente: con esto puede reparar desgarros en ropa o equipo y, en caso necesario, suturar heridas.
- Consiga una linterna frontal con función de luz roja: esto preserva su visión nocturna al atender a pacientes en la oscuridad.
- Incluya un pequeño cuchillo en su equipo: no solo sirve para cortar vendajes, sino también para abrir empaques o tallar férulas.
- Lleve consigo guantes de trabajo resistentes además de guantes estériles: estos protegen sus manos durante trabajos de limpieza o la construcción de refugios de emergencia.
- Empaque un rollo de cinta adhesiva resistente: con esto puede sellar vendajes de forma impermeable, fijar férulas o fabricar herramientas improvisadas.
- Invierta en un contenedor de agua plegable: así siempre tendrá suficiente agua limpia disponible para el cuidado de heridas en caso de emergencia.
- Fije un pequeño espejo de señalización a su mochila de emergencia: con esto puede llamar la atención y alertar a los equipos de rescate si es necesario.
- Amplíe su conocimiento médico: aprenda a extraer dientes o a recolocar articulaciones dislocadas con medios simples.
- Entrene el uso de su equipo: solo así podrá actuar rápida y eficazmente en una situación crítica.

Revisión - 4. Atención Médica en Catástrofes

La atención médica en catástrofes nos presenta el desafío de proporcionar ayuda médica con recursos limitados y en circunstancias adversas. El éxito depende no solo del conocimiento médico, sino también de su capacidad para improvisar y de su planificación anticipada. Considere la atención de fracturas: las férulas para inmovilización son esenciales para prevenir daños adicionales. En una situación de emergencia, puede improvisarlas con ramas, palos o incluso ropa enrollada firmemente y cinta adhesiva. Recuerde colocar la férula de manera que estabilice la articulación por encima y por debajo de la fractura. En el caso de fracturas abiertas, el riesgo de infección es alto. Limpie la herida a fondo con agua limpia; el agua hervida es ideal, si es posible, y cúbrala con un vendaje lo más estéril posible. Los antibióticos son cruciales en tales casos, pero considere los riesgos de un uso inadecuado y el desarrollo de resistencia.

Las quemaduras también requieren un tratamiento cuidadoso. Enfríe la zona afectada con agua fría, lo más limpia posible, pero no con hielo, para evitar daños en los tejidos. Las quemaduras extensas provocan una pérdida significativa de líquidos y requieren una terapia de líquidos agresiva, lo que representa un gran desafío en un escenario de catástrofe. Concéntrese en proporcionar agua potable limpia. Aunque la fórmula de Parkland ofrece una guía para el cálculo de líquidos, a menudo es difícil de aplicar en la práctica. Observe al paciente de cerca en busca de signos de deshidratación y shock.

La higiene es primordial en cualquier situación médica de emergencia. Lavarse las manos con jabón, si está disponible, o usar desinfectante a base de alcohol reduce significativamente la transmisión de gérmenes. Improvise si es necesario: la ceniza y el agua pueden servir como sustituto del jabón. La esterilización de instrumentos es ideal, pero a menudo no es factible en la práctica. Concéntrese en la limpieza exhaustiva con agua hirviendo, si es posible. En el caso de heridas por punción, nunca retire objetos que estén incrustados. Estabilice el objeto y controle la hemorragia con un vendaje compresivo.

Una mochila de emergencia bien planificada es su aliado más importante. Además de artículos estándar como material de vendaje, analgésicos y antisépticos, también debe considerar sus necesidades individuales: medicamentos crónicos, alergias, dietas especiales. Revise regularmente la fecha de caducidad de sus medicamentos y reemplace los artículos que falten. Aprenda a utilizar objetos cotidianos con fines médicos. Una mochila resistente, una manta de emergencia y un buen libro de primeros auxilios son inversiones valiosas.

La atención médica en catástrofes puede parecer intimidante, pero con la preparación adecuada, puede mejorar significativamente su capacidad de acción en tiempos de crisis. Invierta en su formación, practique habilidades prácticas y planifique con anticipación. Su capacidad para actuar con calma y reflexión en una situación de emergencia puede salvar vidas, tal vez incluso la suya.

5. Medicina al Aire Libre y Prevención

¿De qué sirve el mejor botiquín de primeros auxilios si no se sabe cómo evitar peligros? La naturaleza ofrece innumerables desafíos para el cuerpo y la mente, desde temperaturas extremas hasta plantas venenosas. A través de una acción anticipada y un conocimiento sólido, muchas situaciones críticas se pueden desactivar antes de que ocurran. Este capítulo proporciona fundamentos esenciales para un comportamiento seguro en la naturaleza y muestra estrategias probadas para la minimización de riesgos. Las técnicas y principios presentados aquí pueden marcar la diferencia decisiva entre la supervivencia y el fracaso en situaciones extremas.

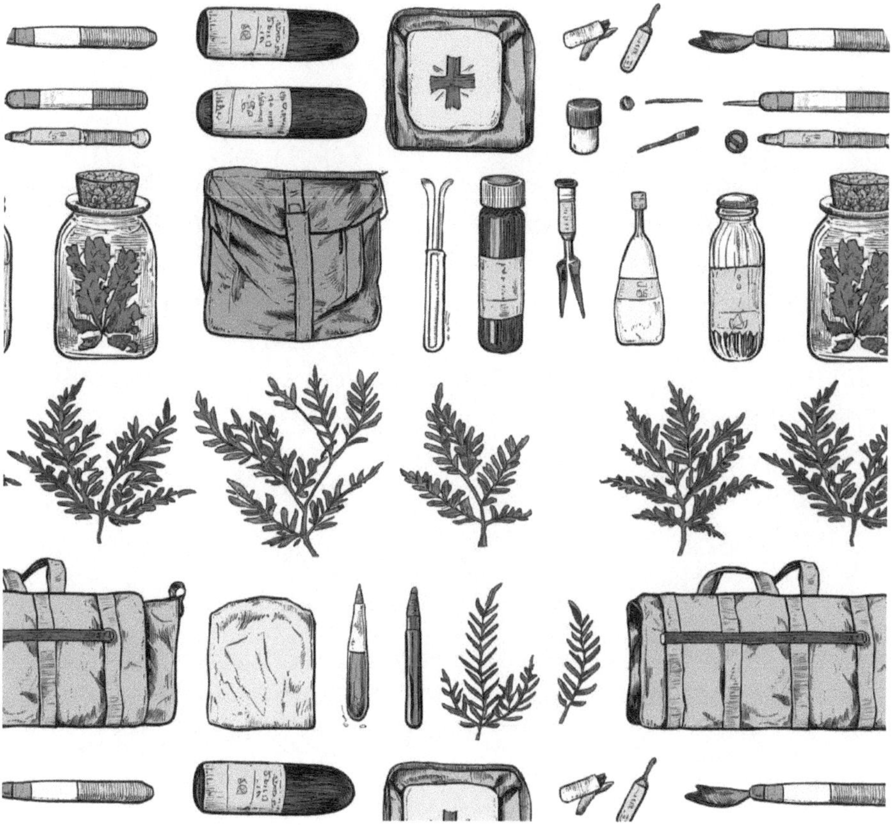

5. 1 Medidas Preventivas

La prevención en el ámbito al aire libre minimiza los riesgos para la salud y maximiza el rendimiento en entornos desafiantes. Estrategias efectivas ayudan a prevenir infecciones, lesiones y otras emergencias médicas. Factores como el sistema inmunológico, la capacidad de carga y la planificación adecuada juegan un papel decisivo. Prepárese de manera óptima y supere cada desafío: este capítulo le mostrará cómo.

Un enfoque integral para la prevención de la salud, que además de las medidas de higiene incluye la adaptación a la carga, una alimentación equilibrada, ejercicio regular y un manejo consciente de las intervenciones médicas, fortalece el sistema inmunológico de manera sostenible y aumenta la resiliencia en tiempos de crisis.

Prevención de la salud

La prevención de la salud abarca estrategias y medidas para mantener y mejorar la salud. Un aspecto importante es la prevención de enfermedades infecciosas, especialmente en el ámbito de la salud. La transmisión del VIH ocurre principalmente a través del contacto con sangre infectada, a menudo por lesiones por pinchazos de agujas [s92]. Las precauciones universales, como el uso de guantes y ropa de protección, reducen el riesgo de infección. La profilaxis post-exposición (PEP) puede prevenir una infección por VIH tras una posible exposición, pero debe iniciarse dentro de las 72 horas y no sustituye a los métodos de prevención regulares [s93]. Además de las precauciones universales, la higiene de manos, las medidas de precaución basadas en la transmisión y la correcta desinfección de los equipos médicos son esenciales para minimizar la propagación de infecciones en el ámbito de la salud [s94]. Las vacunas para el personal médico protegen tanto a los empleados como a los pacientes. Otro aspecto importante de la prevención de la salud es la realización de exámenes de salud. Los estudios muestran que los inmigrantes son menos propensos a recibir exámenes de salud, vacunas o tratamientos dentales [s95]. Las barreras lingüísticas y las diferencias culturales pueden desempeñar un papel en esto. Por lo tanto, las campañas de información dirigidas y las ofertas de bajo umbral en varios idiomas son importantes para superar las barreras de acceso y mejorar la atención médica para todos los grupos de población. La prevención de la salud personalizada, basada en una buena relación médico-paciente, puede reducir la utilización de servicios de emergencia y disminuir los costos de atención médica [s96]. Una primera cita más larga (60-90 minutos) para chequeos de salud permite una consulta detallada sobre cambios en el estilo de vida y fomenta la adherencia del paciente. Las personas mayores se benefician inicialmente más de las medidas preventivas,

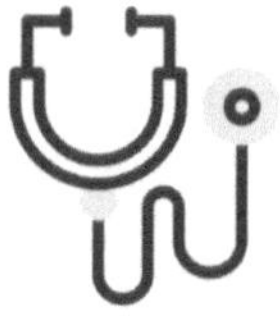

mientras que los jóvenes se benefician más tarde de los cambios en el estilo de vida a largo plazo.

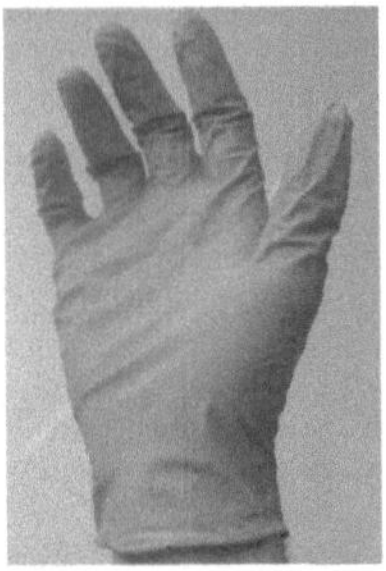

Guantes [i84]

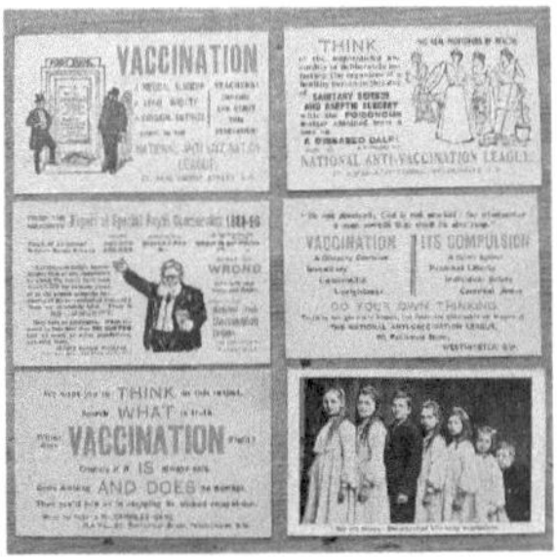

Vacunación [i85]

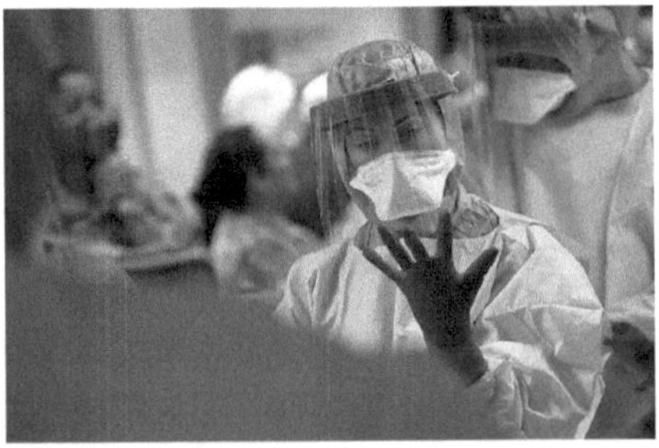

Ropa protectora [i86]

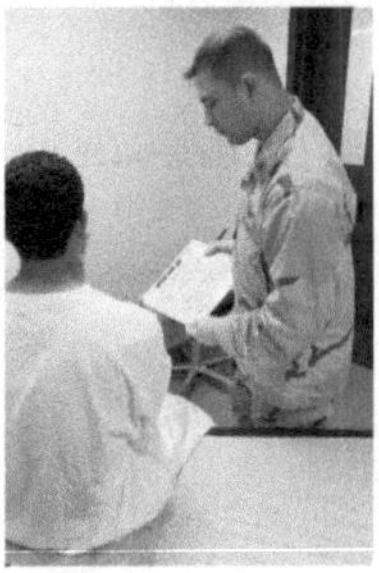

Examen médico preventivo [i87]

Medidas Preventivas en Medicina de Supervivencia

Distribución de medidas preventivas centradas en la supervivencia en la naturaleza y la preparación médica para emergencias.

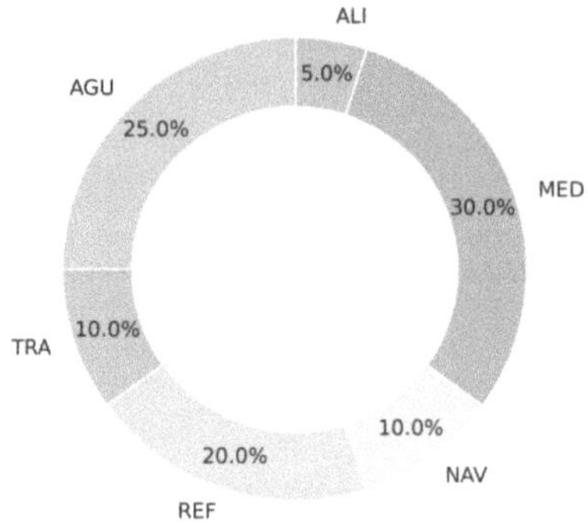

AGU: Obtención y Purificación de Agua

ALI: Obtención de Alimentos (Recolección, Caza, Pesca)

MED: Conocimientos y Habilidades Médicas (Primeros Auxilios, Medicina en Zonas Agrestes)

NAV: Navegación y Señalización

REF: Construcción de Refugios y Encendido de Fuego

TRA: Suministros de Primeros Auxilios y Atención de Traumatismos

La visualización destaca la importancia de la planificación y preparación proactivas. Una parte significativa enfatiza las habilidades y conocimientos médicos, lo que sugiere que ser capaz de tratar lesiones y enfermedades es crucial en situaciones de supervivencia. La obtención y purificación de agua también tienen un peso considerable, lo que refleja la necesidad crítica de agua potable segura. El refugio y el fuego, fundamentales para la supervivencia, representan un segmento sustancial, mientras que la navegación y la señalización, aunque más pequeñas, siguen siendo vitales para garantizar el rescate o la autosuficiencia. La asignación para primeros auxilios y atención de traumatismos subraya la posibilidad de lesiones en entornos austeros. Finalmente, la porción relativamente más pequeña dedicada a la obtención de alimentos sugiere que la supervivencia a corto plazo se basa más en la preparación médica y las necesidades inmediatas como el agua y el refugio, que en amplias habilidades de búsqueda o caza.

Adaptación al esfuerzo

La adaptación al esfuerzo describe la capacidad del cuerpo para ajustarse a las demandas físicas. El organismo reacciona a estímulos como la carga mecánica, entre otros, sobre los huesos, modificando sus estructuras y funciones. [s97] El entrenamiento regular con un aumento progresivo de la carga, como el entrenamiento de fuerza o correr, conduce a una mayor densidad ósea. [s97] No solo la intensidad de la carga, sino también la frecuencia de las sesiones de carga influyen en la adaptación del sistema esquelético. [s97] A medida que se completan más ciclos de carga, la densidad ósea aumenta de manera medible. [s97] La totalidad de la carga, es decir, la combinación de intensidad, frecuencia y número de ciclos de carga, tiene un efecto positivo en la densidad ósea. [s97] Un plan de entrenamiento con un número creciente de repeticiones y series, adaptado al nivel de rendimiento individual, promueve el desarrollo de masa ósea y fortalece así el sistema esquelético de manera sostenible.

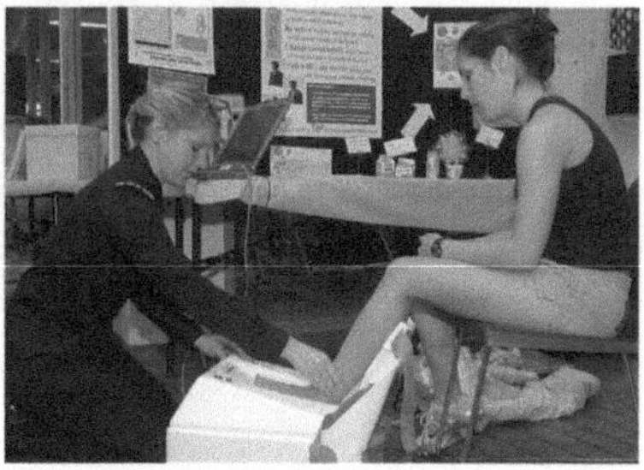

Densidad ósea [i88]

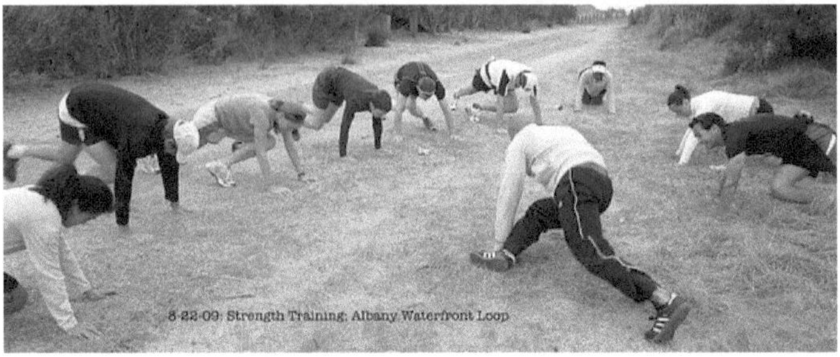

Entrenamiento de fuerza [i89]

Bueno saber

Adaptación al esfuerzo

En el contexto de la medicina de supervivencia y de emergencia, la adaptación al esfuerzo es crucial para preparar al cuerpo ante los desafíos físicos inusuales. Un cuerpo entrenado es más resistente a las lesiones y puede manejar mejor las cargas en situaciones de emergencia.

Ciclos de carga

Los ciclos de carga se refieren a la carga repetida del cuerpo, por ejemplo, al correr o levantar. Un número suficiente de ciclos de carga es importante para el mantenimiento y desarrollo de la masa ósea, lo que aumenta la resistencia en situaciones de supervivencia.

Densidad ósea

La densidad ósea es una medida de la resistencia de los huesos. Una mayor densidad ósea reduce el riesgo de fracturas, lo que puede ser vital en una situación de supervivencia.

Sistema esquelético

El sistema esquelético es la estructura de soporte del cuerpo y protege los órganos vitales. En situaciones de supervivencia, un sistema esquelético fuerte es importante para evitar lesiones por caídas u otros traumas.

Degradación del rendimiento bajo estrés

Ilustra la disminución del rendimiento físico y cognitivo bajo presión a lo largo del tiempo.

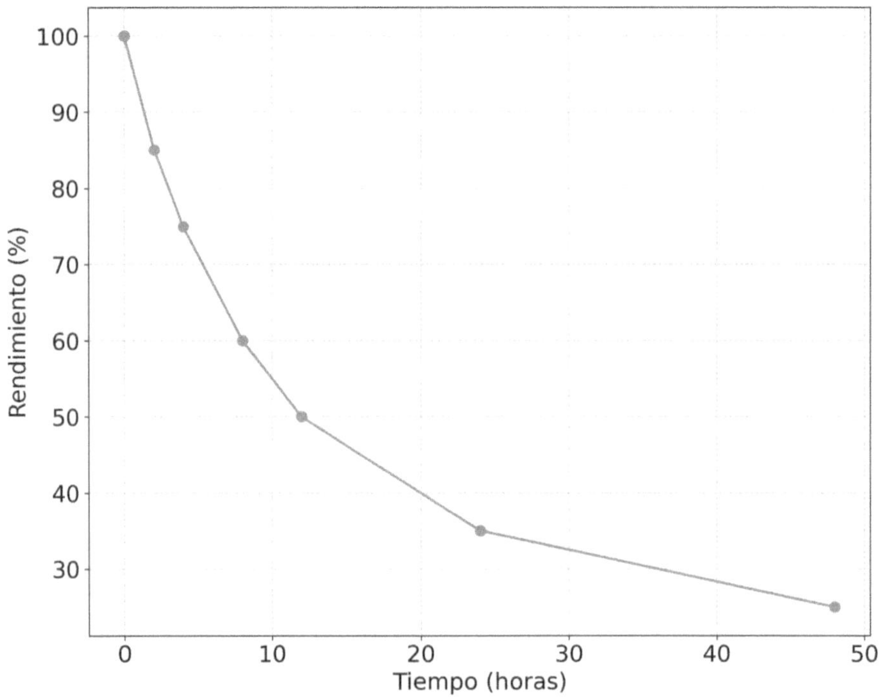

El gráfico muestra una rápida disminución inicial del rendimiento seguida de una disminución más lenta, pero continua. Esto destaca la importancia de la intervención temprana y las técnicas de manejo del estrés en situaciones de supervivencia. El estrés prolongado afecta significativamente la capacidad de un individuo para realizar tareas esenciales, lo que impacta sus posibilidades de supervivencia.

Fortalecimiento del sistema inmunológico

Un sistema inmunológico robusto es la base para la resistencia a los patógenos. Además de evitar infecciones mediante medidas de higiene como el lavado de manos a fondo [s98], un enfoque preventivo que se centra en el fortalecimiento de las defensas naturales del cuerpo contribuye significativamente a la salud [s99]. La prevención primaria, que se enfoca en promover la salud general, incluye estrategias como una alimentación equilibrada y ejercicio regular [s99]. Una dieta rica en nutrientes proporciona al cuerpo vitaminas y minerales esenciales que son fundamentales para el funcionamiento del sistema inmunológico. Un plan de entrenamiento que incluya tanto elementos de resistencia como de fuerza puede optimizar la respuesta inmune y reducir la susceptibilidad a infecciones. Por ejemplo, un plan de entrenamiento semanal con tres sesiones de entrenamiento de resistencia, como correr o andar en bicicleta, y dos sesiones de entrenamiento de fuerza, utilizando el propio peso corporal o pesas ligeras, puede fortalecer las defensas. Esta combinación de alimentación y ejercicio constituye una base importante para un sistema inmunológico resistente. Además, evitar intervenciones médicas excesivas, un punto clave de la prevención cuaternaria [s99], es relevante para no sobrecargar innecesariamente el sistema inmunológico. Demasiados medicamentos o tratamientos pueden alterar el equilibrio natural del cuerpo y debilitar las defensas. Un manejo consciente de las intervenciones médicas y el enfoque en métodos naturales de promoción de la salud ayudan a mantener un sistema inmunológico fuerte y funcional.

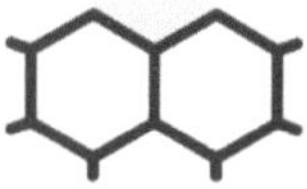

Bueno saber

Alimentación equilibrada

Una dieta que proporciona todos los nutrientes necesarios en las cantidades adecuadas para mantener el cuerpo saludable en una situación de supervivencia. Esto incluye el conocimiento de plantas silvestres comestibles y la preparación segura de alimentos.

Prevención

Medidas preventivas para evitar enfermedades o lesiones, como vacunaciones o la provisión de suministros.

Infecciones

La entrada y multiplicación de patógenos en el cuerpo, lo que puede llevar a enfermedades. En el contexto de supervivencia, las infecciones son una amenaza seria y su prevención a través de la higiene y el cuidado de heridas es esencial.

Medidas de higiene

Prácticas para mantener la limpieza y la salud, con el fin de prevenir infecciones, como el lavado de manos, hervir agua o la construcción de letrinas.

Prevención cuaternaria

Se refiere a medidas que buscan evitar tratamientos médicos innecesarios y así prevenir daños. En el contexto de supervivencia, esto puede significar recurrir a métodos de curación naturales cuando sea posible y aplicar procedimientos invasivos solo en caso de emergencia.

Estrategias para fortalecer el sistema inmunológico

Eficacia e intensidad de recursos de los métodos de refuerzo inmunológico.

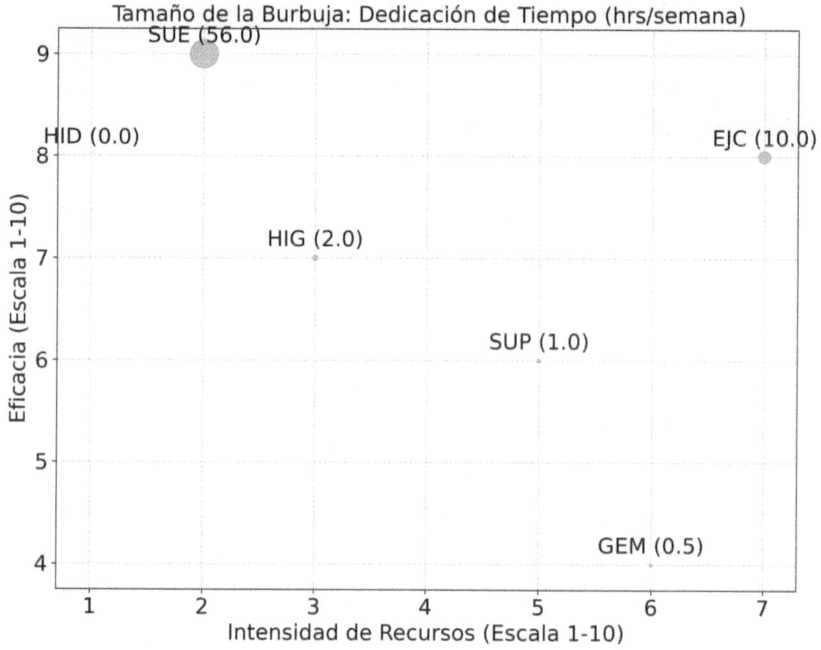

Blasengröße: Dedicación de Tiempo (hrs/semana)

EJC: Ejercicio Físico	GEM: Gestión del Estrés
HID: Hidratación	HIG: Prácticas de Higiene
SUE: Sueño	SUP: Suplementación

El sueño y la hidratación muestran una alta eficacia con una baja inversión de recursos. La suplementación ofrece una eficacia moderada, pero puede requerir muchos recursos. Si bien el estado físico aumenta significativamente la inmunidad, requiere mucho tiempo y esfuerzo. Las prácticas de higiene ofrecen una buena eficacia para una inversión de recursos relativamente baja, lo que destaca su importancia. El gráfico sugiere priorizar el sueño, la hidratación y la higiene para un apoyo inmunológico eficiente, al tiempo que se considera la suplementación y el estado físico en función de los recursos y las prioridades individuales.

Consejos concretos

- Considere la posibilidad de adquirir una pequeña bomba de filtro de agua manual para garantizar el acceso a agua potable en caso de emergencia.
- Infórmese sobre plantas silvestres comestibles en su región y practique su identificación para complementar su suministro de alimentos en caso de emergencia.
- Entrene regularmente su capacidad de orientación con mapa y brújula, para poder encontrar su camino sin GPS.
- Desarrolle una señal de emergencia personal que usted y sus acompañantes puedan usar en caso de separación.
- Consiga un pequeño cuaderno resistente a la intemperie y un bolígrafo para documentar información importante, observaciones o el curso de una enfermedad.
- Incluya un pequeño silbato en su kit de emergencia: es más ligero y ahorra espacio que un cuerno de señalización y aún puede llamar la atención de manera efectiva.
- Practique encender fuego con diferentes métodos, como con un ferrocerio y yesca, para poder encender un fuego incluso en condiciones húmedas.
- Aprenda técnicas básicas de nudos para asegurar objetos en caso de emergencia, construir una camilla improvisada o erigir un refugio.
- Consiga un libro de primeros auxilios para la vida silvestre y léalo regularmente para refrescar su conocimiento sobre medicina al aire libre.
- Simule situaciones de emergencia para entrenar su capacidad de reacción e improvisación.
- Reflexione sobre sus experiencias después de cada actividad al aire libre e identifique áreas de mejora en su equipo o comportamiento.

5. 2 Detección de Peligros

Los peligros acechan en la naturaleza de manera diversa e inesperada. Desde fenómenos meteorológicos extremos hasta animales venenosos y patógenos, la vida silvestre conlleva riesgos que, en situaciones críticas, requieren decisiones vitales. Un comportamiento inadecuado puede tener consecuencias graves, desde infecciones y envenenamientos hasta lesiones potencialmente mortales. Este capítulo proporciona el conocimiento necesario para reconocer y evaluar adecuadamente los peligros potenciales en el ámbito al aire libre. Prepárese y aprenda a leer las señales de la naturaleza: su seguridad depende de ello.

Los eventos climáticos extremos aumentan el riesgo de infecciones, por lo tanto, la higiene, la desinfección y las vacunas son esenciales en tiempos de crisis.

Riesgos meteorológicos

Los riesgos meteorológicos representan peligros significativos en situaciones de emergencia. Además de las amenazas evidentes como la hipotermia o el golpe de calor, los eventos climáticos extremos a menudo conllevan riesgos de salud inesperados. Las lluvias intensas, las inundaciones y los huracanes pueden facilitar la propagación de infektionskrankheiten, especialmente en regiones con infraestructura insuficiente. [s100] Las lesiones causadas por escombros voladores o edificios colapsados aumentan la susceptibilidad a infecciones de heridas. El contacto con agua contaminada puede provocar infecciones cutáneas y infecciones de tejidos blandos. Al mismo tiempo, el riesgo de infecciones gastrointestinales y infecciones respiratorias aumenta debido a la falta de higiene y la propagación de patógenos en áreas inundadas. [s100] Las grupos vulnerables, como los ancianos o las personas con enfermedades preexistentes, son especialmente afectados. Por lo tanto, es esencial un enfoque proactivo. Llevar un botiquín de primeros auxilios con desinfectantes, suministros para el cuidado de heridas y medicamentos suficientes es recomendable. El agua debe ser hervida o desinfectada de otra manera antes de beber. La ropa de protección y un repelente de insectos ayudan a minimizar el riesgo de enfermedades transmitidas por vectores, como la malaria o el dengue, cuyos patrones de propagación pueden verse afectados por catástrofes hidrológicas. [s100] Aunque los restos humanos tras tales eventos no representan un riesgo de infección relevante, [s100] las medidas de protección deben ser seguidas de manera consistente. Las vacunaciones tempranas contra el tétanos, el tifus y la hepatitis A pueden ofrecer protección adicional.

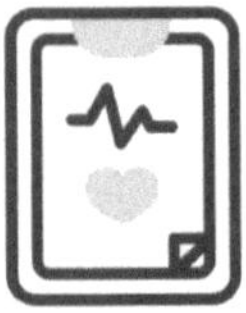

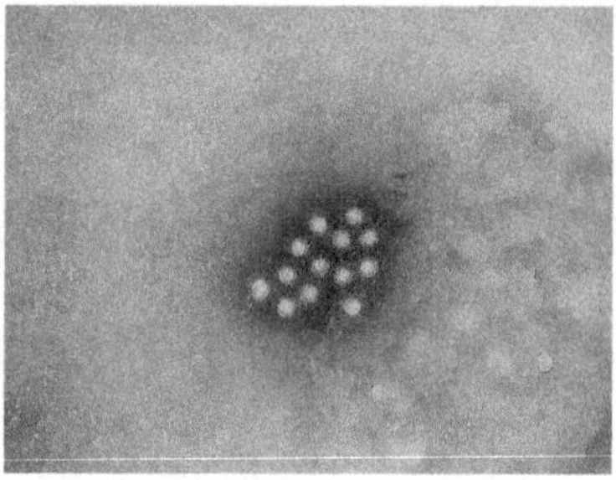

Hepatitis A [i90]

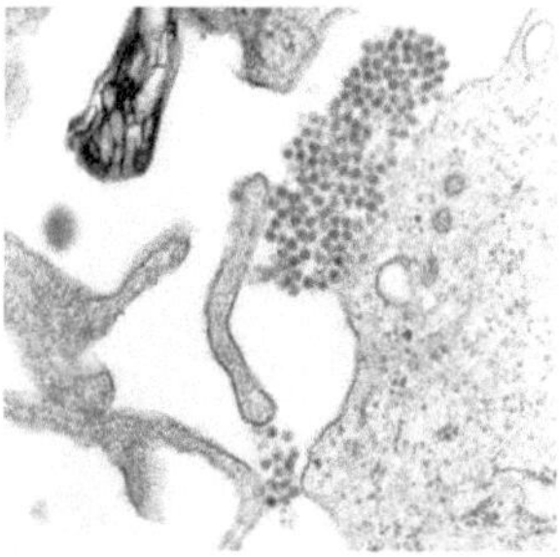

Fiebre del dengue [i91]

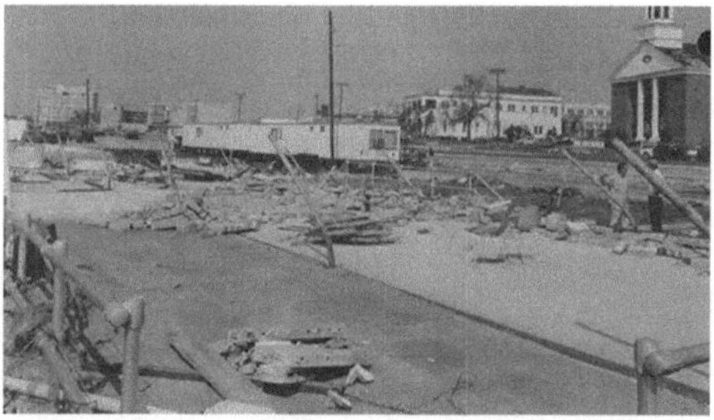

Huracán [i92]

Hidrológico

Hidrológico se refiere al agua, su ciclo y su distribución en la Tierra. Las catástrofes hidrológicas como las inundaciones pueden influir en la propagación de enfermedades.

Dengue

El dengue es una enfermedad viral transmitida por mosquitos que causa fiebre alta, dolores de cabeza intensos, dolores musculares y erupciones cutáneas.

Grupo vulnerable

Los grupos vulnerables, como los ancianos, los niños y las personas con enfermedades preexistentes, están especialmente en riesgo en situaciones de emergencia y requieren atención y apoyo especiales.

Infección de tejidos blandos

Las infecciones de tejidos blandos afectan el tejido debajo de la piel, como músculos y tejido adiposo. Pueden ser causadas por bacterias, hongos o parásitos y a menudo requieren tratamiento médico.

Infección respiratoria

Las infecciones respiratorias afectan los pulmones y las vías respiratorias y pueden variar desde un simple resfriado hasta una grave neumonía. La tos, la dificultad para respirar y la fiebre son síntomas comunes.

Riesgos Climáticos Comunes en Situaciones de Supervivencia

Frecuencia de Riesgos Climáticos

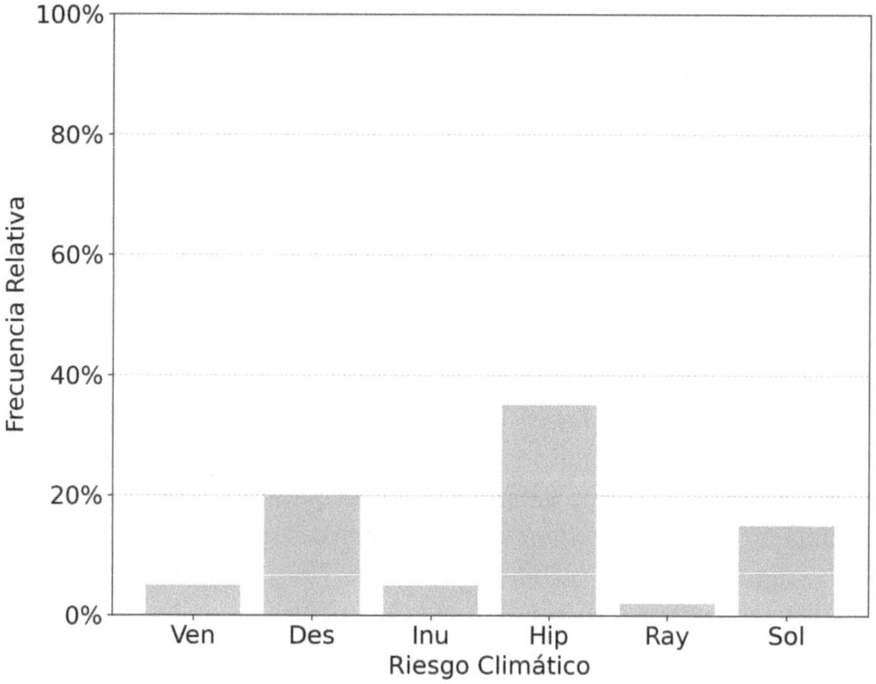

Des: Deshidratación

Hip: Hipotermia

Inu: Inundación Repentina

Ray: Rayo

Sol: Quemadura Solar/Exposición

Ven: Ventisca

Este gráfico destaca las frecuencias relativas de varios peligros relacionados con el clima en escenarios de supervivencia. La hipotermia y la hipertermia presentan amenazas significativas, lo que enfatiza la importancia de las estrategias de regulación de la temperatura. La deshidratación, a menudo exacerbada por el calor, también representa un riesgo considerable. Si bien son menos frecuentes, los eventos climáticos severos como inundaciones repentinas y ventiscas pueden ser catastróficos, lo que subraya la necesidad de preparación y respuesta rápida. Comprender estos riesgos permite una preparación priorizada y una toma de decisiones informada en situaciones de supervivencia.

Animales peligrosos

Los peligros animales representan una amenaza seria en la vida silvestre. Insectos, arañas y escorpiones pueden inyectar veneno a través de mordeduras o picaduras, lo que provoca reacciones locales como dolor, hinchazón y enrojecimiento. [s101] Las reacciones alérgicas a los venenos de insectos son posibles y varían desde erupciones cutáneas hasta shock anafiláctico potencialmente mortal. En caso de picaduras en la boca y la garganta, existe el riesgo de asfixia debido a la hinchazón resultante. Por ejemplo, una picadura de una araña de embudo puede llevar a la insuficiencia respiratoria, especialmente en niños y ancianos. [s101] Además de picaduras y mordeduras, existen otras fuentes de peligro en el reino animal. El contacto con pelos de orugas venenosas puede causar irritaciones severas en la piel y inflamaciones. Anfibios y reptiles venenosos, como ciertas ranas, sapos, salamandras y serpientes, secretan toxinas a través de su piel o mediante mordeduras, que tienen diferentes efectos en el organismo humano, desde molestias locales hasta intoxicaciones sistémicas. También los animales salvajes más grandes representan peligros. Depredadores como osos, lobos o grandes felinos pueden causar lesiones graves a través de mordeduras y rasguños. Incluso los herbívoros como ciervos o jabalíes pueden atacar y herir si se sienten amenazados. Para minimizar el riesgo de ataques animales, se debe comportar con precaución en su hábitat, almacenar los desechos de manera segura y no dejar alimentos expuestos. La ropa clara y los repelentes de insectos ayudan a reducir las picaduras. Al encontrarse con animales salvajes, es recomendable mantener la calma, retroceder lentamente y evitar el contacto visual directo. Después de una mordedura o picadura de araña, se debe limpiar la herida y mantenerla elevada. En caso de síntomas graves o sospecha de una reacción alérgica, se debe buscar atención médica de inmediato.

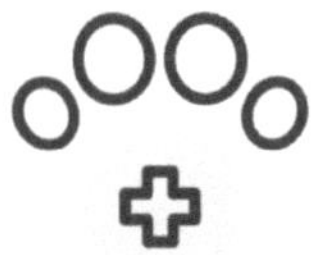

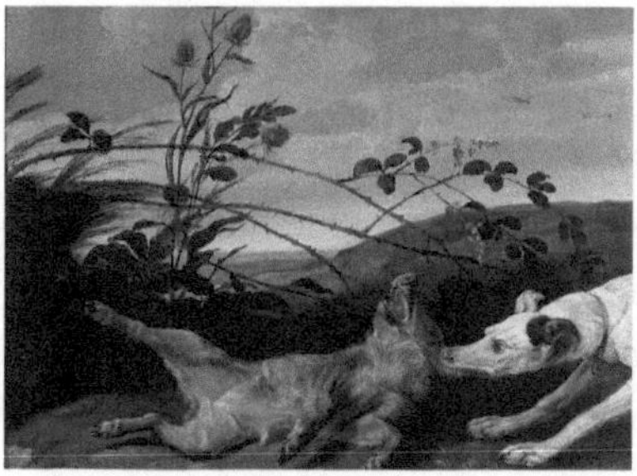

Jabalí [i93]

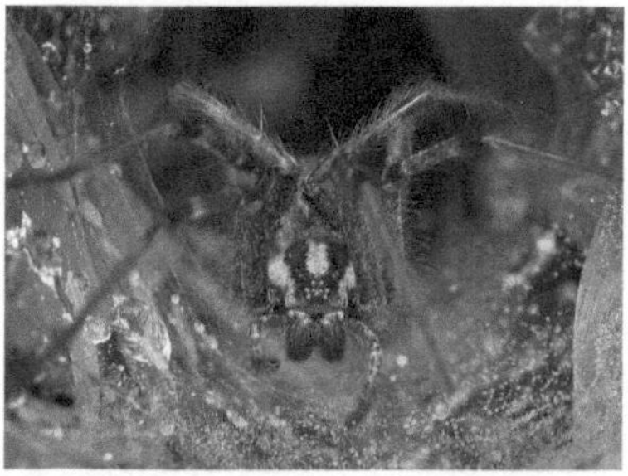

Araña de tela en embudo [i94]

Bueno saber

Intoxicación sistémica

Una intoxicación sistémica ocurre cuando las sustancias tóxicas ingresan al torrente sanguíneo y se distribuyen por todo el cuerpo. Los síntomas varían según el tipo de veneno, pero pueden resultar en fallo orgánico, daños neurológicos o la muerte. En una situación de supervivencia, la identificación de la fuente de veneno y la implementación de medidas adecuadas para la desintoxicación son cruciales.

Shock anafiláctico

Un shock anafiláctico es una reacción alérgica grave y potencialmente mortal que puede ocurrir en segundos o minutos tras el contacto con un alérgeno. Los síntomas incluyen dificultad para respirar, mareos, urticaria y caída de la presión arterial. En el contexto de supervivencia, actuar rápidamente es crucial para mantener las vías respiratorias despejadas y estabilizar la circulación.

Nivel de peligro de los animales

Comparación de los niveles de peligro de los animales.

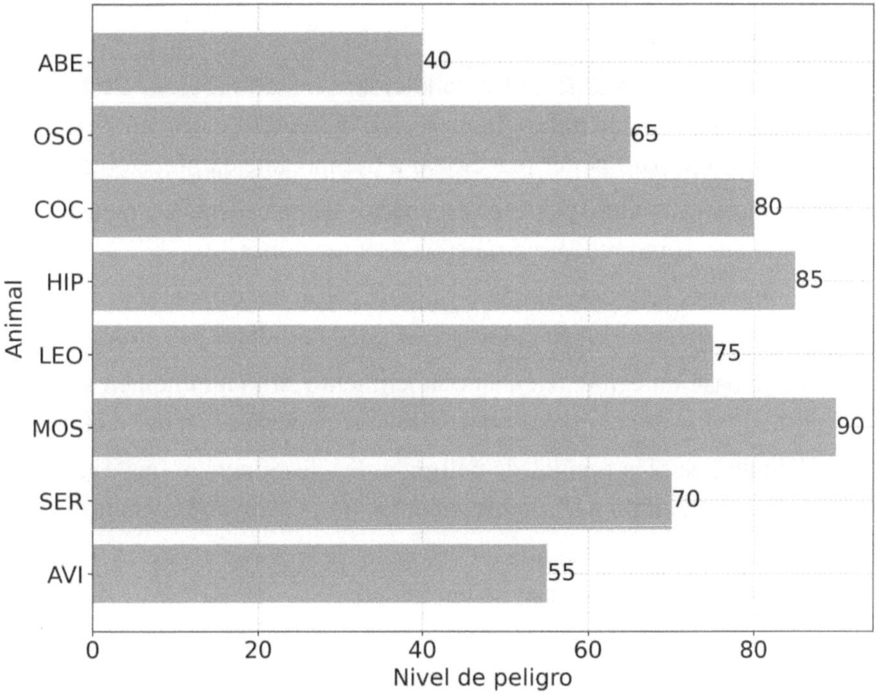

ABE: Abeja (africanizada)

COC: Cocodrilo

LEO: León

OSO: Oso negro

AVI: Avispa (Varias)

HIP: Hipopótamo

MOS: Mosquito

SER: Serpiente (venenosa)

El gráfico de barras horizontales representa visualmente el peligro relativo que representan las diferentes especies animales, destacando aquellas que requieren mayor precaución y preparación en un contexto de supervivencia. Los animales con valores más altos representan una amenaza significativamente mayor para la seguridad humana.

Consejos concretos

- Escanee regularmente su entorno en busca de posibles fuentes de peligro, como ramas colgantes, rocas sueltas o terreno irregular.
- Preste atención a los cambios en la fauna: las alarmas de aves o el comportamiento inusual de la vida silvestre pueden indicar un peligro cercano.
- Observe cuidadosamente las condiciones meteorológicas e interprete las formaciones de nubes, la dirección del viento y los cambios de temperatura para poder reaccionar a tiempo ante cambios climáticos.
- Simule en su mente posibles escenarios de emergencia y piense de antemano cómo reaccionaría en tales situaciones.
- Entrene sus sentidos: agudice su percepción de los sonidos, olores y cambios visuales en su entorno que puedan indicar peligros.
- No se base únicamente en su conocimiento, sino también en su intuición: si tiene un mal presentimiento, investigue o evite el área.
- Discuta posibles fuentes de peligro antes de comenzar una excursión y desarrolle junto a sus acompañantes un plan de emergencia.
- Defina roles claros para la emergencia, para poder actuar rápida y coordinadamente en caso de necesidad.
- Analice accidentes o situaciones de emergencia que ya han ocurrido para aprender de ellos para sus futuras excursiones.
- Documente sus observaciones y experiencias después de cada excursión para mejorar continuamente su conciencia sobre los peligros.
- Reflexione sobre su propio comportamiento e identifique posibles fuentes de error que podrían causar problemas en una situación de emergencia.

5. 3 Medidas de Autoprotección

La autoprotección en situaciones de supervivencia y emergencia abarca tanto la preparación física como el equipo adecuado y el comportamiento apropiado. Los eventos imprevisibles y las situaciones de estrés imponen altas exigencias al cuerpo y a la mente. Las medidas efectivas minimizan los riesgos y aumentan las posibilidades de supervivencia. El cuidado del equipo asegura la funcionalidad de herramientas vitales. El mantenimiento y la inspección correctos del material médico y otros objetos de equipo son esenciales para su fiabilidad en caso de emergencia. Las normas de comportamiento en situaciones de crisis influyen de manera decisiva en el éxito de las medidas médicas y en la propia supervivencia. Prepárese de manera óptima y enfrente cada desafío: este capítulo le proporciona el conocimiento necesario.

El autocuidado continuo y la prevención de la salud aumentan la resiliencia en situaciones de crisis.

Preparación física

La preparación física en el contexto de la autoprotección y la medicina de emergencia abarca más que solo la condición física. Implica preparar el cuerpo para cargas imprevistas y situaciones de estrés. Un programa de entrenamiento adaptado individualmente forma la base. Los principiantes deben comenzar con ejercicios para las extremidades superiores e inferiores extremidades, entrenando con poca resistencia y muchas repeticiones para desarrollar la musculatura y evitar lesiones [s102]. Los avanzados pueden aumentar gradualmente la intensidad y la resistencia. Lo mismo ocurre con el entrenamiento de resistencia: un aumento lento de la carga durante semanas y meses permite que el sistema cardiovascular y el aparato locomotor se adapten [s102]. Por ejemplo, quien corre regularmente 5 kilómetros no debe duplicar la distancia de forma abrupta, sino aumentar unos pocos cientos de metros por semana. También en el entrenamiento de intervalos de alta intensidad es recomendable una adaptación gradual al nivel de condición física actual [s102]. Antes de cada entrenamiento, debe realizarse un calentamiento dinámico para preparar la musculatura para la carga y minimizar el riesgo de lesiones [s102]. Después del entrenamiento, es importante una fase de enfriamiento para reducir lentamente la frecuencia cardíaca y permitir que el cuerpo se recupere [s102]. Los períodos de transición, como después de una enfermedad o lesión, requieren una intensidad de entrenamiento adaptada. El regreso gradual al nivel de condición física anterior previene nuevas lesiones o sobrecargas [s102]. Además del entrenamiento, la ingesta de líquidos juega un papel crucial. La ingesta regular de líquidos previene problemas relacionados con el calor y mantiene el rendimiento [s102]. La adaptación a las condiciones ambientales, como el calor o la altitud, también es importante. Una aclimatación gradual minimiza el riesgo de enfermedades por esfuerzo [s102]. Especialmente en entornos desconocidos, es recomendable tomarse el tiempo para

acostumbrarse a las condiciones antes de someterse a esfuerzos físicos mayores. Un programa de entrenamiento debe considerar limitaciones de salud, incluso aquellas que pueden no estar reconocidas [s102]. Se recomiendan chequeos médicos regulares para evaluar el estado de salud y ajustar el programa de entrenamiento en consecuencia.

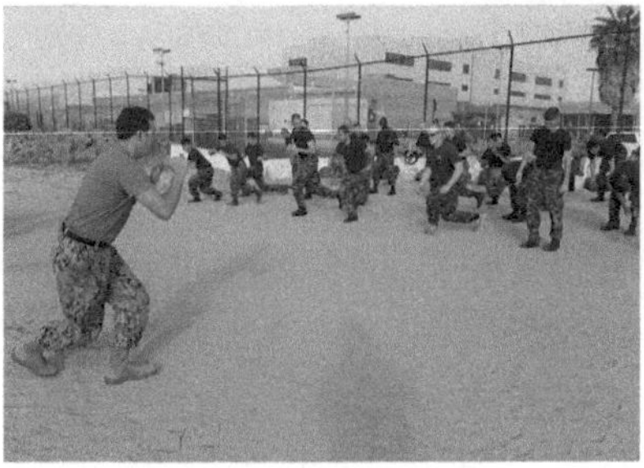

Calentamiento dinámico [i95]

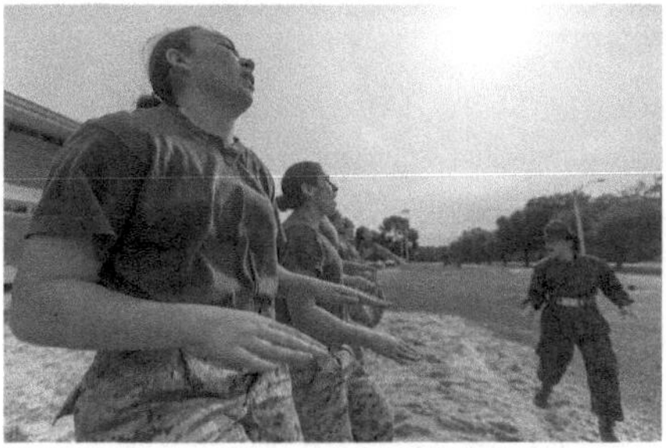

Entrenamiento a intervalos de alta intensidad (HIIT) [i96]

Calentamiento dinámico

Antes de realizar esfuerzos físicos en la naturaleza, es importante un calentamiento dinámico para preparar músculos y articulaciones para la carga y reducir el riesgo de lesiones. Esto puede incluir ejercicios de estiramiento simples y patrones de movimiento que simulan las actividades que se realizarán.

Entrenamiento de intervalos de alta intensidad

El entrenamiento de intervalos de alta intensidad puede aumentar rápidamente la resistencia y la fuerza, pero también conlleva un mayor riesgo de lesiones. En una situación de supervivencia, este método de entrenamiento debe aplicarse con precaución y solo en buena forma física.

Ingesta de líquidos

Una ingesta adecuada de líquidos es vital en situaciones de supervivencia para evitar la deshidratación, que puede llevar a pérdidas de rendimiento, problemas de salud y, en casos extremos, a la muerte. Encontrar fuentes de agua y purificarla es, por lo tanto, una tarea prioritaria.

Sistema cardiovascular

El sistema cardiovascular está sometido a enormes cargas en situaciones de supervivencia. El entrenamiento de resistencia fortalece el corazón y mejora la circulación, lo que aumenta la capacidad del cuerpo para manejar el estrés y los desafíos físicos.

Progreso de la Preparación Física

Mejora en las habilidades clave de supervivencia a lo largo del tiempo.

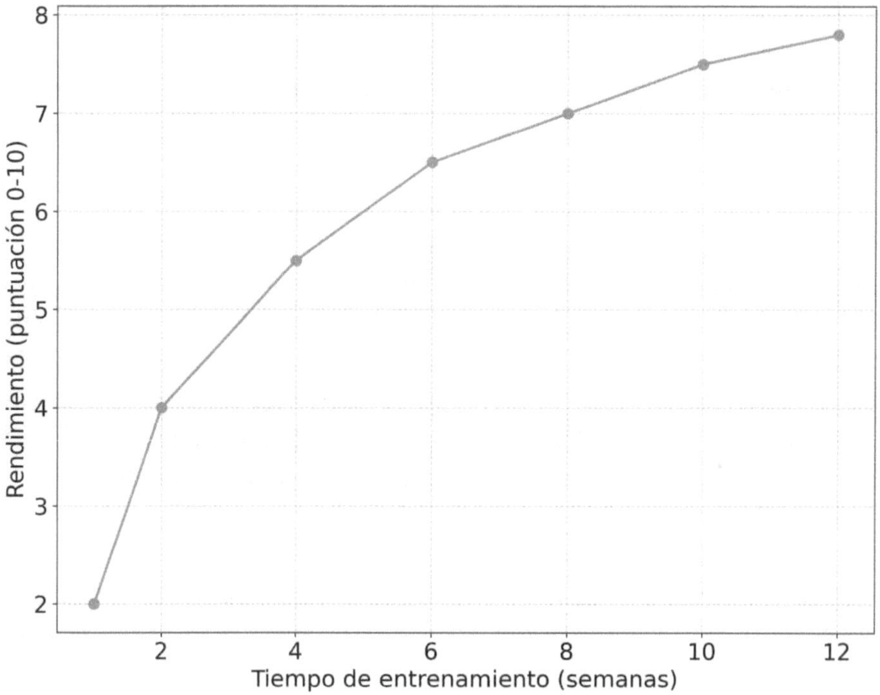

Esta gráfica muestra una mejora constante en la preparación física para situaciones de supervivencia. Las ganancias iniciales son rápidas, probablemente debido a la mejora de la técnica y el acondicionamiento básico. La ralentización posterior del progreso indica la creciente dificultad para alcanzar niveles más altos de competencia. El entrenamiento continuo y enfocado es esencial para mantener y mejorar aún más estas habilidades vitales.

Cuidado del equipo

El cuidado del equipo en el ámbito de la medicina de supervivencia y de emergencia asegura la funcionalidad del equipo y, por ende, la supervivencia en situaciones críticas. El mantenimiento y la inspección regulares son necesarios para garantizar la fiabilidad y la disponibilidad [s103] [s104]. La revisión del estado debe basarse en parámetros específicos, que se dividen en categorías como funciones del dispositivo, requisitos de mantenimiento y riesgos de seguridad [s103]. Por ejemplo, un botiquín de primeros auxilios debe ser revisado regularmente para detectar medicamentos caducados o vendajes dañados y complementarse en consecuencia. Los costos de mantenimiento deben estar en relación con los costos de adquisición para garantizar la eficiencia económica [s103]. El cumplimiento de normas nacionales o internacionales puede apoyar la gestión efectiva del mantenimiento [s103]. Además de la pura funcionalidad del equipo, también deben revisarse regularmente las condiciones de almacenamiento. Estas deben ser seguras y efectivas para asegurar la calidad del suministro [s105]. La implementación de protocolos y directrices de mantenimiento también contribuye a la garantía de calidad [s105]. El equipo médico también debe adaptarse a las condiciones logísticas y a los requisitos específicos de cada situación [s106]. Los dispositivos deben cumplir con las regulaciones actuales y ser fáciles de usar incluso bajo restricciones de recursos [s106]. Una estandarización y revisión mediante una lista de verificación, organizada según el nivel de suministro requerido, facilita el control [s106]. La capacitación del personal en el manejo del equipo y los protocolos de mantenimiento e inspección es esencial [s107] [s104]. Cursos de actualización regulares aseguran la familiaridad con los procedimientos [s104]. Un sistema de gestión integral con inspecciones y mantenimientos regulares apoya la garantía de calidad [s107]. La documentación de todos los trabajos de mantenimiento e inspección permite la trazabilidad y contribuye a la gestión del equipo médico [s107]. La identificación y evaluación de riesgos en el manejo del equipo médico ayuda a tomar medidas adecuadas de calidad y seguridad [s107]. Un ciclo PDCA (Planificar-Hacer-Verificar-Actuar) puede mejorar continuamente la calidad de los procesos de mantenimiento [s107]. La adquisición del equipo de proveedores médicos serios previene la compra de productos defectuosos o falsificados [s108]. Los contenidos de los kits de control de hemorragias deben incluir materiales de atención de heridas estandarizados, torniquetes y guantes de protección [s108]. El almacenamiento y la disposición del equipo deben estar claramente etiquetados y ser de fácil acceso para poder reaccionar rápidamente en caso de emergencia [s108]. La colocación de los kits debe hacerse estratégicamente en áreas de alta afluencia de personas para poder brindar ayuda rápidamente en caso de emergencia [s108]. Los planes de emergencia deben incluir información sobre el mantenimiento del equipo médico y la reposición de bienes médicos [s104].

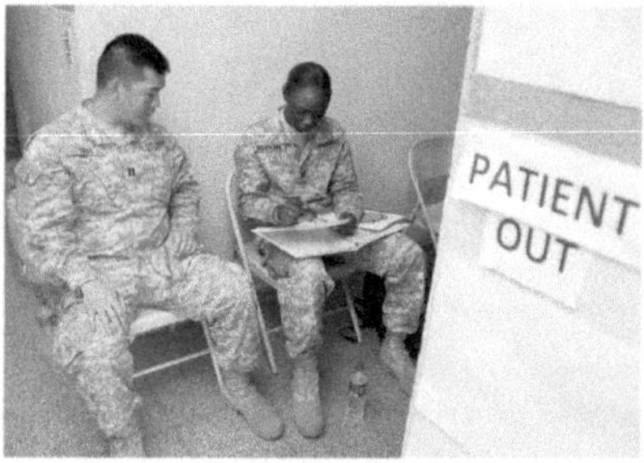

Lista de verificación [i97]

Bueno saber

Estandarización

El uso de procedimientos y materiales uniformes para el equipo y su cuidado, con el fin de aumentar la eficiencia y evitar errores.

Protocolo

Un procedimiento establecido para el mantenimiento y la inspección, que asegura que se realicen todos los pasos importantes y que el equipo esté listo para su uso en caso de emergencia.

Torniquete

Un sistema de compresión utilizado para detener el flujo sanguíneo en caso de hemorragias severas, vital en una situación de supervivencia.

Mantenimiento de Equipo

Distribución del esfuerzo para el mantenimiento del equipo.

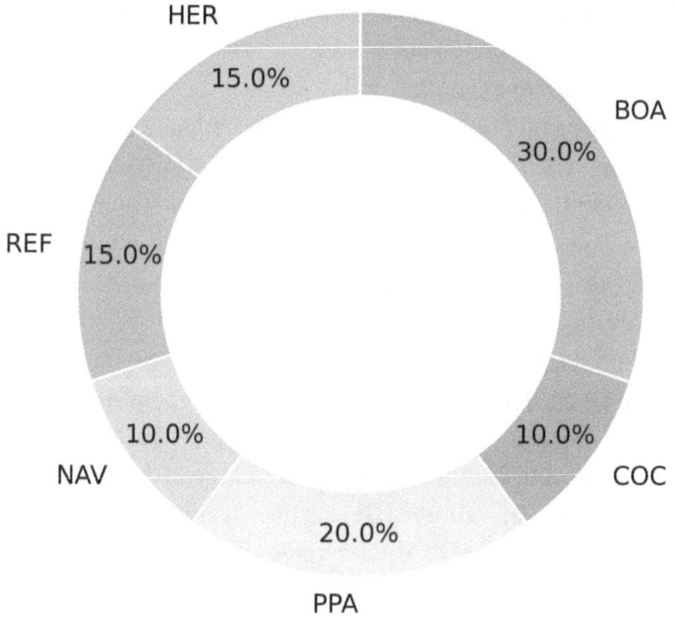

BOA: Botas/Ropa
HER: Herramientas/Reparación
PPA: Primeros Auxilios/Higiene
COC: Cocina/Agua
NAV: Navegación/Comunicación
REF: Refugio/Dormir

La ropa requiere el mantenimiento más frecuente debido a la exposición a los elementos, mientras que el refugio y las herramientas de navegación necesitan controles menos frecuentes pero cruciales. Los suministros de primeros auxilios requieren una inspección regular de las fechas de caducidad y la integridad. Las herramientas y el equipo de cocina requieren un mantenimiento moderado según la frecuencia de uso y las condiciones.

Normas de conducta

Las normas de conducta en situaciones de supervivencia y emergencia influyen significativamente en las posibilidades de supervivencia y en el éxito de las medidas médicas. Actuar de manera tranquila y reflexiva, incluso bajo estrés, es esencial. El pánico puede llevar a decisiones erróneas y empeorar la situación. [s109] La priorización es crucial en emergencias. Las condiciones que amenazan la vida, como hemorragias severas o dificultad para respirar, requieren acción inmediata. El control de las funciones vitales (respiración, pulso, conciencia) ayuda a evaluar el estado de la persona afectada. [s109] En caso de lesiones en la cabeza, se debe tener especial cuidado. Las personas inconscientes deben ser colocadas en la posición lateral estable para mantener las vías respiratorias despejadas y prevenir la asfixia por vómito. Cualquier manipulación en la cabeza o el cuello debe evitarse para no agravar posibles lesiones de columna. [s109] La comunicación es esencial en situaciones de emergencia. Proporcionar información clara y precisa a los servicios de rescate facilita la ayuda rápida y efectiva. La ubicación exacta del accidente, el número de heridos y el tipo de lesiones son datos importantes. También la documentación de síntomas, medicación y alergias puede ser útil en el curso posterior de la atención médica. [s110] Al atender a personas con pensamientos o comportamientos suicidas, una comunicación empática es especialmente importante. La desescalada verbal y la creación de un entorno seguro son prioritarias. Se debe evitar el acceso a objetos potencialmente peligrosos. Después de la intervención inmediata en crisis, es esencial ofrecer opciones de ayuda adicionales. [s111] La asesoría para reducir el acceso a medios letales, como armas o medicamentos, es un aspecto importante del seguimiento. Involucrar el entorno social y apoyar el cumplimiento del tratamiento puede prevenir recaídas. [s111] En emergencias radiológicas, la autoprotección es primordial. Usar equipo de protección adecuado, como delantales de plomo y mascarillas, minimiza la exposición a la radiación. Los dosímetros ayudan a monitorear la dosis de radiación individual. [s112] La rápida decontaminación mediante la eliminación de ropa contaminada y la limpieza de áreas afectadas de la piel es crucial. Las heridas deben ser tratadas y estabilizadas para evitar una mayor contaminación. [s112] Al evacuar a los afectados, se debe prestar atención a una ejecución segura y cuidadosa. La atención médica inicial debe realizarse lo antes posible. Un plan de emergencia preparado, que incluya capacitación y directrices claras de acción, mejora la capacidad de respuesta y minimiza las consecuencias de un accidente radiológico. [s112] El autocuidado continuo y la prevención de la salud contribuyen a aumentar la resiliencia en situaciones de crisis. Una dieta equilibrada, ejercicio regular y suficiente sueño fortalecen el sistema inmunológico y mejoran la resistencia física y mental. La gestión activa de la medicación, especialmente en enfermedades crónicas, es esencial. [s110] Por ejemplo, ajustar la dosis de diuréticos en caso de insuficiencia cardíaca, en consulta con un médico, puede ayudar a controlar los síntomas y mantener la calidad de vida. [s110] La planificación de viajes también debe considerar las necesidades de salud individuales. Se recomienda un seguro de viaje y llevar medicamentos importantes. [s110]

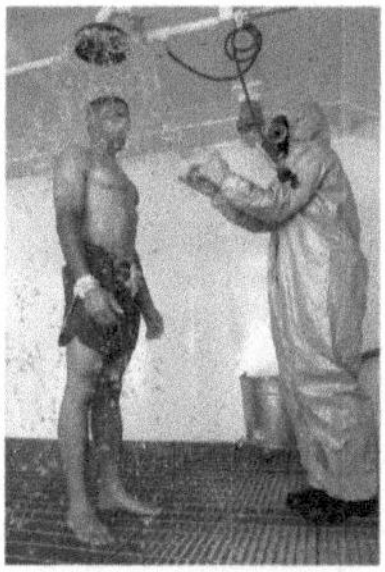

Descontaminación [i98]

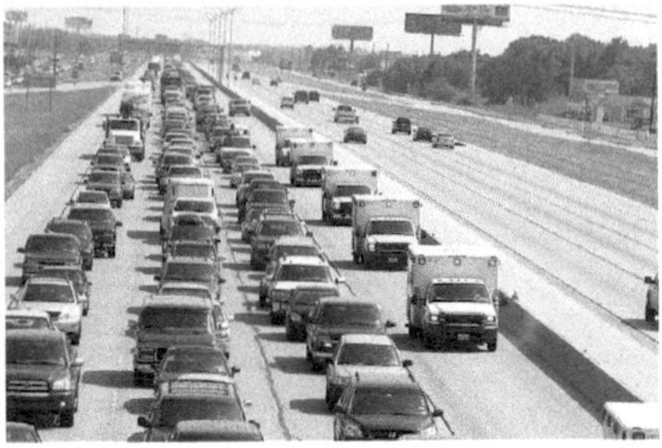

Evacuación [i99]

Bueno saber

Decontaminación

La eliminación de sustancias radiactivas de la piel, ropa y equipo para reducir la exposición a la radiación y prevenir la propagación de la contaminación.

Desescalada

En el contexto de la supervivencia y la medicina de emergencia, desescalar significa suavizar una situación para garantizar la seguridad de todos los involucrados, por ejemplo, al encontrarse con animales o personas agresivas.

Exposición a la radiación

La cantidad de radiación a la que un cuerpo está expuesto. Minimizar la exposición a la radiación es crucial para reducir los efectos negativos en la salud.

Funciones vitales

La supervisión regular de la respiración, pulso y conciencia es crucial para evaluar el estado de un herido e iniciar medidas que salven vidas.

Lesiones de columna

El movimiento inadecuado puede causar daños permanentes. En caso de duda, la persona lesionada debe ser movida lo menos posible hasta que llegue ayuda profesional.

Posición lateral estable

Una medida que salva vidas para mantener las vías respiratorias despejadas y prevenir la asfixia en caso de inconsciencia, especialmente importante en lesiones de cabeza.

Importancia de las normas de seguridad

Priorización de las medidas de seguridad en situaciones de supervivencia.

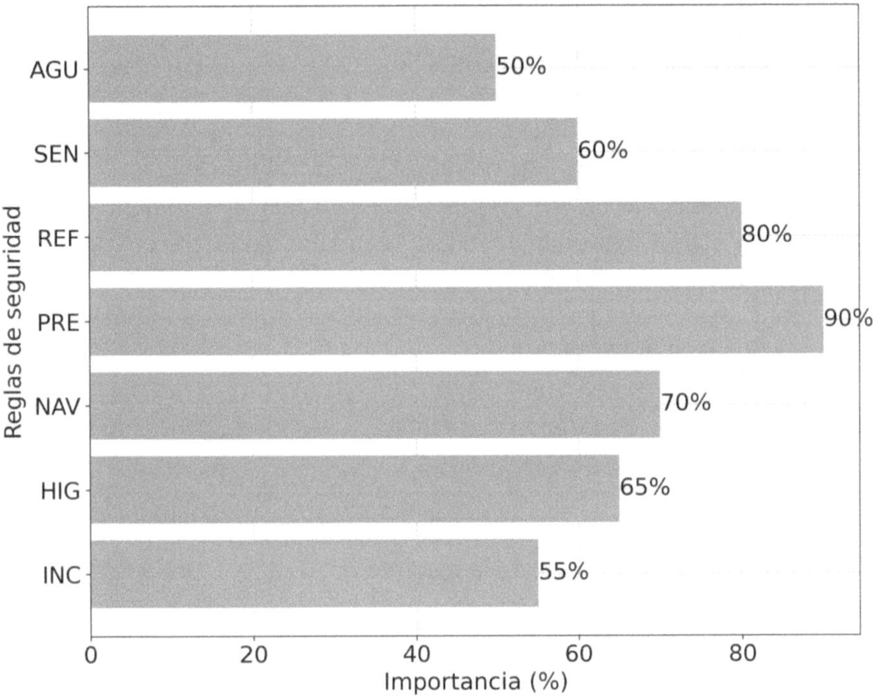

AGU: Seguridad del agua

INC: Encendiendo fuego

PRE: Preparación

SEN: Señalización

HIG: Higiene

NAV: Navegación

REF: Refugio

El gráfico destaca el papel crucial de la preparación y las medidas proactivas. Priorizar el conocimiento de primeros auxilios y las habilidades de navegación contribuye significativamente a la supervivencia. Si bien el refugio y la señalización son importantes, el énfasis en la prevención y la autosuficiencia subraya la importancia de la preparación individual.

Consejos concretos

- Entrene su capacidad de equilibrio mediante el balanceo regular sobre superficies irregulares.
- Aprenda técnicas simples de autodefensa para protegerse en caso de ataques de animales o personas.
- Practique el rapel en lugares de entrenamiento seguros para poder superar pendientes empinadas en el terreno sin lesionarse.
- Infórmese sobre plantas y animales venenosos en su área de destino y aprenda a identificarlos.
- Empaque un silbato de emergencia y un espejo de señalización para poder llamar la atención en caso de emergencia.
- Use zapatos resistentes, de caña alta y con buen agarre para minimizar su riesgo de lesiones en el terreno.
- Informe a una persona de confianza sobre su ruta planificada y su fecha de regreso prevista.
- Lleve suficiente agua y provisiones para estar preparado ante retrasos imprevistos.
- Desarrolle una estrategia para lidiar con animales agresivos basada en ruido, olor o luz.
- Reflexione sobre sus experiencias después de cada excursión y optimice continuamente sus medidas de autoprotección.
- Confíe en sus instintos y cancele una excursión si se siente inseguro o incómodo.

Revisión - 5. Medicina al Aire Libre y Prevención

La medicina al aire libre y la prevención no son conceptos teóricos, sino habilidades esenciales que pueden determinar su bienestar e incluso su supervivencia en situaciones críticas. El camino hacia una preparación óptima comienza mucho antes de la estancia real en la naturaleza. Desarrolle gradualmente su condición física fortaleciendo su sistema cardiovascular a través del entrenamiento de resistencia y tonificando su musculatura mediante el entrenamiento de fuerza. Siempre preste atención a un aumento progresivo de la carga y considere sus límites individuales. Una alimentación equilibrada y una adecuada hidratación son también componentes importantes de una atención integral a la salud. Infórmese de antemano sobre los riesgos potenciales de su actividad al aire libre planificada, ya sean peligros relacionados con el clima, animales venenosos o enfermedades infecciosas regionales. De este modo, podrá tomar medidas preventivas específicas, como las vacunas necesarias o la adaptación de su botiquín de viaje.

El equipo adecuado es su extensión en el ámbito al aire libre. Invierta en material de alta calidad y familiarícese con su uso. Un botiquín de primeros auxilios bien equipado, un cuchillo funcional y ropa resistente a la intemperie son solo algunos ejemplos. Tan importante como la selección del equipo es su cuidado y mantenimiento. Revise regularmente el estado de sus utensilios médicos, verifique las fechas de caducidad de los medicamentos y asegúrese de que todos los componentes estén listos para su uso. Elabore listas de verificación para su equipo y practique el uso de torniquetes u otros dispositivos médicos para poder reaccionar rápida y eficazmente en caso de emergencia. Recuerde que incluso el mejor equipo es inútil si no sabe cómo utilizarlo.

En una situación de emergencia, además de la preparación física, también se requiere su fortaleza mental. Mantener la calma, establecer prioridades y actuar con reflexión son las reglas de conducta más importantes en momentos de crisis. Practique la posición lateral de seguridad y aprenda a verificar las funciones vitales. Un conocimiento sólido sobre las medidas de primeros auxilios puede salvarle la vida a usted y a otros. No olvide la importancia de la comunicación: proporcionar información clara a los servicios de rescate es esencial para una ayuda rápida y efectiva. Prepárese también para posibles encuentros con animales salvajes. Infórmese sobre su comportamiento y aprenda cómo puede actuar de manera desescalante en tales situaciones.

El enfrentamiento con la medicina al aire libre y la prevención puede parecer inicialmente desafiante. Sin embargo, con cada paso que dé hacia una mejor preparación, ganará en seguridad y confianza en sí mismo. No vea el enfrentamiento con estos temas como una carga, sino como una inversión en su salud y bienestar. Una preparación integral le permitirá disfrutar de la naturaleza al máximo y, al mismo tiempo, estar preparado para situaciones imprevistas. Comience hoy mismo con su preparación personal y experimente la libertad de la naturaleza con una sensación de seguridad.

Ofertas adicionales gratuitas planificadas

Nos complace poder ofrecerle en el futuro materiales complementarios gratuitos para este libro:

- Un capítulo bonus exclusivo con contenido adicional
- Un resumen compacto de todo el libro en formato PDF
- Una versión de radioteatro (En Planificación)

Se prevé que estos materiales se publiquen en 2025.
Le invitamos a visitar nuestro sitio web hoy mismo. Cuando se lance nuestro servicio de boletín (previsto para 2025), podrá registrarse para recibir actualizaciones y no perderse ninguna novedad sobre las ofertas adicionales gratuitas.

www.SaageBooks.com/es/
medicina_de_supervivencia-bonus-29W4IF

Estimados lectores,

Nos sentimos profundamente honrados de que hayan dedicado tiempo a leer nuestro libro de principio a fin. Nuestro mayor deseo es proporcionarles ideas valiosas y orientación práctica. Su confianza en nuestro trabajo significa mucho para nosotros. Esperamos que la lectura haya sido enriquecedora para ustedes. Si tienen alguna pregunta o sugerencia, no duden en contactarnos a través de nuestro sitio web.

Si han disfrutado de este libro, agradeceríamos enormemente una reseña honesta. Pueden dejar fácilmente su valoración honesta en la plataforma de venta donde compraron el libro.
¡Gracias por su apoyo!

Bendis Saage

Saage Media GmbH - Equipo

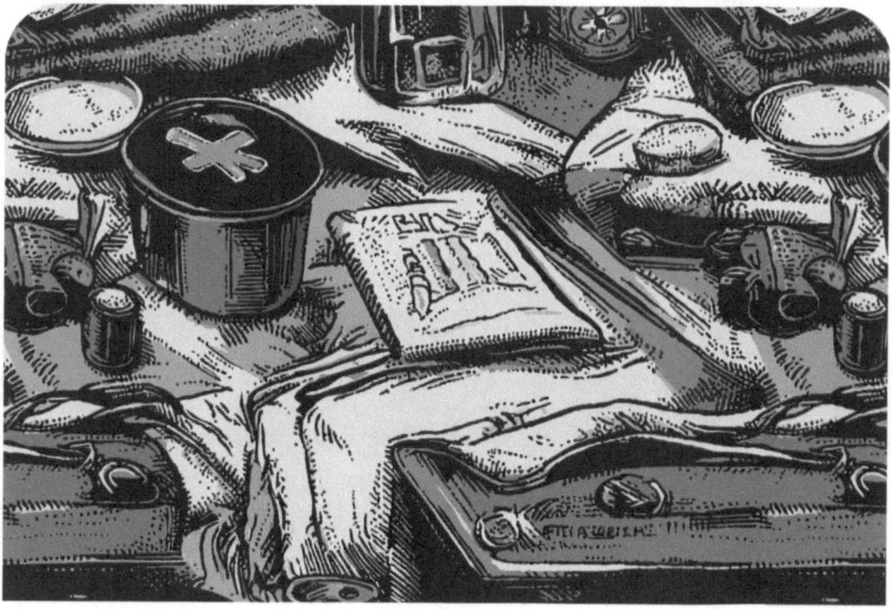

www.SaageBooks.com/es

¡Descubre más! Nuestro sitio web editorial te ofrece una variada selección de libros adicionales. Además de contenido gratuito y materiales exclusivos de bonificación, encontrarás información detallada sobre nuestras obras. Explora nuestra extensa oferta digital y déjate inspirar por experiencias adicionales de lectura.

www.SaageBooks.com/es

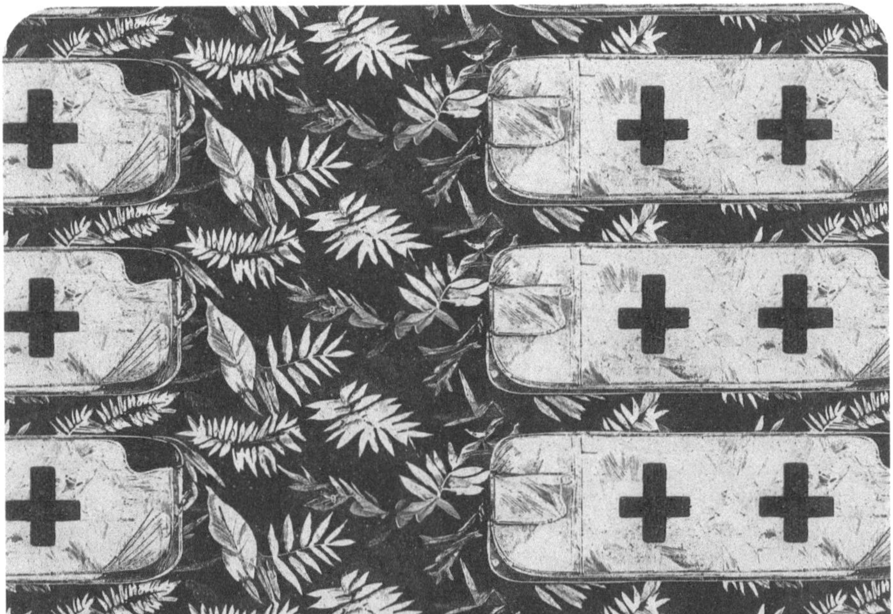

Fuentes

Nuestro sincero agradecimiento a todos los autores de las fuentes científicas y no científicas citadas, a los operadores de los sitios web referenciados y a los creadores de las imágenes, gráficos y estudios utilizados, cuyo valioso trabajo ha contribuido a la creación de este libro.

Para más información, le recomendamos visitar los sitios web de las fuentes.

Si descubre errores de asignación u otras inconsistencias, por favor contáctenos.

Todas las fuentes fueron consultadas por última vez el: 2025-02-17

[s1] - https://www.nlm.nih.gov/medlineplus/ency/article/000022.htm

Título:	Unconsciousness - first aid: MedlinePlus Medical Encyclopedia	**por:**	National Library of Medicine
Sitio web:	MedlinePlus	**Editorial:**	National Institutes of Health

[s2] - https://pmc.ncbi.nlm.nih.gov/articles/PMC9065878/

Autor:	Matthew J Douma, Anthony J Handley, Ella MacKenzie, James Raitt, Aaron Orkin, David Berry, Jason Bendall, Domhnall O' Dochartaigh, Christopher Picard, Jestin N Carlson, Therese Djärv, David A Zideman, Eunice M Singletary	**Título:**	The recovery position for maintenance of adequate ventilation and the prevention of cardiac arrest: A systematic review
DOI:	10.1016/j.resplu.2022.100236	**Fecha:**	2022 Apr 29
Sitio web:	PubMed Central (PMC)		

[s3] - https://pubmed.ncbi.nlm.nih.gov/39129725/

Autor:	Stodola M, Lantz M, Chen T, Marelich A, Philip I	**Título:**	First Aid Curriculum for Second Year Medical Students
DOI:	10.21980/J8FH2J	**Fecha:**	07/31/2024
Sitio web:	PubMed	**Editorial:**	J Educ Teach Emerg Med

[s4] - https://pmc.ncbi.nlm.nih.gov/articles/PMC11312873/

Autor:	Megan Stodola, Megan Lantz, Tina Chen, Alexander Marelich, Isaac Philip	**Título:**	First Aid Curriculum for Second Year Medical Students
por:	Saint Louis University School of Medicine, St. Louis, MO; Saint Louis University Hospital, Department of Emergency Medicine, St. Louis, MO	**DOI:**	10.21980/J8FH2J
Fecha:	2024 Jul 31	**Sitio web:**	PubMed Central (PMC)
Editorial:	Journal of Education & Teaching in Emergency Medicine		

[s5] - https://pmc.ncbi.nlm.nih.gov/articles/PMC5537527/

Autor:	Balint Banfai, Emese Pek, Attila Pandur, Henrietta Csonka, Jozsef Betlehem	**Título:**	'The year of first aid': effectiveness of a 3-day first aid programme for 7-14-year-old primary school children
por:	University of Pécs	**DOI:**	10.1136/emermed-2016-206284
Fecha:	2017 Apr 18	**Sitio web:**	PubMed Central (PMC)
Editorial:	Emergency Medicine Journal : EMJ		

[s6] - https://dx.doi.org/10.1186/1757-7241-19-13

Autor:	Georg Bollig, Anne G Myklebust, Kristin Østringen	**Título:**	Effects of first aid training in the kindergarten - a pilot study
por:	BioMed Central	**DOI:**	10.1186/1757-7241-19-13
Fecha:	2011-02-28	**Sitio web:**	Scandinavian Journal of Trauma, Resuscitation and Emergency Medicine
Editorial:	BioMed Central		

[s7] - https://pmc.ncbi.nlm.nih.gov/articles/PMC4166986/

Autor:	Dr Abdulrahman Almesned, Dr Ahmad Almeman, Ali Mohammad Alakhtar, Abdulmajeed Abdulkarim AlAboudi, Ahmed Zabin Alotaibi, Yazeed Abdullah Al-Ghasham, Mohammed Saleh Aldamegh	**Título:**	Basic life support knowledge of healthcare students and professionals in the Qassim University
por:	Qassim University	**DOI:**	10.12816/0006080
Fecha:	2014 Apr	**Sitio web:**	PMC (PubMed Central)
Editorial:	International Journal of Health Sciences		

[s8] - https://pmc.ncbi.nlm.nih.gov/articles/PMC2600120/

Autor:	Wanis H Ibrahim	**Título:**	Recent advances and controversies in adult cardiopulmonary resuscitation
DOI:	10.1136/pgmj.2007.057133	**Fecha:**	2007 Oct
Sitio web:	PubMed Central (PMC)	**Editorial:**	Postgraduate Medical Journal

[s9] - https://www.ncbi.nlm.nih.gov/pmc/articles/PMC8703423/

Autor:	Andrea Scapigliati, Drieda Zace, Tasuku Matsuyama, Luca Pisapia, Michela Saviani, Federico Semeraro, Giuseppe Ristagno, Patrizia Laurenti, Janet E Bray, Robert Greif, on behalf of the International Liaison Committee on Resuscitation Education, Implementation and Teams Task Force	**Título:**	Community Initiatives to Promote Basic Life Support Implementation—A Scoping Review
DOI:	10.3390/jcm10245719	**Fecha:**	2021 Dec 7
Sitio web:	PubMed Central (PMC)	**Editorial:**	Journal of Clinical Medicine

[s10] - https://www.ncbi.nlm.nih.gov/books/NBK535393/

Autor:	Eric R. Donley, Sunil Munakomi, Joshua W. Loyd	**Título:**	Hemorrhage Control
por:	StatPearls Publishing	**Fecha:**	2023/08/13
Sitio web:	NCBI Bookshelf	**Editorial:**	StatPearls Publishing

[s11] - https://pmc.ncbi.nlm.nih.gov/articles/PMC10662576/

Autor:	John B Holcomb, Warren C Dorlac, Brendon G Drew, Frank K Butler, Jennifer M Gurney, Harold R Montgomery, et al.	**Título:**	Rethinking limb tourniquet conversion in the prehospital environment
Sitio web:	PMC (PubMed Central)		

[s12] - https://www.ncbi.nlm.nih.gov/books/NBK597371/

Autor:	Sarah Spiegel, Annalee M. Baker	**Título:**	EMS Junctional Hemorrhage Control
por:	StatPearls Publishing	**Fecha:**	2023/11/14
Sitio web:	NCBI Bookshelf	**Editorial:**	StatPearls Publishing

[s13] - https://pmc.ncbi.nlm.nih.gov/articles/PMC9611563/

Autor:	Matthew J Levy, Jon Krohmer, Eric Goralnick, Nathan Charlton, Ira Nemeth, Lenworth Jacobs, Craig A Goolsby	**Título:**	A framework for the design and implementation of Stop the Bleed and public access trauma equipment programs
DOI:	10.1002/emp2.12833	**Fecha:**	2022 Oct 27
Sitio web:	PubMed Central (PMC)	**Editorial:**	Journal of the American College of Emergency Physicians Open

[s14] - https://pmc.ncbi.nlm.nih.gov/articles/PMC9526472/

Autor:	Alvaro Aguilar-Setién, Nidia Aré chiga-Ceballos, Gary A Balsamo, Amy J Behrman, Hannah K Frank, Gary R Fujimoto, Elizabeth Gilman Duane, Thomas Warner Hudson, III, Shelley M Jones, Luis A Ochoa Carrera, Gregory L Powell, Carrie A Smith, Joni Triantis Van Sickle, Susan E Vleck	**Título:**	Biosafety Practices When Working with Bats: A Guide to Field Research Considerations
DOI:	10.1089/apb.2022.0019	**Fecha:**	2022 Sep 14
Sitio web:	PubMed Central (PMC)	**Editorial:**	Applied Biosafety: Journal of the American Biological Safety Association

[s15] - https://pmc.ncbi.nlm.nih.gov/articles/PMC10342972/
Autor: Sossio Serra, Michele Domenico Spampinato, Alessandro Riccardi, Mario Guarino, Andrea Fabbri, Luciano Orsi, Fabio De Iaco
Título: Pain Management at the End of Life in the Emergency Department: A Narrative Review of the Literature and a Practical Clinical Approach
DOI: 10.3390/jcm12134357
Fecha: 2023 Jun 28
Sitio web: PubMed Central (PMC)
Editorial: Journal of Clinical Medicine

[s16] - https://www.ncbi.nlm.nih.gov/books/NBK493154/
Autor: Amy Givler, Harshil Bhatt, Patricia A. Maani-Fogelman
Título: The Importance of Cultural Competence in Pain and Palliative Care
por: National Center for Biotechnology Information (NCBI)
Fecha: 2023/05/22
Sitio web: NCBI Bookshelf
Editorial: StatPearls Publishing

[s17] - https://pmc.ncbi.nlm.nih.gov/articles/PMC10531819/
Autor: Pietro Emiliano Doneddu, Umberto Pensato, Alessandra Iorfida, Claudia Alberti, Eduardo Nobile-Orazio, Andrea Fabbri, Antonio Voza
Título: Neuropathic Pain in the Emergency Setting: Diagnosis and Management
DOI: 10.3390/jcm12186028
Fecha: 2023 Sep 18
Sitio web: PubMed Central (PMC)
Editorial: Journal of Clinical Medicine

[s18] - https://pmc.ncbi.nlm.nih.gov/articles/PMC10342972/
Autor: Sossio Serra, Michele Domenico Spampinato, Alessandro Riccardi, Mario Guarino, Andrea Fabbri, Luciano Orsi, Fabio De Iaco
Título: Pain Management at the End of Life in the Emergency Department: A Narrative Review of the Literature and a Practical Clinical Approach
DOI: 10.3390/jcm12134357
Fecha: 2023 Jun 28
Sitio web: PubMed Central (PMC)
Editorial: MDPI

[s19] - https://pmc.ncbi.nlm.nih.gov/articles/PMC3011108/
Autor: Joseph C Maroon, Jeffrey W Bost, Adara Maroon
Título: Natural anti-inflammatory agents for pain relief
por: University of Pittsburgh Medical Center, Vanderbilt University
DOI: 10.4103/2152-7806.73804
Fecha: 2010 Dec 13
Sitio web: PubMed Central (PMC)
Editorial: Surgical Neurology International

[s20] - https://pmc.ncbi.nlm.nih.gov/articles/PMC5628357/
Autor: Seungyeop Lee, Dong-Kwon Rhee
Título: Effects of ginseng on stress-related depression, anxiety, and the hypothalamic–pituitary–adrenal axis
por: Sungkyunkwan University
DOI: 10.1016/j.jgr.2017.01.010
Fecha: 2017 Jan 24
Sitio web: PubMed Central (PMC)
Editorial: Journal of Ginseng Research

[s21] - https://www.healthline.com/health/pain-relief/surprising-natural-pain-killers
Autor: James Roland
Título: Natural Pain Relief: Boswellia, Turmeric, and More
por: Healthline
Fecha: 2017-08-03T10:25:00.000Z
Sitio web: Healthline
Editorial: Healthline Media

[s22] - https://pmc.ncbi.nlm.nih.gov/articles/PMC3011108/

Autor:	Joseph C Maroon, Jeffrey W Bost, Adara Maroon	**Título:**	Natural anti-inflammatory agents for pain relief
por:	Department of Neurosurgery, University of Pittsburgh Medical Center, Pittsburgh, PA, USA; Vanderbilt University, Nashville, TN, USA	**DOI:**	10.4103/2152-7806.73804
Fecha:	2010 Dec 13	**Sitio web:**	PubMed Central (PMC)
Editorial:	Surgical Neurology International		

[s23] - https://www.healthline.com/health/willow-bark-natures-aspirin

Autor:	Rena Goldman, Alina Sharon	**Título:**	Willow Bark: Nature's Aspirin
por:	Healthline	**Fecha:**	2014-11-17T08:00:00.000Z
Sitio web:	Healthline	**Editorial:**	Healthline Media

[s24] - https://www.mdpi.com/2223-7747/9/6/759

Autor:	Gabriele Ambu, Ram Prasad Chaudhary, Mauro Mariotti, Laura Cornara	**Título:**	Traditional Uses of Medicinal Plants by Ethnic People in the Kavrepalanchok District, Central Nepal
por:	Multidisciplinary Digital Publishing Institute	**DOI:**	10.3390/plants9060759
Fecha:	2020-06-17	**Sitio web:**	mdpi.com
Editorial:	Multidisciplinary Digital Publishing Institute		

[s25] - https://pmc.ncbi.nlm.nih.gov/articles/PMC3011108/

Autor:	Joseph C Maroon, Jeffrey W Bost, Adara Maroon	**Título:**	Natural anti-inflammatory agents for pain relief
por:	University of Pittsburgh Medical Center, Vanderbilt University	**DOI:**	10.4103/2152-7806.73804
Fecha:	2010 Dec 13	**Sitio web:**	PMC (PubMed Central)
Editorial:	Surgical Neurology International		

[s26] - https://www.mdpi.com/2076-2607/11/1/150

Autor:	Shekooh Behroozian, James E. A. Zlosnik, Wanjing Xu, Loretta Y. Li, Julian E. Davies	**Título:**	Antibacterial Activity of a Natural Clay Mineral against Burkholderia cepacia Complex and Other Bacterial Pathogens Isolated from People with Cystic Fibrosis
por:	Multidisciplinary Digital Publishing Institute	**DOI:**	10.3390/microorganisms11010150
Fecha:	2023-01-06	**Sitio web:**	mdpi.com
Editorial:	Multidisciplinary Digital Publishing Institute		

[s27] - https://www.mdpi.com/1999-4923/15/5/1368

Autor:	Cristian Nomicisio, Marco Ruggeri, Eleonora Bianchi, Barbara Vigani, Caterina Valentino, Carola Aguzzi, Cesar Viseras, Silvia Rossi, Giuseppina Sandri	**Título:**	Natural and Synthetic Clay Minerals in the Pharmaceutical and Biomedical Fields
por:	Multidisciplinary Digital Publishing Institute	**DOI:**	10.3390/pharmaceutics15051368
Fecha:	2023-04-29	**Sitio web:**	MDPI
Editorial:	Multidisciplinary Digital Publishing Institute		

[s28] - https://pmc.ncbi.nlm.nih.gov/articles/PMC7824034/

Autor:	Mohammed S M Saleh, Yusof Kamisah	**Título:**	Potential Medicinal Plants for the Treatment of Dengue Fever and Severe Acute Respiratory Syndrome-Coronavirus
por:	Universiti Kebangsaan Malaysia Medical Center	**DOI:**	10.3390/biom11010042
Fecha:	2020 Dec 30	**Sitio web:**	PMC (PubMed Central)
Editorial:	MDPI		

[s29] - https://pmc.ncbi.nlm.nih.gov/articles/PMC7951395/

Autor:	Piyush Durani, David Leaper	**Título:**	Povidone–iodine: use in hand disinfection, skin preparation and antiseptic irrigation
DOI:	10.1111/j.1742-481X.2007.00405.x	**Fecha:**	2008 Jun 28
Sitio web:	PubMed Central (PMC)	**Editorial:**	International Wound Journal

[s30] - https://www.ncbi.nlm.nih.gov/books/NBK556054/

Autor:	Rosemary J. Oaks, Renford Cindass	**Título:**	Silver Sulfadiazine
por:	StatPearls Publishing	**Fecha:**	2023/01/22
Sitio web:	NCBI Bookshelf	**Editorial:**	StatPearls Publishing

[s31] - https://pmc.ncbi.nlm.nih.gov/articles/PMC6465080/

Autor:	Clare F Heal, Jennifer L Banks, Phoebe D Lepper, Evangelos Kontopantelis, Mieke L van Driel	**Título:**	Topical antibiotics for preventing surgical site infection in wounds healing by primary intention
DOI:	10.1002/14651858.CD011426.pub2	**Fecha:**	2016 Nov 7
Sitio web:	PubMed Central (PMC)	**Editorial:**	The Cochrane Database of Systematic Reviews

[s32] - https://pmc.ncbi.nlm.nih.gov/articles/PMC6073535/

Autor:	Jennifer Parker-Cote, William J Meggs	**Título:**	First Aid and Pre-Hospital Management of Venomous Snakebites
por:	Brody School of Medicine at East Carolina University	**DOI:**	10.3390/tropicalmed3020045
Fecha:	2018 Apr 24	**Sitio web:**	PMC (PubMed Central)
Editorial:	MDPI		

[s33] - https://dx.doi.org/10.15441/ceem.21.086?utm_medium=email&utm_source=transaction
Autor: Sergio Villegas-Belman, Thania Carolina Esparza-Gallegos, José Alfredo Lizalde-Moreno, Juan Manuel Marquez-Romero
Título: Fatal arrhythmia following ingestion of hawthorn root (Crataegus pubescens) extract: a case report
por: Department of Emergency Medicine, Hospital MAC Aguascalientes, Aguascalientes, Mexico; Department of Internal Medicine, Instituto Mexicano del Seguro Social, Aguascalientes, Mexico
DOI: 10.15441/ceem.21.086
Fecha: 2022/7/22
Sitio web: Clinical and Experimental Emergency Medicine
Editorial: The Korean Society of Emergency Medicine

[s34] - https://pubmed.ncbi.nlm.nih.gov/39217296/
Autor: Wang H, Laram Y, Hu L, Hu Y, Chen M
Título: Exploring the potential mechanisms of Rehmannia glutinosa in treating sepsis based on network pharmacology
DOI: 10.1186/s12879-024-09796-x
Fecha: 08/31/2024
Sitio web: PubMed
Editorial: BMC Infect Dis

[s35] - https://pmc.ncbi.nlm.nih.gov/articles/PMC8904885/
Autor: Lars J Bjertnæs, Torvind O Næsheim, Eirik Reierth, Evgeny V Suborov, Mikhail Y Kirov, Konstantin M Lebedinskii, Torkjel Tveita
Título: Physiological Changes in Subjects Exposed to Accidental Hypothermia: An Update
DOI: 10.3389/fmed.2022.824395
Fecha: 2022 Feb 23
Sitio web: PubMed Central (PMC)
Editorial: Frontiers in Medicine

[s36] - https://pmc.ncbi.nlm.nih.gov/articles/PMC9467591/
Autor: François Haman, Sara C S Souza, John W Castellani, Maria-P Dupuis, Karl E Friedl, Wendy Sullivan-Kwantes, Boris R M Kingma
Título: Human vulnerability and variability in the cold: Establishing individual risks for cold weather injuries
DOI: 10.1080/23328940.2022.2044740
Fecha: 2022 May 29
Sitio web: PubMed Central (PMC)

[s37] - https://pmc.ncbi.nlm.nih.gov/articles/PMC4129861/
Autor: Douglas G Sward, Brad L Bennett
Título: Wilderness medicine
por: University of Maryland School of Medicine; Uniformed Services University of the Health Sciences
DOI: 10.5847/wjem.j.issn.1920-8642.2014.01.001
Fecha: 2014
Sitio web: PMC (PubMed Central)
Editorial: World Journal of Emergency Medicine

[s38] - https://www.ncbi.nlm.nih.gov/pmc/articles/PMC4340833/
Autor: Hui-Shan Wang, Jin-Song Han
Título: Research progress on combat trauma treatment in cold regions
por: General Hospital of Shenyang Military Command
DOI: 10.1186/2054-9369-1-8
Fecha: 2014 May 1
Sitio web: PubMed Central (PMC)
Editorial: Military Medical Research

[s39] - https://www.ncbi.nlm.nih.gov/books/NBK545239/

Autor:	Hieu Duong, Gaurav Patel	**Título:**	Hypothermia
por:	National Center for Biotechnology Information (NCBI)	**Fecha:**	2024/01/19
Sitio web:	NCBI Bookshelf	**Editorial:**	StatPearls Publishing

[s40] - https://pmc.ncbi.nlm.nih.gov/articles/PMC4789935/

Autor:	Jessie Fudge	**Título:**	Exercise in the Cold: Preventing and Managing Hypothermia and Frostbite Injury
por:	Activity, Sports and Exercise Medicine Department, Group Health Cooperative, Everett, Washington	**DOI:**	10.1177/1941738116630542
Fecha:	2016 Feb 8	**Sitio web:**	PubMed Central (PMC)
Editorial:	Sports Health		

[s41] - https://pmc.ncbi.nlm.nih.gov/articles/PMC8744717/

Autor:	Peter Paal, Mathieu Pasquier, Tomasz Darocha, Raimund Lechner, Sylweriusz Kosinski, Bernd Wallner, Ken Zafren, Hermann Brugger	**Título:**	Accidental Hypothermia: 2021 Update
DOI:	10.3390/ijerph19010501	**Fecha:**	2022 Jan 3
Sitio web:	PubMed Central (PMC)	**Editorial:**	International Journal of Environmental Research and Public Health

[s42] - https://pmc.ncbi.nlm.nih.gov/articles/PMC2582557/

Autor:	Thomas A Cappaert, Jennifer A Stone, John W Castellani, Bentley Andrew Krause, Daniel Smith, Bradford A Stephens	**Título:**	National Athletic Trainers' Association Position Statement: Environmental Cold Injuries
DOI:	10.4085/1062-6050-43.6.640	**Fecha:**	2008 Nov-Dec
Sitio web:	PubMed Central (PMC)	**Editorial:**	Journal of Athletic Training

[s43] - https://www.nia.nih.gov/health/safety/cold-weather-safety-older-adults

Título:	Cold Weather Safety for Older Adults	**por:**	National Institute on Aging
Sitio web:	National Institute on Aging		

[s44] - https://www.ncbi.nlm.nih.gov/books/NBK536914/

Autor:	Hajira Basit, Tanner J. Wallen, Christopher Dudley	**Título:**	Frostbite
por:	StatPearls Publishing	**Fecha:**	2023/06/26
Sitio web:	NCBI Bookshelf	**Editorial:**	StatPearls Publishing

[s45] - https://pmc.ncbi.nlm.nih.gov/articles/PMC4789935/

Autor:	Jessie Fudge	**Título:**	Exercise in the Cold: Preventing and Managing Hypothermia and Frostbite Injury
por:	Activity, Sports and Exercise Medicine Department, Group Health Cooperative, Everett, Washington	**DOI:**	10.1177/1941738116630542
Fecha:	2016 Feb 8	**Sitio web:**	PubMed Central (PMC)
Editorial:	Sports Health		

[s46] - https://pmc.ncbi.nlm.nih.gov/articles/PMC9467591/

Autor:	François Haman, Sara C S Souza, John W Castellani, Maria-P Dupuis, Karl E Friedl, Wendy Sullivan-Kwantes, Boris R M Kingma	**Título:**	Human vulnerability and variability in the cold: Establishing individual risks for cold weather injuries
DOI:	10.1080/23328940.2022.2044740	**Fecha:**	2022 May 29
Sitio web:	PubMed Central (PMC)		

[s47] - https://pmc.ncbi.nlm.nih.gov/articles/PMC3994495/

Autor:	Charles Handford, Pauline Buxton, Katie Russell, Caitlin EA Imray, Scott E McIntosh, Luanne Freer, Amalia Cochran, Christopher HE Imray	**Título:**	Frostbite: a practical approach to hospital management
DOI:	10.1186/2046-7648-3-7	**Fecha:**	2014 Apr 22
Sitio web:	PubMed Central (PMC)	**Editorial:**	Extreme Physiology & Medicine

[s48] - https://pmc.ncbi.nlm.nih.gov/articles/PMC7972371/

Autor:	Caitlin Rublee, Caleb Dresser, Catharina Giudice, Jay Lemery, Cecilia Sorensen	**Título:**	Evidence-Based Heatstroke Management in the Emergency Department
por:	University of Colorado School of Medicine; Harvard Medical School; Los Angeles County and University of Southern California	**DOI:**	10.5811/westjem.2020.11.49007
Fecha:	2021 Feb 26	**Sitio web:**	PubMed Central (PMC)
Editorial:	Western Journal of Emergency Medicine		

[s49] - https://pmc.ncbi.nlm.nih.gov/articles/PMC9599879/

Autor:	Gabriele Savioli, Christian Zanza, Yaroslava Longhitano, Alba Nardone, Angelica Varesi, Iride Francesca Ceresa, Alice Chiara Manetti, Gianpietro Volonnino, Aniello Maiese, Raffaele La Russa	**Título:**	Heat-Related Illness in Emergency and Critical Care: Recommendations for Recognition and Management with Medico-Legal Considerations
por:	PMC (PubMed Central)	**DOI:**	10.3390/biomedicines10102542
Fecha:	2022 Oct 12	**Sitio web:**	PMC (PubMed Central)
Editorial:	MDPI		

[s50] - https://www.ncbi.nlm.nih.gov/books/NBK537135/

Autor:	Andrew Morris, Gaurav Patel	**Título:**	Heat Stroke
por:	StatPearls Publishing	**Fecha:**	2023/02/13
Sitio web:	NCBI Bookshelf	**Editorial:**	StatPearls Publishing

[s51] - https://www.nia.nih.gov/health/safety/hot-weather-safety-older-adults

Título:	Hot Weather Safety for Older Adults	**por:**	National Institute on Aging (NIA)
Sitio web:	National Institute on Aging	**Editorial:**	National Institute of Health (NIH)

[s52] - https://pmc.ncbi.nlm.nih.gov/articles/PMC9599879/

Autor:	Gabriele Savioli, Christian Zanza, Yaroslava Longhitano, Alba Nardone, Angelica Varesi, Iride Francesca Ceresa, Alice Chiara Manetti, Gianpietro Volonnino, Aniello Maiese, Raffaele La Russa	**Título:**	Heat-Related Illness in Emergency and Critical Care: Recommendations for Recognition and Management with Medico-Legal Considerations
DOI:	10.3390/biomedicines10102542	**Fecha:**	2022 Oct 12
Sitio web:	PubMed Central (PMC)	**Editorial:**	Biomedicines

[s53] - https://www.nia.nih.gov/health/safety/hot-weather-safety-older-adults

Título:	Hot Weather Safety for Older Adults	**por:**	National Institute on Aging (NIA)
Sitio web:	National Institute on Aging	**Editorial:**	National Institute of Health (NIH)

[s54] - https://pmc.ncbi.nlm.nih.gov/articles/PMC2908954/

Autor:	Barry M Popkin, Kristen E D'Anci, Irwin H Rosenberg	**Título:**	Water, Hydration and Health
por:	University of North Carolina, Tufts University, Jean Mayer USDA Human Nutrition Research Center on Aging at Tufts University	**DOI:**	10.1111/j.1753-4887.2010.00304.x
Fecha:	2010 Aug	**Sitio web:**	PubMed Central (PMC)
Editorial:	Nutrition reviews		

[s55] - https://pmc.ncbi.nlm.nih.gov/articles/PMC4596225/

Autor:	Andrew W Nichols	**Título:**	Heat-related illness in sports and exercise
por:	University of Hawaii at Mānoa, University Health Services Mānoa	**DOI:**	10.1007/s12178-014-9240-0
Fecha:	2014 Sep 21	**Sitio web:**	PubMed Central (PMC)
Editorial:	Current Reviews in Musculoskeletal Medicine		

[s56] - https://pmc.ncbi.nlm.nih.gov/articles/PMC5381731/

Autor:	Scott P Commins	**Título:**	Outpatient Emergencies: Anaphylaxis
por:	University of North Carolina, Department of Medicine & Pediatrics, Thurston Research Center, Division of Rheumatology, Allergy and Immunology	**DOI:**	10.1016/j.mcna.2016.12.003
Fecha:	2017 Mar 2	**Sitio web:**	PubMed Central (PMC)
Editorial:	The Medical clinics of North America		

[s57] - https://pmc.ncbi.nlm.nih.gov/articles/PMC2887168/

Autor:	Rolf Rossaint, Bertil Bouillon, Vladimir Cerny, Timothy J Coats, Jacques Duranteau, Enrique Fernández-Mondéjar, Beverley J Hunt, Radko Komadina, Giuseppe Nardi, Edmund Neugebauer, Yves Ozier, Louis Riddez, Arthur Schultz, Philip F Stahel, Jean-Louis Vincent, Donat R Spahn	**Título:**	Management of bleeding following major trauma: an updated European guideline
DOI:	10.1186/cc8943	**Fecha:**	2010 Apr 6
Sitio web:	PubMed Central (PMC)		

[s58] - https://www.ncbi.nlm.nih.gov/books/NBK574526/

Autor:	Shannon Binckley, Farah Zahra	**Título:**	Euphorbia Tirucalli
por:	StatPearls Publishing	**Fecha:**	2023/04/27
Sitio web:	NCBI Bookshelf	**Editorial:**	StatPearls Publishing

[s59] - https://pmc.ncbi.nlm.nih.gov/articles/PMC6598532/
Autor: Nadezda Petejova, Arnost Martinek, Josef Zadrazil, Vladimir Teplan **Título:** Acute toxic kidney injury
por: National Center for Biotechnology Information (NCBI) **DOI:** 10.1080/0886022X.2019.1628780
Fecha: 2019 Jun 25 **Sitio web:** PubMed Central (PMC)
Editorial: Renal Failure

[s60] - https://pmc.ncbi.nlm.nih.gov/articles/PMC4427717/
Autor: Monisha Jaishankar, Tenzin Tseten, Naresh Anbalagan, Blessy B Mathew, Krishnamurthy N Beeregowda **Título:** Toxicity, mechanism and health effects of some heavy metals
por: Sapthagiri College of Engineering **DOI:** 10.2478/intox-2014-0009
Fecha: 2014 Nov 15 **Sitio web:** PubMed Central (PMC)
Editorial: Interdisciplinary Toxicology

[s61] - https://pmc.ncbi.nlm.nih.gov/articles/PMC3633385/
Autor: Andon Chibishev, Zanina Pereska, Vesna Chibisheva, Natasa Simonovska **Título:** Corrosive Poisonings in Adults
DOI: 10.5455/msm.2012.24.125-130 **Fecha:** 2012
Sitio web: PubMed Central (PMC) **Editorial:** Materia Socio-Medica

---

[s62] - https://www.ncbi.nlm.nih.gov/books/NBK537213/
Autor: Ashkan Morim, Gregory T. Guldner **Título:** Chlorine Gas Toxicity
por: StatPearls Publishing **Fecha:** 2023/06/26
Sitio web: NCBI Bookshelf **Editorial:** StatPearls Publishing

---

[s63] - https://www.ncbi.nlm.nih.gov/books/NBK507842/
Autor: Donald D. Davis, Jacob G. Ginglen, Yong Hwan Kwon, Chadi I. Kahwaji **Título:** EMS Traction Splint
por: StatPearls Publishing **Fecha:** 2023/07/24
Sitio web: NCBI Bookshelf **Editorial:** StatPearls Publishing

---

[s64] - https://pmc.ncbi.nlm.nih.gov/articles/PMC2740354/
Autor: William W Cross, III, Marc F Swiontkowski **Título:** Treatment principles in the management of open fractures
por: Department of Orthopaedic Surgery, University of Minnesota Medical School **DOI:** 10.4103/0019-5413.43373
Fecha: 2008 Oct-Dec **Sitio web:** PubMed Central (PMC)
Editorial: Indian Journal of Orthopaedics

[s65] - https://www.ncbi.nlm.nih.gov/books/NBK499972/
Autor: Hunter Hsu, Matthew P. Fahrenkopf, Shivajee V. Nallamothu **Título:** Wrist Fracture
por: StatPearls Publishing **Fecha:** 2023/08/08
Sitio web: NCBI Bookshelf **Editorial:** StatPearls Publishing

---

[s66] - https://pmc.ncbi.nlm.nih.gov/articles/PMC8732374/
Autor: Olivia Mair, Patrick Pflüger, Kai Hoffeld, Karl F Braun, Chlodwig Kirchhoff, Peter Biberthaler, Moritz Crönlein **Título:** Management of Pilon Fractures—Current Concepts
DOI: 10.3389/fsurg.2021.764232 **Fecha:** 2021 Dec 23
Sitio web: PubMed Central (PMC) **Editorial:** Frontiers in Surgery

[s67] - https://pmc.ncbi.nlm.nih.gov/articles/PMC7223697/
Autor: Michelle Kim, James E Moore
Título: Chest Trauma: Current Recommendations for Rib Fractures, Pneumothorax, and Other Injuries
por: University of Maryland School of Medicine, R. Adams Cowley Shock Trauma Center; Wellington Hospital
DOI: 10.1007/s40140-020-00374-w
Fecha: 2020 Jan 15
Sitio web: PMC (PubMed Central)
Editorial: Springer

[s68] - https://pmc.ncbi.nlm.nih.gov/articles/PMC9546973/
Autor: M S LeBoff, S L Greenspan, K L Insogna, E M Lewiecki, K G Saag, A J Singer, E S Siris
Título: The clinician's guide to prevention and treatment of osteoporosis
por: PubMed Central (PMC)
DOI: 10.1007/s00198-021-05900-y
Fecha: 2022 Apr 28
Sitio web: pmc.ncbi.nlm.nih.gov
Editorial: Osteoporosis International

[s69] - https://www.ncbi.nlm.nih.gov/books/NBK430741/
Autor: Timothy J. Schaefer, Karen D. Szymanski
Título: Burn Evaluation and Management
por: StatPearls Publishing
Fecha: 2023/08/08
Sitio web: NCBI Bookshelf
Editorial: StatPearls Publishing

[s70] - https://www.ncbi.nlm.nih.gov/books/NBK430795/
Autor: Timothy J. Schaefer; Omar Nunez Lopez
Título: Burn Resuscitation and Management
por: National Center for Biotechnology Information (NCBI)
Fecha: 2023/01/23
Sitio web: NCBI Bookshelf
Editorial: StatPearls Publishing

[s71] - https://pubmed.ncbi.nlm.nih.gov/18594259/
Autor: White CE; Renz EM
Título: Advances in surgical care: management of severe burn injury
DOI: 10.1097/CCM.0b013e31817e2d64
Fecha: 2008 Jul
Sitio web: PubMed
Editorial: Crit Care Med

[s72] - https://pubmed.ncbi.nlm.nih.gov/24093225/
Autor: Snell JA;Loh NH;Mahambrey T; Shokrollahi K
Título: Clinical review: the critical care management of the burn patient
por: PubMed
DOI: 10.1186/cc12706
Fecha: 10/07/2013
Sitio web: PubMed
Editorial: Crit Care

[s73] - https://pubmed.ncbi.nlm.nih.gov/32054846/
Autor: Jeschke MG; van Baar ME; Choudhry MA; Chung KK; Gibran NS; Logsetty S
Título: Burn injury
por: PubMed
DOI: 10.1038/s41572-020-0145-5
Fecha: 02/13/2020
Sitio web: PubMed
Editorial: Nat Rev Dis Primers

[s74] - https://www.ncbi.nlm.nih.gov/books/NBK459123/
Autor: Saran Lotfollahzadeh, Bracken Burns
Título: Penetrating Abdominal Trauma
por: StatPearls Publishing
Fecha: 2023/06/03
Sitio web: NCBI Bookshelf
Editorial: StatPearls Publishing

[s75] - https://pubmed.ncbi.nlm.nih.gov/25026608/

Autor:	Ellingson K;Haas JP;Aiello AE;Kusek L;Maragakis LL;Olmsted RN; Perencevich E;Polgreen PM; Schweizer ML;Trexler P;VanAmringe M;Yokoe DS	**Título:**	Strategies to prevent healthcare-associated infections through hand hygiene
por:	National Center for Biotechnology Information	**DOI:**	10.1086/677145
Fecha:	2014 Aug	**Sitio web:**	PubMed
Editorial:	Infect Control Hosp Epidemiol		

[s76] - https://pubmed.ncbi.nlm.nih.gov/12418624/

Autor:	Boyce JM, Pittet D	**Título:**	Guideline for Hand Hygiene in Health-Care Settings. Recommendations of the Healthcare Infection Control Practices Advisory Committee and the HICPAC/SHEA/APIC/IDSA Hand Hygiene Task Force. Society for Healthcare Epidemiology of America/Association for Professionals in Infection Control/Infectious Diseases Society of America
Fecha:	10/25/2002	**Sitio web:**	PubMed
Editorial:	MMWR Recomm Rep		

[s77] - https://pubmed.ncbi.nlm.nih.gov/10524977/

Autor:	Larson E	**Título:**	Skin hygiene and infection prevention: more of the same or different approaches?
DOI:	10.1086/313468	**Fecha:**	1999 Nov
Sitio web:	PubMed	**Editorial:**	Clin Infect Dis

[s78] - https://pubmed.ncbi.nlm.nih.gov/22227983/

Autor:	Aboumatar H, Ristaino P, Davis RO, Thompson CB, Maragakis L, Cosgrove S, Rosenstein B, Perl TM	**Título:**	Infection prevention promotion program based on the PRECEDE model: improving hand hygiene behaviors among healthcare personnel
DOI:	10.1086/663707	**Fecha:**	2012 Feb
Sitio web:	PubMed	**Editorial:**	Infect Control Hosp Epidemiol

[s79] - https://pubmed.ncbi.nlm.nih.gov/24458513/

Autor:	De Angelis G; Cataldo MA; De Waure C; Venturiello S; La Torre G; Cauda R; Carmeli Y; Tacconelli E	**Título:**	Infection control and prevention measures to reduce the spread of vancomycin-resistant enterococci in hospitalized patients: a systematic review and meta-analysis
por:	National Center for Biotechnology Information (NCBI)	**DOI:**	10.1093/jac/dkt525
Fecha:	2014 May	**Sitio web:**	PubMed
Editorial:	J Antimicrob Chemother		

[s80] - https://www.ncbi.nlm.nih.gov/books/NBK430852/

Autor:	Kenneth Maniscalco, Mary Ann Edens	**Título:**	Animal Bites
por:	StatPearls Publishing	**Fecha:**	2022/09/26
Sitio web:	NCBI Bookshelf	**Editorial:**	StatPearls Publishing

[s81] - https://pmc.ncbi.nlm.nih.gov/articles/PMC2706344/

Autor:	M M Manring, Alan Hawk, Jason H Calhoun, Romney C Andersen	**Título:**	Treatment of War Wounds: A Historical Review
DOI:	10.1007/s11999-009-0738-5	**Fecha:**	2009 Feb 14
Sitio web:	PubMed Central (PMC)	**Editorial:**	Clinical Orthopaedics and Related Research

[s82] - https://pmc.ncbi.nlm.nih.gov/articles/PMC5497372/

Autor:	Tetsuya Kawakita, Helain J Landy	**Título:**	Surgical site infections after cesarean delivery: epidemiology, prevention and treatment
por:	MedStar Washington Hospital Center, MedStar Georgetown University Hospital	**DOI:**	10.1186/s40748-017-0051-3
Fecha:	2017 Jul 5	**Sitio web:**	PubMed Central (PMC)

[s83] - https://pmc.ncbi.nlm.nih.gov/articles/PMC3021207/

Autor:	Emily R M Sydnor	**Título:**	Hospital Epidemiology and Infection Control in Acute-Care Settings
por:	Johns Hopkins University School of Medicine	**DOI:**	10.1128/CMR.00027-10
Fecha:	2011 Jan	**Sitio web:**	PubMed Central (PMC)
Editorial:	Clinical Microbiology Reviews		

[s84] - https://pmc.ncbi.nlm.nih.gov/articles/PMC7099662/

Autor:	William A Rutala, David J Weber	**Título:**	Disinfection, Sterilization, and Control of Hospital Waste
DOI:	10.1016/B978-1-4557-4801-3.00301-5	**Fecha:**	2014 Oct 31
Sitio web:	PubMed Central (PMC)		

[s85] - https://pmc.ncbi.nlm.nih.gov/articles/PMC3106269/

Autor:	Naomi P O'Grady, Mary Alexander, Lillian A Burns, E Patchen Dellinger, Jeffrey Garland, Stephen O Heard, Pamela A Lipsett, Henry Masur, Leonard A Mermel, Michele L Pearson, Issam I Raad, Adrienne G Randolph, Mark E Rupp, Sanjay Saint, the Healthcare Infection Control Practices Advisory Committee (HICPAC) (Appendix 1)	**Título:**	Guidelines for the Prevention of Intravascular Catheter-related Infections
por:	National Institutes of Health (NIH); Infusion Nurses Society; Staten Island University Hospital; University of Washington; Wheaton Franciscan Healthcare-St. Joseph; University of Massachusetts Medical School; Johns Hopkins University School of Medicine; Warren Alpert Medical School of Brown University and Rhode Island Hospital; CDC; MD Anderson Cancer Center; The Children's Hospital, Boston; University of Nebraska Medical Center; Ann Arbor VA Medical Center and University of Michigan	**DOI:**	10.1093/cid/cir257
Fecha:	2011 May 1	**Sitio web:**	PubMed Central (PMC)
Editorial:	Clinical Infectious Diseases: An Official Publication of the Infectious Diseases Society of America		

[s86] - https://www.nlm.nih.gov/medlineplus/ency/article/001958.htm

Título:	First aid kit: MedlinePlus Medical Encyclopedia	**por:**	National Library of Medicine
Sitio web:	MedlinePlus	**Editorial:**	National Institutes of Health

[s87] - https://www.nia.nih.gov/health/safety/disaster-preparedness-and-recovery-older-adults

Título:	Disaster Preparedness and Recovery for Older Adults	**por:**	National Institute on Aging
Sitio web:	National Institute on Aging		

[s88] - https://www.ncbi.nlm.nih.gov/books/NBK11744/

Autor:	Olive C. Kobusingye, Adnan A. Hyder, David Bishai, Manjul Joshipura, Eduardo Romero Hicks, Charles Mock	**Título:**	Emergency Medical Services
por:	The International Bank for Reconstruction and Development / The World Bank	**Fecha:**	2006
Sitio web:	NCBI Bookshelf	**Editorial:**	The International Bank for Reconstruction and Development / The World Bank

[s89] - https://pmc.ncbi.nlm.nih.gov/articles/PMC4169391/

Autor:	Sae Ochi, Susan Hodgson, Owen Landeg, Lidia Mayner, Virginia Murray	**Título:**	Disaster-Driven Evacuation and Medication Loss: a Systematic Literature Review
DOI:	10.1371/currents.dis.fa417630b566a0c7dfdbf945910edd96	**Fecha:**	2014 Jul 18
Sitio web:	PubMed Central (PMC)	**Editorial:**	PLoS Currents

[s90] - https://pmc.ncbi.nlm.nih.gov/articles/PMC7094478/

Autor:	Lewis Rubinson, John L Hick, J Randall Curtis, Richard D Branson, Suzi Burns, Michael D Christian, Asha V Devereaux, Jeffrey R Dichter, Daniel Talmor, Brian Erstad, Justine Medina, James A Geiling	**Título:**	Definitive Care for the Critically Ill During a Disaster: Medical Resources for Surge Capacity: From a Task Force for Mass Critical Care Summit Meeting, January 26–27, 2007, Chicago, IL
DOI:	10.1378/chest.07-2691	**Fecha:**	2015 Dec 16
Sitio web:	PubMed Central (PMC)	**Editorial:**	Chest

[s91] - https://pmc.ncbi.nlm.nih.gov/articles/PMC9383156/

Autor:	LT Christopher J Scheiber, HM1 Lemar M Simmons, CPO Richard D Neading, HM1 Casey F Becker, SCPO Tyler R Scarborough, CPO David G Lenn, CPO Peter Moreno, SCPO Dixon S Brown, LT Dylan M Griffiths, LT Jeffrey A Pearson, LCDR Andrew R Hamm, CAPT Anthony A Tucker, LCDR Michael J E Monson	**Título:**	Combating the Current Pandemic and Preparing for the Next: Lessons Learned From the COVID-19 Pandemic From the Perspective of Deployed Special Operations Forces
por:	2d Marine Raider Battalion, Marine Forces Special Operations Command, Camp Lejeune, NC 28547, USA; 3d Marine Raider Battalion, Marine Forces Special Operations Command, Camp Lejeune, NC 28547, USA; 1st Marine Raider Battalion, Marine Forces Special Operations Command, Camp Lejeune, NC 28547, USA; Marine Raider Regiment, Marine Forces Special Operations Command, Camp Lejeune, NC 28547, USA; Force Surgeon, Marine Forces Special Operations Command, Camp Lejeune, NC 28547, USA; Pulmonary and Critical Care Medicine, Naval Medical Center Camp Lejeune, Camp Lejeune, NC 28547, USA	**DOI:**	10.1093/milmed/usab544
Fecha:	2022 Jan 11	**Sitio web:**	PMC
Editorial:	Military Medicine		

[s92] - https://pubmed.ncbi.nlm.nih.gov/2155551/

Autor:	Kelen GD	**Título:**	Human immunodeficiency virus and the emergency department: risks and risk protection for health care providers
DOI:	10.1016/s0196-0644(05)82037-2	**Fecha:**	1990 Mar
Sitio web:	PubMed	**Editorial:**	Ann Emerg Med

[s93] - https://hivinfo.nih.gov/understanding-hiv/fact-sheets/post-exposure-prophylaxis-pep

Título:	Post-Exposure Prophylaxis (PEP) | NIH	**por:**	NIH
Sitio web:	hivinfo.nih.gov		

[s94] - https://pmc.ncbi.nlm.nih.gov/articles/PMC6203442/

Autor:	Stephen Y Liang, Madison Riethman, Josephine Fox	**Título:**	Infection Prevention for the Emergency Department: Out of Reach or Standard of Care?
DOI:	10.1016/j.emc.2018.06.013	**Fecha:**	2018 Sep 6
Sitio web:	PubMed Central (PMC)	**Editorial:**	Emergency Medicine Clinics of North America

[s95] - https://pubmed.ncbi.nlm.nih.gov/12045073/

Autor:	Jacobs DH;Tovar JM;Hung OL;Kim M;Ye P;Chiang WK;Goldfrank LR.	**Título:**	Behavioral risk factor and preventive health care practice survey of immigrants in the emergency department
DOI:	10.1111/j.1553-2712.2002.tb02297.x	**Fecha:**	2002 Jun
Sitio web:	PubMed	**Editorial:**	Acad Emerg Med

[s96] - https://pmc.ncbi.nlm.nih.gov/articles/PMC5296930/

Autor:	Shirley Musich, Shaohung Wang, Kevin Hawkins, Andrea Klemes	**Título:**	The Impact of Personalized Preventive Care on Health Care Quality, Utilization, and Expenditures
por:	Optum; MDVIP	**DOI:**	10.1089/pop.2015.0171
Fecha:	2016 Dec 1	**Sitio web:**	PubMed Central (PMC)
Editorial:	Population Health Management		

[s97] - https://pmc.ncbi.nlm.nih.gov/articles/PMC7363573/

Autor:	Karen L Troy, Megan E Mancuso, Joshua E Johnson, Zheyang Wu, Thomas J Schnitzer, Tiffiny A Butler	**Título:**	Bone Adaptation in Adult Women Is Related to Loading Dose: A 12-Month Randomized Controlled Trial
por:	Worcester Polytechnic Institute, University of Iowa, Northwestern University	**DOI:**	10.1002/jbmr.3999
Fecha:	2020 Mar 30	**Sitio web:**	PubMed Central (PMC)
Editorial:	Journal of Bone and Mineral Research		

[s98] - https://pmc.ncbi.nlm.nih.gov/articles/PMC5871243/

Autor:	Austin J Lucas, Jacqueline L Olin, Megan D Coleman	**Título:**	Management and Preventive Measures for Febrile Neutropenia
por:	National Center for Biotechnology Information (NCBI)	**Fecha:**	2018 Apr
Sitio web:	PubMed Central (PMC)	**Editorial:**	Pharmacy and Therapeutics

[s99] - https://pmc.ncbi.nlm.nih.gov/articles/PMC10350749/

Autor:	Yousif AbdulRaheem	**Título:**	Unveiling the Significance and Challenges of Integrating Prevention Levels in Healthcare Practice
por:	University of Baghdad, Baghdad, Iraq	**DOI:**	10.1177/21501319231186500
Fecha:	2023 Jul 14	**Sitio web:**	PubMed Central (PMC)
Editorial:	Journal of Primary Care & Community Health		

[s100] - https://pmc.ncbi.nlm.nih.gov/articles/PMC6195322/

Autor:	Stephen Y Liang, Nicole Messenger	**Título:**	Infectious diseases after hydrologic disasters
por:	Washington University School of Medicine	**DOI:**	10.1016/j.emc.2018.07.002
Fecha:	2018 Sep 6	**Sitio web:**	PubMed Central (PMC)
Editorial:	Emergency medicine clinics of North America		

[s101] - https://pmc.ncbi.nlm.nih.gov/articles/PMC4614586/

Autor:	Farzad Rahmani, Seyed Mahdi Banan Khojasteh, Hanieh Ebrahimi Bakhtavar, Farnaz Rahmani, Kavous Shahsavari Nia, Gholamreza Faridaalaee	**Título:**	Poisonous Spiders: Bites, Symptoms, and Treatment; an Educational Review
por:	Tabriz University of Medical Sciences; University of Tabriz; Ardabil University of Medical Sciences; Road Traffic Injury Research Center, Tabriz University of Medical Sciences; Urmia University of Medical Sciences	**Fecha:**	2014 Spring
Sitio web:	PubMed Central (PMC)		

[s102] - https://pmc.ncbi.nlm.nih.gov/articles/PMC10176841/

Autor:	Nathaniel S Nye, Tyler Grubic, Michael Kim, Francis O'Connor, Patricia A Deuster	**Título:**	Universal Training Precautions: A Review of Evidence and Recommendations for Prevention of Exercise-Related Injury, Illness, and Death in Warfighters and Athletes
por:	Sports Medicine Clinic, Fort Belvoir Community Hospital, VA; Aviation Survival Training Center, NAS Patuxent River, MD; Sports Medicine Clinic, Fort Belvoir Community Hospital, VA; Uniformed Services University, Bethesda, MD; USU/ MEM Consortium for Health and Military Performance, Uniformed Services University of the Health Sciences, Silver Spring, MD	**DOI:**	10.4085/1062-6050-0400.21
Fecha:	2022 Jun 20	**Sitio web:**	PubMed Central (PMC)
Editorial:	Journal of Athletic Training		

[s103] - https://pmc.ncbi.nlm.nih.gov/articles/PMC8503610/

Autor:	Aizat Hilmi Zamzam, Ahmad Khairi Abdul Wahab, Muhammad Mokhzaini Azizan, Suresh Chandra Satapathy, Khin Wee Lai, Khairunnisa Hasikin	**Título:**	A Systematic Review of Medical Equipment Reliability Assessment in Improving the Quality of Healthcare Services
por:	Universiti Malaya, Ministry of Health Malaysia, Universiti Sains Islam Malaysia, Kalinga Institute of Industrial Technology	**DOI:**	10.3389/fpubh.2021.753951
Fecha:	2021 Sep 27	**Sitio web:**	PubMed Central (PMC)
Editorial:	Frontiers in Public Health		

[s104] - https://pmc.ncbi.nlm.nih.gov/articles/PMC5613092/

Autor:	Alexis Descatha, Susanne Schunder-Tatzber, Jefferey Burgess, Pascal Cassan, Tatsuhiko Kubo, Sylvie Rotthier, Koji Wada, Michel Baer, EPROH Scientific Committee	**Título:**	Emergency Preparedness and Response in Occupational Setting: A Position Statement
por:	National Center for Biotechnology Information (NCBI)	**DOI:**	10.3389/fpubh.2017.00251
Fecha:	2017 Sep 21	**Sitio web:**	PubMed Central (PMC)
Editorial:	Frontiers in Public Health		

[s105] - https://pmc.ncbi.nlm.nih.gov/articles/PMC9872316/

Autor:	Homayoun Sadeghi-Bazargani, Mehrdad Amir-Behghadami, Ali Janati, Farzad Rahmani	**Título:**	Non-hospital healthcare center's preparedness assessment toolbar for providing basic emergency care: a sequential exploratory mixed-method study
por:	Tabriz University of Medical Sciences	**DOI:**	10.1186/s12913-023-09053-y
Fecha:	2023 Jan 23	**Sitio web:**	PubMed Central (PMC)
Editorial:	BMC Health Services Research		

[s106] - https://pmc.ncbi.nlm.nih.gov/articles/PMC11542215/

Autor:	Mattia Bixio, Luca Carenzo, Giuseppe Accurso, Roberto Balagna, Simone Bazurro, Giovanni Chiarini, Andrea Cortegiani, Loredana Faraldi, Costantino Fontana, Emilio Giannarzia, Antonino Giarratano, Enrico Molineris, Santi Maurizio Raineri, Paolo Marin	**Título:**	Management of critically ill patients in austere environments: good clinical practice by the Italian Society of Anesthesia, Analgesia, Resuscitation and Intensive Care (SIAARTI)
por:	Italian Society of Anesthesia, Analgesia, Resuscitation and Intensive Care (SIAARTI)	**DOI:**	10.1186/s44158-024-00209-8
Fecha:	2024 Nov 6	**Sitio web:**	PubMed Central (PMC)

[s107] - https://pmc.ncbi.nlm.nih.gov/articles/PMC9584678/

Autor:	Jiansheng Li, Yajie Mao, Jin Zhang	**Título:**	Maintenance and Quality Control of Medical Equipment Based on Information Fusion Technology
DOI:	10.1155/2022/9333328	**Fecha:**	2022 Oct 13
Sitio web:	PubMed Central (PMC)	**Editorial:**	Computational Intelligence and Neuroscience

[s108] - https://pmc.ncbi.nlm.nih.gov/articles/PMC9611563/

Autor:	Matthew J Levy, Jon Krohmer, Eric Goralnick, Nathan Charlton, Ira Nemeth, Lenworth Jacobs, Craig A Goolsby	**Título:**	A framework for the design and implementation of Stop the Bleed and public access trauma equipment programs
DOI:	10.1002/emp2.12833	**Fecha:**	2022 Oct 27
Sitio web:	PubMed Central (PMC)	**Editorial:**	Journal of the American College of Emergency Physicians Open

[s109] - https://www.nlm.nih.gov/medlineplus/ency/article/000028.htm

Título:	Head injury - first aid: MedlinePlus Medical Encyclopedia	**por:**	National Library of Medicine
Sitio web:	MedlinePlus		

[s110] - https://pmc.ncbi.nlm.nih.gov/articles/PMC8048442/

Autor:	Tiny Jaarsma, Loreena Hill, Antoni Bayes-Genis, Hans-Peter Brunner La Rocca, Teresa Castiello, Jelena Č elutkienė, Elena Marques-Sule, Carla M Plymen, Susan E Piper, Barbara Riegel, Frans H Rutten, Tuvia Ben Gal, Johann Bauersachs, Andrew JS Coats, Ovidiu Chioncel, Yuri Lopatin, Lars H Lund, Mitja Lainscak, Brenda Moura, Wilfried Mullens, Massimo F Piepoli, Giuseppe Rosano, Petar Seferovic, Anna Strömberg	**Título:**	Self-care of heart failure patients: practical management recommendations from the Heart Failure Association of the European Society of Cardiology
DOI:	10.1002/ejhf.2008	**Fecha:**	2020 Oct 20
Sitio web:	PubMed Central (PMC)	**Editorial:**	European Journal of Heart Failure

[s111] - https://pmc.ncbi.nlm.nih.gov/articles/PMC4724471/

Autor:	Marian E Betz, Edwin D Boudreaux	**Título:**	Managing Suicidal Patients in the Emergency Department
por:	PubMed Central (PMC)	**DOI:**	10.1016/j.annemergmed.2015.09.001
Fecha:	2015 Oct 9	**Sitio web:**	PMC
Editorial:	Annals of emergency medicine		

[s112] - https://pmc.ncbi.nlm.nih.gov/articles/PMC11222772/

Autor:	Akram Al-Ibraheem, Serin Moghrabi, Ahmed Abdlkadir, Heba Safi, Ziad Kazzi, Batool Al-Balooshi, Khaled Salman, Aysar Khalaf, Majdi Zein, Huda Al Naemi, Hanan Aldousari, Layth Mula-Hussain, Malik Juweid, Jun Hatazawa, Feras Hawwari, Asem Mansour	**Título:**	An Overview of Appropriate Medical Practice and Preparedness in Radiation Emergency Response
DOI:	10.7759/cureus.61627	**Fecha:**	2024 Jun 3
Sitio web:	PubMed Central (PMC)	**Editorial:**	Cureus

Fuentes de imágenes

Las imágenes no listadas son de creación propia o fueron adquiridas con la licencia correspondiente. Todos los derechos están reservados para estas imágenes.

Para todas las demás imágenes listadas aquí:
Ninguna de las imágenes fue modificada, solo se ajustó la resolución. En la versión eBook, las imágenes se compilaron en collages numerados. Todas las imágenes permanecen sujetas a su licencia original y se utilizan de acuerdo con sus respectivos términos de licencia. Si descubre errores de atribución u otras discrepancias, contáctenos.

Fecha de la revisión final de la imagen: 2025-02-17.

Licencia utilizada

CC0 http://creativecommons.org/publicdomain/zero/1.0/deed.en

Créditos de imágenes

[i1] - 001_001_001_image_herzstillstand.jpeg
https://upload.wikimedia.org/wikipedia/commons/2/20/US_Navy_040421-N-8090G-001_Hospital_Corpsman_3rd_Class_Flowers_administers_chest_compressions_to_a_simulated_cardiac_arrest_victim.jpg

Date:	2004-04-21	**por:**	Doc James
Artista:	U.S. Navy photo by Photographer's Mate Airman Apprentice Nicholas Garrett.	**License:**	Public domain

[i2] - 001_001_001_image_atemwegsobstruktion.jpeg
https://upload.wikimedia.org/wikipedia/commons/7/7d/U_S_Army_Civil_Affairs_and_Bulgarian_Civil-Military_Cooperation_Red_Cross_Training_%287192546%29.jpg

Date:	Taken	**por:**	OptimusPrimeBot
Artista:	Angelo Mejia	**License:**	Public domain

[i3] - 001_001_001_image_erstehilfeausbildung.jpeg
https://upload.wikimedia.org/wikipedia/commons/2/2d/First_Aid_Training_in_Singapore.jpg

Date:	2017-04-16	**por:**	Ronggy
License:	Public domain		

[i4] - 001_001_002_image_automated_external_defibrillator.jpeg
https://upload.wikimedia.org/wikipedia/commons/a/a0/Defibrillator-809447_1920.jpg

Date:	2015-06-14	**por:**	Doc James
Artista:	Tanja-Denise Schantz	**License:**	CC0

[i5] - 001_001_002_image_beatmung.jpeg
https://upload.wikimedia.org/wikipedia/commons/9/9f/US_Navy_040824-N-3770P-005_Photographer%27s_Mate_1st_Class_Bruce_McVicar_from_Seattle%2C_Wash.%2C_performs_mouth_to_mouth_breathing_during_Cardio_Pulmonary_Resuscitation_%28CPR%29_training.jpg

Date:	2004-08-24	**por:**	BotMultichillT
Artista:	U.S. Navy photo by Photographer's Mate 3rd Class Jesse Praino	**License:**	Public domain

[i6] - 001_001_002_image_herzdruckmassage.jpeg
https://upload.wikimedia.org/wikipedia/commons/2/2f/Afghanistan_-_cardiopulmonary_resuscitation.jpg

Date:	2010-02-09	**por:**	High Contrast
Artista:	Jeromy K. Cross, U.S. Air Force	**License:**	Public domain

[i7] - 001_001_003_image_tourniquet.jpeg
https://upload.wikimedia.org/wikipedia/commons/8/8e/U.S._Air_Force_Tech._Sgt._Scott_Palelei%2C_137th_Special_Operations_Wing%2C_Oklahoma_Air_National_Guard%2C_applies_a_tourniquet_to_a_member_of_the_Guyana_Defense_Force.jpg

Date:	2023-07-16	**por:**	2pattywhack27
Artista:	Senior Airman Richie Thammavongsa	**License:**	Public domain

[i8] - 001_001_003_image_druckverband.jpeg
https://upload.wikimedia.org/wikipedia/commons/3/33/377th_Kabul_Airwing_partnership_flight_medics_receive_bleeding_management_training_130508-A-IA071-428.jpg

Date:	Taken	**por:**	Fæ
Artista:	Capt. Christina Wright	**License:**	Public domain

[i9] - 001_001_003_image_haemostatisches_mittel.jpeg
https://upload.wikimedia.org/wikipedia/commons/7/7e/Rasierstift.jpg

Date:	Taken	**por:**	Priwo
License:	Public domain		

[i10] - 001_002_001_image_kochsalzloesung.jpeg
https://upload.wikimedia.org/wikipedia/commons/b/b1/%D0%9D%D0%B0%D1%82%D1%80%D0%B8%D1%8F_%D1%85%D0%BB%D0%BE%D1%80%D0%B8%D0%B4_%D0%B2_%D0%B0%D0%BC%D0%BF%D1%83%D0%BB%D0%B0%D1%85.jpg

Date:	2019-09-16	**por:**	BarbariSka88
License:	CC0		

[i11] - 001_002_001_image_spritze.jpeg
https://upload.wikimedia.org/wikipedia/commons/d/dc/Two_hypos.jpg

Date:	2025-02-06	**por:**	Doug butler
License:	CC0		

[i12] - 001_002_002_image_wundauflage.jpeg
https://upload.wikimedia.org/wikipedia/commons/4/40/Adhesive_dressing-20100202.jpg

Date:	2010-02-02	**por:**	File Upload Bot (Magnus Manske)
Artista:	Keithf2008	**License:**	Public domain

[i13] - 001_002_003_image_armschlinge.jpeg
https://upload.wikimedia.org/wikipedia/commons/1/18/Joos_van_Craesbeeck_-_A_peasant_grimacing_with_his_arm_in_a_sling.jpg

Date:	first	**por:**	Jane023
Artista:	Adriaen Brouwer	**License:**	Public domain

[i14] - 001_002_003_image_verstauchung.jpeg
https://upload.wikimedia.org/wikipedia/commons/1/1b/Sprained_foot.jpg

Date:	2008-02-17	**por:**	DrJunge
Artista:	Boldie	**License:**	Public domain

[i15] - 001_003_001_image_aromatherapie.jpeg
https://upload.wikimedia.org/wikipedia/commons/9/93/Reed_diffuser.jpg

Date:	2017-02-12	**por:**	Tangx528
Artista:	Alex Tang	**License:**	CC0

[i16] - 001_003_001_image_moxibustion.jpeg
https://upload.wikimedia.org/wikipedia/commons/f/f8/Bansho-myohoshu-1853-Moxibustion.jpg

Date:	1853	**por:**	WolfgangMichel
Artista:	Keisai Eiju	**License:**	CC0

[i17] - 001_003_001_image_kraeuterheilkunde.jpeg
https://upload.wikimedia.org/wikipedia/commons/d/d4/20120726Lythrum_salicaria2.jpg

Date:	Taken	**por:**	AnRo0002
License:	CC0		

[i18] - 001_003_002_image_prellung.jpeg
https://upload.wikimedia.org/wikipedia/commons/b/b7/Bruise_-_ring_resolution.jpg

Date:	2024-02-18	**por:**	Clarinetguy097
License:	CC0		

[i19] - 002_001_001_image_apoptose.jpeg
https://upload.wikimedia.org/wikipedia/commons/5/5f/Apoptosis_stained.jpg

Date:	2007-04-06	**por:**	Serephine
Artista:	Laboratory of Experimental Pathology, Division of Intramural Research, NIEHS (NIH)	**License:**	Public domain

[i20] - 002_001_001_image_salicin.jpeg
https://upload.wikimedia.org/wikipedia/commons/0/06/Salicin-3D-balls.png

Date:	2007-08-13	**por:**	Benjah-bmm27
Artista:	Ben Mills	**License:**	Public domain

[i21] - 002_001_002_image_chilischoten.jpeg
https://upload.wikimedia.org/wikipedia/commons/b/bb/Peppers_in_Vientiane.jpg

Date:	2020-02-14	**por:**	Mx. Granger
License:	CC0		

[i22] - 002_001_002_image_gewuerznelke.jpeg
https://upload.wikimedia.org/wikipedia/commons/c/c1/Syzygium_aromaticum_on_tree.jpg

Date:	2005-08-25	**por:**	BlueBreezeWiki
Artista:	tinofrey	**License:**	Public domain

[i23] - 002_001_002_image_ingwer.jpeg
https://upload.wikimedia.org/wikipedia/commons/a/a2/Ginger-cross-section.jpg

Date:	31 March 2007	**por:**	Snarkmaster
License:	Public domain		

[i24] - 002_001_002_image_lavendeloel.jpeg
https://upload.wikimedia.org/wikipedia/commons/5/5c/LavenderEssentialOil.png

Date:	2009-01-13	**por:**	Itineranttrader
License:	Public domain		

[i25] - 002_001_003_image_weidenrinde.jpeg
https://upload.wikimedia.org/wikipedia/commons/7/75/Bark_willow_diff_8k_%28Dario_Barresi_and_Dimitrios_Savva_via_Poly_Haven%29.png

Date:	2022-11-10	**por:**	PantheraLeo1359531
Artista:	Dario Barresi (Processing)Dimitrios Savva (Photography)	**License:**	CC0

[i26] - 002_001_003_image_zingiberaceae.jpeg
https://upload.wikimedia.org/wikipedia/commons/b/bf/Common_name-_Malacca_Ginger.jpg

Date:	2023-11-16	**por:**	Knowyourland
License:	CC0		

[i27] - 002_002_001_image_insektenstich.jpeg
https://upload.wikimedia.org/wikipedia/commons/a/ad/Pustule_insect_bite.jpg

Date:	2008-10-19	**por:**	Shoryuken~enwiki
License:	Public domain		

[i28] - 002_002_001_image_muskelverspannung.jpeg
https://upload.wikimedia.org/wikipedia/commons/5/55/Severebruise.jpg

Date:	20 April 2006	**por:**	File Upload Bot (Magnus Manske)
Artista:	Nherdboi	**License:**	Public domain

[i29] - 002_002_002_image_montmorillonit.jpeg
https://upload.wikimedia.org/wikipedia/commons/b/b9/Erionite%2C_Offretite_-_Malpais_Hill%2C_Dudleyville%2C_Pinal_Co%2C_Arizona%2C_USA.jpg

Date:	2008-12-18	**por:**	Ra'ike
Artista:	Modris Baum	**License:**	Public domain

[i30] - 002_002_002_image_palygorskite.jpeg
https://upload.wikimedia.org/wikipedia/commons/c/c6/Palygorskite-553318.jpg

Date:	2013-08-14	**por:**	Ra'ike
Artista:	John Krygier	**License:**	Public domain

[i31] - 002_002_002_image_sepiolit.jpeg
https://upload.wikimedia.org/wikipedia/commons/a/af/Sepiolite-469730.jpg

Date:	2012-06-08	**por:**	Ra'ike
Artista:	John Krygier	**License:**	Public domain

[i32] - 002_002_002_image_halloysit.jpeg
https://upload.wikimedia.org/wikipedia/commons/6/6d/Halloysite_variety_Indianaite_Hydrous_Aluminum_silicate_Bedford%2C_Lawrence_County%2C_Indiana_2770.jpg

Date:	2007-04-15	**por:**	Materialscientist
Artista:	http://www.shutterstone.com	**License:**	Public domain

[i33] - 002_002_003_image_himbeerblaetter.jpeg
https://upload.wikimedia.org/wikipedia/commons/0/0b/Raspberry_leaf.jpg

Date:	2013-04	**por:**	Свифт
License:	Public domain		

[i34] - 002_002_003_image_rinde.jpeg
https://upload.wikimedia.org/wikipedia/commons/0/02/Bark_of_Emblica_Officinalis.jpg

Date:	2006-06	**por:**	S.K. Gawali
Artista:	S. K. Gawali	**License:**	Public domain

[i35] - 002_002_003_image_brombeerblaetter.jpeg
https://upload.wikimedia.org/wikipedia/commons/b/be/Rubus_parvifolius_fruit.jpg

Date:	2006-12-27	**por:**	JohnnyMrNinja
Artista:	Nadiatalent	**License:**	Public domain

[i36] - 002_002_003_image_wurzel.jpeg
https://upload.wikimedia.org/wikipedia/commons/3/3a/Vue_du_batiment_principal_de_l%27herboristerie_La_F%C3%A9e_des_bois_%C3%A0_Clarendon_%28Qu%C3%A9bec%29-2024-05-12.jpg

Date:	2024-05-12	**por:**	Veillg1
License:	CC0		

[i37] - 002_003_001_image_pflanze.jpeg
https://upload.wikimedia.org/wikipedia/commons/e/e8/Medicinal_Plant%2C_Patal_Garur.jpg

Date:	2023-11-21	**por:**	Maina Tudu
License:	CC0		

[i38] - 002_003_001_image_sieb.jpeg
https://upload.wikimedia.org/wikipedia/commons/2/23/Cup-strainer_Athens_Louvre_A508.jpg

Date:	2006-01-06	**por:**	Jastrow
Artista:	class="fn value"> Unknown artistUnknown artist	**License:**	Public domain

[i39] - 002_003_001_image_glasflasche.jpeg
https://upload.wikimedia.org/wikipedia/commons/1/11/Beer_bottles_2018_G1.jpg

Date:	2018-03-22	**por:**	George Chernilevsky
License:	Public domain		

[i40] - 002_003_002_image_kontaktdermatitis.jpeg
https://upload.wikimedia.org/wikipedia/commons/a/a8/Contact_dermatitis_around_wound.jpg

Date:	22 July 2007	**por:**	File Upload Bot (Magnus Manske)
Artista:	Digitalgadget	**License:**	Public domain

[i41] - 002_003_002_image_tonerde.jpeg
https://upload.wikimedia.org/wikipedia/commons/d/df/Luvos_Heilerde.jpg

Date:	2010-09-10	**por:**	Morn
License:	Public domain		

[i42] - 002_003_002_image_invasive_eingriffe.jpeg
https://upload.wikimedia.org/wikipedia/commons/f/f7/Interventional_radiology_A.jpg

Date:	2020-11-11	**por:**	Martino Gian
Artista:	Navy Medicine	**License:**	Public domain

[i43] - 002_003_003_image_aufguss.jpeg
https://upload.wikimedia.org/wikipedia/commons/2/2f/Amaro_del_Carabiniere_-_regione_Puglia.jpg

Date:	2023-12-25	**por:**	Saggittarius A
License:	CC0		

[i44] - 002_003_003_image_kamillenblueten.jpeg
https://upload.wikimedia.org/wikipedia/commons/9/9b/Fragrant_chamomile_%28Unsplash%29.jpg

Date:	2016-10-23	**por:**	Fæ
Artista:	chaithanya_krishnan	**License:**	CC0

[i45] - 002_003_003_image_ringelblumenblueten.jpeg
https://upload.wikimedia.org/wikipedia/commons/0/04/Calendula_Flowers-_May_2024.jpg

Date:	2020-05-20	**por:**	JosanLeal
Artista:	MDNAciccone	**License:**	CC0

[i46] - 002_003_003_image_abkochung.jpeg
https://upload.wikimedia.org/wikipedia/commons/0/0b/Asthma_plant_1.jpg

Date:	2025-01-10	**por:**	Bim24
License:	CC0		

[i47] - 002_003_003_image_mazerat.jpeg
https://upload.wikimedia.org/wikipedia/commons/7/74/Prunus_dulcis_%28Buds%29.jpg

Date:	2007-09-30	**por:**	Abalg
License:	Public domain		

[i48] - 003_001_001_image_hypothermie.jpeg
https://upload.wikimedia.org/wikipedia/commons/a/a7/Freezing_rain.jpg

Date:	2008-09-08	**por:**	TimVickers
License:	Public domain		

[i49] - 003_001_001_image_isolation.jpeg
https://upload.wikimedia.org/wikipedia/commons/2/23/USN_710493-_Naval_Balloonists_To_Test_New_Cold_Winter_Space_Suits.jpg

Date:	circa	**por:**	Gildir
Artista:	U.S. Navy	**License:**	Public domain

[i50] - 003_001_002_image_extrakorporale_membranoxygenierung.jpeg
https://upload.wikimedia.org/wikipedia/commons/6/62/ECMO_in_H1N1_patient_in_Santa_Cruz_Hospital_-_Lisbon.jpg

Date:	06-01-2010	**por:**	Cmenesesoliveira
License:	Public domain		

[i51] - 003_001_002_image_haemodialyse.jpeg
https://upload.wikimedia.org/wikipedia/commons/c/c2/Patient_receiving_dialysis_03.jpg

Date:	2012-05-02	**por:**	Anna Frodesiak
License:	CC0		

[i52] - 003_001_002_image_rettungsdecke.jpeg
https://upload.wikimedia.org/wikipedia/commons/3/31/Emergency_blanket_20110709.jpg

Date:	2011-07-25	**por:**	Tobosha
License:	Public domain		

[i53] - 003_001_003_image_fleecejacke.jpeg
https://upload.wikimedia.org/wikipedia/commons/e/e6/Fleecejacke_3.jpg

Date:	2014-08-27	**por:**	Ryj
License:	Public domain		

[i54] - 003_002_001_image_achselhoehlen.jpeg
https://upload.wikimedia.org/wikipedia/commons/6/69/USMC-12802.jpg

Date:	2008-04-20	**por:**	Slick-o-bot
License:	Public domain		

[i55] - 003_002_002_image_elektrolytgetraenk.jpeg
https://upload.wikimedia.org/wikipedia/commons/d/db/Electrolytes_150322-A-OD395-074.jpg

Date:	Taken	**por:**	Fæ
Artista:	Spc. Lalita Hazelett	**License:**	Public domain

[i56] - 003_002_002_image_schwitzen.jpeg
https://upload.wikimedia.org/wikipedia/commons/9/99/Man_Sweating_MIN.jpg

Date:	2010-02-17	**por:**	Tallguy1982
License:	Public domain		

[i57] - 003_002_003_image_blutgerinnung.jpeg
https://upload.wikimedia.org/wikipedia/commons/d/d7/Blood_clot_in_scanning_electron_microscopy.jpg

Date:	2005	**por:**	Jean-madeleine de sainte agathe
Artista:	Janice Carr	**License:**	Public domain

[i58] - 003_002_003_image_intravenoese_fluessigkeitszufuhr.jpeg
https://upload.wikimedia.org/wikipedia/commons/a/a1/Sepsis_treatment.jpg

Date:	2020-03-05	**por:**	Numbersinstitute
Artista:	US government	**License:**	Public domain

[i59] - 003_003_001_image_doldenbluetler.jpeg
https://upload.wikimedia.org/wikipedia/commons/0/0c/Angelica_atropurpurea_Purple-stemmed_Angelica3_Stem.jpg

Date:	2023-05-27	**por:**	MariahKRogers
License:	CC0		

[i60] - 003_003_001_image_fruchtform.jpeg
https://upload.wikimedia.org/wikipedia/commons/0/0f/A_bilobed_variation_of_fruit_of_Chlorophytum_como sum.jpg

Date:	2016-06-06	**por:**	Роман Рябенко
License:	CC0		

[i61] - 003_003_002_image_endoskopische_untersuchung.jpeg
https://upload.wikimedia.org/wikipedia/commons/2/29/Santiagodechile2007.jpg

Date:	2007-09	**por:**	Asclepiades~commonswiki
Artista:	edgar carrasco	**License:**	Public domain

[i62] - 003_003_003_image_antidot.jpeg
https://upload.wikimedia.org/wikipedia/commons/c/c6/AutoinjectorMarkI.jpg

Date:	29 July 2006	**por:**	File Upload Bot (Magnus Manske)
Artista:	SilentGuy	**License:**	Public domain

[i63] - 003_003_003_image_veraetzung.jpeg
https://upload.wikimedia.org/wikipedia/commons/5/5e/Mustard_gas_chemical_burns_on_combat_soldier_of_t he_First_World_War_in_France_about_1918.jpg

Date:	circa	**por:**	Lamiot
Artista:	unknown member of the US army	**License:**	Public domain

[i64] - 004_001_001_image_debridement.jpeg
https://upload.wikimedia.org/wikipedia/commons/0/0f/U.S._Medical_Team_and_Iraqi_Surgeon_Perform_Join t_Procedures_DVIDS273738.jpg

Date:	Taken	**por:**	Fæ
Artista:	Master Sgt. Linda Miller	**License:**	Public domain

[i65] - 004_001_001_image_externer_fixateur.jpeg
https://upload.wikimedia.org/wikipedia/commons/6/6c/Taylor_spatial_frame_pin_site_with_weeping_exudate. jpg

Date:	2015-11-15	**por:**	SOwhoisntme
License:	CC0		

[i66] - 004_001_001_image_tibiale_pilonfraktur.jpeg
https://upload.wikimedia.org/wikipedia/commons/2/26/Calcaneal_fragment_-_lateral.jpg

Date:	2017-08-01	**por:**	Mikael Häggström
License:	CC0		

[i67] - 004_001_002_image_parklandformel.jpeg
https://upload.wikimedia.org/wikipedia/commons/f/f4/Infuuszakjes.jpg

Date:	2008-08-29	**por:**	Harmid
License:	Public domain		

[i68] - 004_001_003_image_computertomographie.jpeg
https://upload.wikimedia.org/wikipedia/commons/6/64/Abdominal_CT_with_scan_range_and_field_of_vie w%2C_with_box.jpg

Date:	2019-03-16	**por:**	Mikael Häggström
License:	CC0		

[i69] - 004_001_003_image_organ.jpeg
https://upload.wikimedia.org/wikipedia/commons/b/b3/SPMAGTF-CR-AF_medical_personnel_use_FRSS-ST P_to_conduct_FAST_exams_160721-M-QM580-012.jpg

Date:	Taken	**por:**	Fæ
Artista:	Sgt. Kassie McDole	**License:**	Public domain

[i70] - 004_001_003_image_bauchraum.jpeg
https://upload.wikimedia.org/wikipedia/commons/9/9a/Endometriosis%2C_abdominal_wall_2.jpg

Date:	2006-06-04	**por:**	Patho
License:	Public domain		

[i71] - 004_002_001_image_alkoholbasiertes_haendedesinfektionsmittel.jpeg
https://upload.wikimedia.org/wikipedia/commons/9/9c/Alcohol-based_hand_sanitizer_in_a_French_train.jpg

Date:	26 December 2024	**por:**	Rc1959
License:	CC0		

[i72] - 004_002_001_image_krankheitserreger.jpeg
https://upload.wikimedia.org/wikipedia/commons/2/29/Shigella_stool.jpg

Date:	2006-03-04	**por:**	Dwaipayanc
Artista:	Centers for Disease Control and Prevention Publich Health Image Library	**License:**	Public domain

[i73] - 004_002_001_image_multiresistente_erreger.jpeg
https://upload.wikimedia.org/wikipedia/commons/8/80/Staphylococcus_aureus_VISA.jpg

Date:	2001	**por:**	Raeky
Artista:	Content Providers(s): CDC/ Matthew J. Arduino, DRPH Photo Credit: Janice Haney Carr	**License:**	Public domain

[i74] - 004_002_001_image_persoenliche_schutzausruestung.jpeg
https://upload.wikimedia.org/wikipedia/commons/f/fe/A_doctor_wearing_personal_protective_equipment_for_treating_patients_with_COVID-19.jpg

Date:	2020-04-19	**por:**	Netha Hussain
Artista:	Dr. Javed Anees	**License:**	CC0

[i75] - 004_002_002_image_antiseptikum.jpeg
https://upload.wikimedia.org/wikipedia/commons/3/3f/ExAntiseptic.jpg

Date:	2006-05-21	**por:**	GeeJo
License:	Public domain		

[i76] - 004_002_002_image_chirurgische_intervention.jpeg
https://upload.wikimedia.org/wikipedia/commons/b/b8/Surgical_suture.jpg

Date:	2020	**por:**	26RIJNA2020
Artista:	Own work	**License:**	CC0

[i77] - 004_002_003_image_autoklav.jpeg
https://upload.wikimedia.org/wikipedia/commons/c/c2/Simple_autoclave.jpg

Date:	2009-08-22	**por:**	Microrao
License:	Public domain		

[i78] - 004_002_003_image_chlorhexidin.jpeg
https://upload.wikimedia.org/wikipedia/commons/9/96/Chlorhexidine_2%25.jpg

Date:	2023-11-14	**por:**	Whispyhistory
License:	CC0		

[i79] - 004_003_001_image_stabile_seitenlage.jpeg
https://upload.wikimedia.org/wikipedia/commons/6/62/Carotidian_pulse_and_recovery_position.jpg

Date:	2008-09-12	**por:**	Snek01
Artista:	Michal Maňas	**License:**	Public domain

[i80] - 004_003_002_image_erstehilfeset.jpeg
https://upload.wikimedia.org/wikipedia/commons/e/ea/Plastic_First-aid_box.jpg

Date:	2024-04-13	**por:**	Beendy234
License:	CC0		

[i81] - 004_003_002_image_darreichungsform.jpeg
https://upload.wikimedia.org/wikipedia/commons/b/b0/US_Navy_030106-N-4142G-003_A_syringe_is_being_filled_with_Bacillusanthracis_which_will_be_used_for_the_first_injection_to_help_build_the_crew%27s_immune_system_to_Anthrax.jpg

Date:	Taken	**por:**	BotMultichillT
Artista:	U.S. Navy photo by Photographer's Mate 2nd Class Felix Garza Jr.	**License:**	Public domain

[i82] - 004_003_002_image_hausapotheke.jpeg
https://upload.wikimedia.org/wikipedia/commons/c/c3/Deutsches_Museum_Verkehrszentrum_-_Haus-_und_Reiseapotheke_um_1800.jpg

Date:	Taken	**por:**	Mattes
License:	Public domain		

[i83] - 004_003_002_image_medikamentenverpackung.jpeg
https://upload.wikimedia.org/wikipedia/commons/b/ba/Robenacoxib_blister_package.jpg

Date:	2024-07-12	**por:**	Marbletan
License:	CC0		

[i84] - 005_001_001_image_handschuhe.jpeg
https://upload.wikimedia.org/wikipedia/commons/8/8d/Disposable_nitrile_glove.jpg

Date:	2005-05-18	**por:**	LadyInGrey
License:	Public domain		

[i85] - 005_001_001_image_impfung.jpeg
https://upload.wikimedia.org/wikipedia/commons/4/47/Anti_vaccination_league_postcards.jpg

Date:	ca 1896	**por:**	Jasper Hulshoff Pol
Artista:	Unknown authorUnknown author	**License:**	Public domain

[i86] - 005_001_001_image_schutzkleidung.jpeg
https://upload.wikimedia.org/wikipedia/commons/6/67/959th_Medical_Group.jpg

Date:	2017-02-10	**por:**	FastilyClone
Artista:	Master Sgt. Jeffrey Allen	**License:**	Public domain

[i87] - 005_001_001_image_vorsorgeuntersuchung.jpeg
https://upload.wikimedia.org/wikipedia/commons/1/11/Detainee_Health_Checkup_DVIDS338227.jpg

Date:	2010-11-03	**por:**	Fæ
Artista:	Petty Officer 2nd Class Elisha Dawkins	**License:**	Public domain

[i88] - 005_001_002_image_knochendichte.jpeg
https://upload.wikimedia.org/wikipedia/commons/5/55/US_Navy_071010-N-7157V-001_Hospital_Corpsman_3rd_Class_Katelyn_Wisnoski%2C_assigned_to_Naval_Hospital_Bremerton%2C_performs_a_bone_density_test_at_a_Breast_Cancer_Awareness_Event_at_Bangor_Fitness_Center.jpg

Date:	2007-10-10	**por:**	BotMultichillT
Artista:	U.S. Navy photo by Mass Communication Specialist 3rd Class Henry Vorderbruggen	**License:**	Public domain

[i89] - 005_001_002_image_krafttraining.jpeg
https://upload.wikimedia.org/wikipedia/commons/2/2b/Strength_Training_During_Albany_Waterfront_Loop_Run.jpg

Date:	2009-08-31	**por:**	Jstrishak
License:	Public domain		

[i90] - 005_002_001_image_hepatitis_a.jpeg
https://upload.wikimedia.org/wikipedia/commons/f/fc/Hepatitis_A_virus_01.jpg

Date:	1976	**por:**	Optigan13
Artista:	Photo Credit: Content Providers(s): CDC/Betty Partin	**License:**	Public domain

[i91] - 005_002_001_image_denguefieber.jpeg
https://upload.wikimedia.org/wikipedia/commons/b/b0/Dengue.jpg

Date:	2011-01-16	**por:**	Doc James
Artista:	CDC	**License:**	Public domain

[i92] - 005_002_001_image_hurrikan.jpeg
https://upload.wikimedia.org/wikipedia/commons/8/80/Hurricane_Camille_Damage_Mississippi_Trailer_FBI.png

Date:	1969-08	**por:**	Infrogmation
Artista:	Uncredited for US FBI	**License:**	Public domain

[i93] - 005_002_002_image_wildschwein.jpeg
https://upload.wikimedia.org/wikipedia/commons/7/73/Frans_Snijders_-_A_Greyhound_Catching_a_Young_Wild_Boar_-_1920-L_-_Museum_of_Fine_Arts_Ghent_%28MSK%29.jpg

Date:	1620	**por:**	BotMultichill
Artista:	Frans Snyders	**License:**	Public domain

[i94] - 005_002_002_image_trichternetzspinne.jpeg
https://upload.wikimedia.org/wikipedia/commons/3/38/Funnel_Web_Spider-27527-1.jpg

Date:	22 September 2011, 08:17 –05:00	**por:**	Ken Thomas
License:	Public domain		

[i95] - 005_003_001_image_dynamisches_aufwaermen.jpeg
https://upload.wikimedia.org/wikipedia/commons/f/f7/Flickr_-_Official_U.S._Navy_Imagery_-_A_chief_selectee_assigned_to_Seal_Team_One_leads_a_group_of_chief_petty_officer_selctees_in_dynamic_stretching..jpg

Date:	2012-09-04	**por:**	Matanya
Artista:	Official Navy Page	**License:**	Public domain

[i96] - 005_003_001_image_hochintensives_intervalltraining.jpeg
https://upload.wikimedia.org/wikipedia/commons/5/51/Oscar_Company_%E2%80%93_Incentive_Training_%E2%80%93_Jan._26%2C_2016_160126-M-RK242-075.jpg

Date:	Taken	**por:**	Fæ
Artista:	Lance Cpl. Aaron Bolser	**License:**	Public domain

[i97] - 005_003_002_image_checkliste.jpeg
https://upload.wikimedia.org/wikipedia/commons/0/0d/Evaluator_reviews_medical_checklist_130925-Z-SF323-001.jpg

Date:	2013-03-25	**por:**	Fæ
Artista:	Tech. Sgt. Mark Wyatt	**License:**	Public domain

[i98] - 005_003_003_image_dekontamination.jpeg
https://upload.wikimedia.org/wikipedia/commons/3/38/US_Navy_020709-M-4213L-001_Decontamination_exercise.jpg

Date:	2002-07-09	**por:**	BotMultichillT
Artista:	U.S. Marine Corps photo by Sgt J.A. Lee II.	**License:**	Public domain

[i99] - 005_003_003_image_evakuierung.jpeg
https://upload.wikimedia.org/wikipedia/commons/1/13/Rita_evacuees_from_Houston_Texas_September_21_2005.jpg

Date:	2005-09-21	**por:**	Tom
Artista:	Ed Edahl / FEMA	**License:**	Public domain

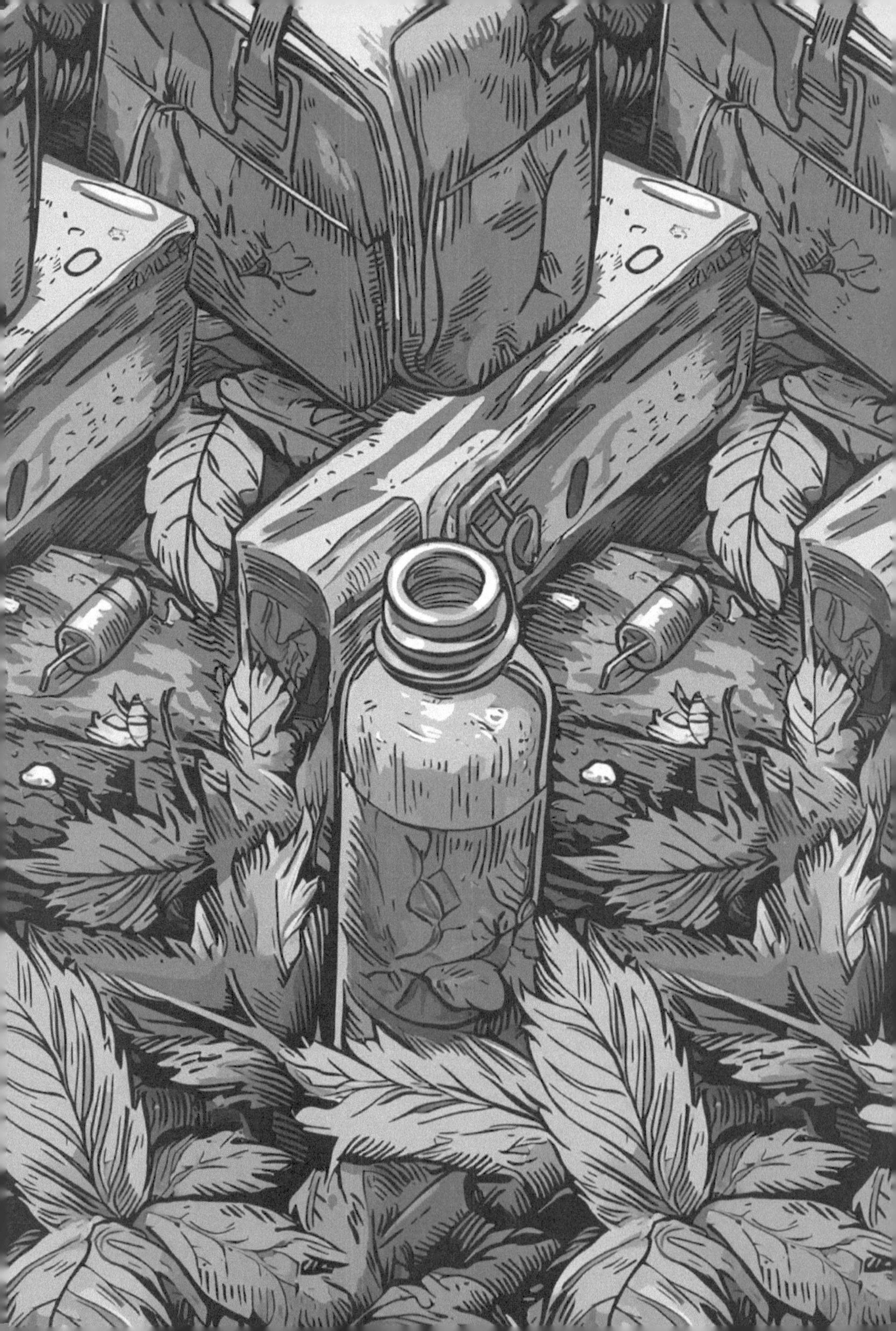

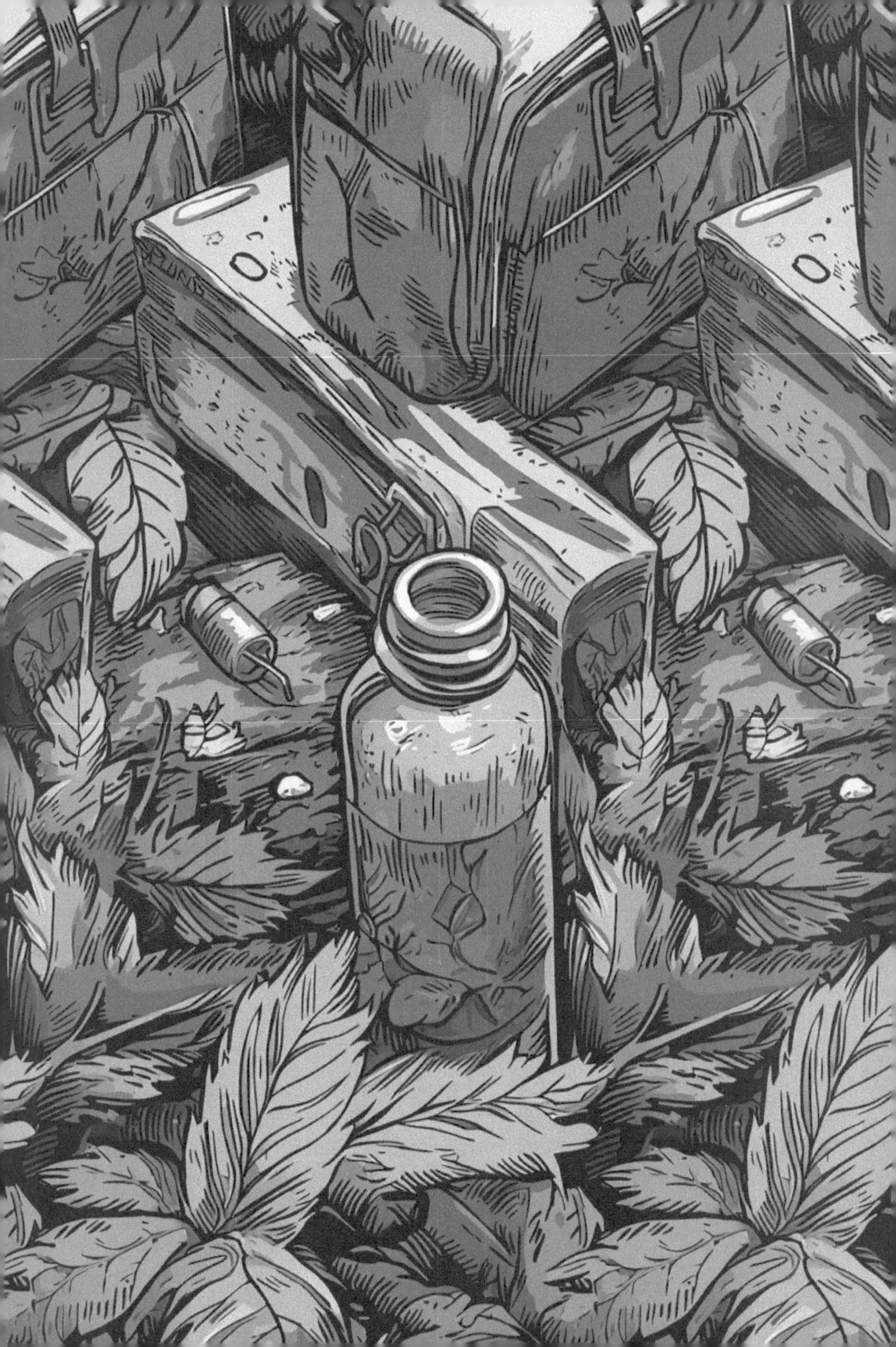

Kolibri 360 GmbH
Ferdinand-Jühlke-Straße 7
99095 Erfurt, Deutschland
produktsicherheit@kolibri360.de